JN080024

看護学専門分野教科書シリーズ

精神看護学援助論

小俣 直人・近田真美子・北川 明 編著

理工図書

編集者 (五十音順)

小俣　直人　　福井医療大学 保健医療学部 看護学科 教授

北川　　明　　順天堂大学 保健看護学部 精神看護学領域 教授

近田真美子　　福井医療大学 保健医療学部 看護学科 教授

執筆者 (五十音順)

安藤　延男　　香川大学 医学部 医学科 精神神経医学 准教授 (第2章2.1、2.2)

飯田　淳一　　医療法人社団鶴永会 鶴ケ丘ガーデンホスピタル 看護部教育主任
　　　　　　　精神看護専門看護師 (第3章4.3)

石田　正人　　神奈川県立精神医療センター (第2章2.10、4.1〜4.6)

石田　　康　　宮崎大学 医学部 精神医学教室 教授 (第1章1.1〜1.3)

池内　彰子　　常磐大学 看護学部 看護学科 教授 (第5章2.1(1)〜3.1)

岩田多加子　　聖路加国際病院 リエゾン精神看護専門看護師 (第4章1.1〜1.3)

江口のぞみ　　埼玉県立大学 保健医療福祉学部 看護学科 准教授 (第2章2.9)

岡田　昌也　　医療法人愛命会 泉原病院 看護師 (第3章4.2)

小俣　直人　　福井医療大学 保健医療学部 看護学科 教授 (第1章2.1〜2.8)

片田　正一　　元筑波大学 医学医療系 臨床教授 (第4章2.1〜2.6)

片田　裕子　　富山県立大学 看護学部 成人看護学 教授 (第4章2.1〜2.6)

北川　　明　　順天堂大学 保健看護学部 精神看護学領域 教授 (第2章2.11、2.12)

蔵本　　綾　　香川大学 医学部 看護学科 助教 (第3章2.1〜2.3)

近田真美子　　福井医療大学 保健医療学部 看護学科 教授 (第3章1.1)

佐藤　美保　　杏林大学 保健学部 看護学科看護学専攻 准教授 (第3章3.1〜3.6)

関川　　薫　　公益財団法人井之頭病院 看護副師長 精神看護専門看護師
　　　　　　　(第3章4.4、4.5)

高野　　歩　　国立精神・神経医療研究センター 精神保健研究所
　　　　　　　診断治療開発研究室長 (第2章3.1〜3.6)

武田龍一郎　　宮崎大学 安全衛生保健センター (第1章1.4〜1.6)

長尾みゆき　　香川大学 医学部 看護学科 協力研究員
　　　　　　　(第2章2.1.2、2.2.5、2.8、第3章2.4、2.5)

中村　博文　　茨城県立医療大学 保健医療学部 看護学科 教授 (第2章2.3、2.4)

長谷川陽子　　つくば国際大学 医療保健学部 看護学科 助教 (第2章5.1〜5.3)

樋口　貴子　　杏林大学 保健学部 看護学科看護学専攻 講師 (第2章2.5)

福田　大祐　　常磐大学 看護学部 看護学科 准教授 (第2章2.6、2.7)

福地　　成　　東北医科薬科大学病院 精神科 病院准教授 (第2章1.1〜1.2)

船橋　英樹　　宮崎大学医学部附属病院 精神科 医局長 (第1章3.1〜3.8)

前野有佳里　　九州大学大学院医学研究科 保健学部門 准教授 (第5章1.1〜2.1)

三橋麻由美　　杏林大学医学部附属病院 精神看護専門看護師 (第3章4.1)

吉田　信子　　杏林大学医学部附属病院 精神看護専門看護師 (第4章1.1〜1.3)

渡邉　久美　　香川大学 医学部 看護学科 教授
　　　　　　　(第2章2.1.2、2.2.5、2.8、第3章2.4、2.5)

はじめに

　精神看護学は、こころの健康を対象とした看護学です。では、どうすればこころの健康を維持したり増進したりできるのでしょうか？こころの健康に問題が生じた場合、どのように対処していけばよいのでしょうか？これらは多くの人が関心を寄せる問題でしょう。しかしいざ考えてみようとすると、どこか漠然としていてつかみどころが無く、どこから手を着ければいいのか分からない、などと戸惑ってしまうかもしれません。そして、こころの健康について学ぶ書籍を手にしたことが、これまでに一度もないという人も少なくないと思います。

　本書は、国家試験対策を視野に入れながら、精神看護学を初めて学ぶ学生さんを主な対象としています。章立ても、看護師国家試験出題基準に沿って構成されています。精神看護学に関連する基本的な知識を、出来るだけ分かりやすくかつ正確に伝えることを目標としました。また、本文の理解を確認するために、看護師国家試験の過去問を中心にした問題を章末に掲載し、解説にはその問題に関連する本文の記載頁を明記してあります。さらに、精神看護学を少しでも身近なものとして感じて貰えるように、実際の場面を想定したモデルケースを随所に配し、最新の知見と資料も適宜盛り込みました。

　本書は、姉妹書の「精神看護学概論」とあわせて看護師国家試験出題基準の全項目の解説が完結する構成となっており、「精神看護学概論」では看護学を学ぶにあたっての基礎的な領域の解説を、「精神看護学援助論」では看護の実務的な領域の解説をその領域で卓越した執筆者に執筆して頂きました。したがってこの「精神看護学援助論」と「精神看護学概論」をあわせて学習して頂きたいと思います。

　多くの学生の皆さんがこの教科書によって実力を養い、看護師国家試験に合格し、社会に出て大いに活躍していただければ、本書の編集者・執筆者にとってこの上ない喜びです。

2024 年 1 月

編著者を代表して　小俣直人

目　　次

第1章　精神疾患の理解／1

1 脳の仕組みと精神機能／2

1.1 神経組織／2

1.2 脳の部位と精神機能／3

1.3 神経伝達物質と精神機能・薬理作用／8

1.4 ストレスとストレス脆弱性仮説／11

1.5 脳と免疫機能／12

1.6 睡眠障害と概日リズム〈サーカディアンリズム〉／13

2 精神機能の障害／18

2.1 意識の障害／18

2.2 知能の障害／19

2.3 知覚の障害／19

2.4 思考の障害／19

2.5 記憶の障害／21

2.6 感情の障害／22

2.7 意欲の障害／23

2.8 自我意識の障害／24

3 精神疾患の診断基準／25

3.1 精神疾患の分類の難しさ／25

3.2 記述精神医学的分類／25

3.3 力動的精神医学／25

3.4 病因論的分類／26

3.5 操作的診断分類／27

3.6 操作的診断への批判／27

3.7 国際疾病分類（ICD）／28

3.8 アメリカ精神医学会の診断・統計マニュアル（DSM）／31

章末問題／33

第2章　精神疾患の診断と治療／39

1 問　診／40

　1.1　問診票の利用／40

　1.2　問診するために身につけておきたい技術／45

2 主な精神疾患・障害の特徴と看護／47

　2.1　症状性を含む器質性精神障害／47

　2.2　精神作用物質使用による精神・行動の障害／58

　2.3　統合失調症、統合失調症型障害および妄想性障害 65

　2.4　気分（感情）障害／73

　2.5　神経症性障害、ストレス関連障害および身体表現性障害／82

　2.6　生理的障害および身体的要因に関連した行動症候群／92

　2.7　パーソナリティ障害／97

　2.8　習慣および衝動の障害／101

　2.9　性別違和／108

　2.10　知的障害（精神遅滞）／117

　2.11　心理的発達の障害／123

　2.12　小児期および青年期に発症する行動および情緒の障害／130

3 心理・社会的療法／137

　3.1　心理・社会的療法／137

　3.2　個人精神療法／139

　3.3　集団精神療法／139

　3.4　心理教育的アプローチ／141

　3.5　認知行動療法／141

　3.6　生活技能訓練（SST）／143

4 修正型電気けいれん療法／144

　4.1　概念／144

　4.2　ECT の適応／145

　4.3　ECT を安全に施行するために／146

　4.4　磁気刺激療法／148

　4.5　高照度光療法／148

　4.6　作業療法／149

5 多職種連携と看護の役割／149

5.1 精神科における多職種連携／149

5.2 多職種連携における看護の役割／151

5.3 他職種の理解と連携／152

　章末問題／160

第3章　精神障がいをもつ人への看護／173
1 精神を病むことと生きること／174
1.1 病いの経験への理解／174
2 援助関係の構築／176
2.1 信頼関係の基礎づくり／176

2.2 患者－看護師関係の発展と終結／178

2.3 プロセスレコードの活用／180

2.4 共同意思決定（Shared　Decision　Making：SDM）／188

2.5 共同創造（Co-production：コ・プロダクション）／190
3 セルフケアへの援助／192
3.1 セルフケアとは／192

3.2 セルフケア理論／193

3.3 セルフケア不足理論／194

3.4 看護システム理論／195

3.5 セルフケア理論の修正（オレム－アンダーウッドのセルフケア理論）／198

3.6 事例Ⅳで考えるセルフケアへの援助〈ある看護学生の場合〉／199
4 安全管理〈セーフティマネジメント〉／204
4.1 病棟環境の整備／204

4.2 行動制限／205

4.3 自殺の動向／208

4.4 医療現場における暴力／216

4.5 災害時の精神科病棟の安全管理／222

　章末問題／224

第4章　精神看護の展開／231
1 リエゾン精神看護／232

　　1.1 リエゾン精神看護とは／232

　　1.2 リエゾン精神看護活動／239

　　1.3 看護師のストレスマネジメント／248

2 災害時の精神保健／249

　　2.1 災害時の精神保健医療活動／249

　　2.2 災害時の精神保健に関する初期対応／254

　　2.3 災害派遣精神医療チーム＜DPAT＞／258

　　2.4 災害時の精神障害者への治療継続／260

　　2.5 災害拠点病院の整備／261

　　2.6 トリアージ／262

　　章末問題／266

第5章　自立への支援／273

1　精神障害者が地域で暮らすということ／274

　　1.1 精神障害者の生活の場に出向く：アウトリーチ／275

　　1.2 精神障害にも対応した地域包括ケアシステム／275

　　1.3 対応困難事例に関する行政との連携／277

2　精神保健医療福祉に関する社会資源の活用と調整／278

　　2.1 精神障害者の自立を支える保健医療福祉サービスと社会資源／278

　　2.2 社会資源の活用とソーシャルサポート／296

3　社会資源の活用とケアマネジメント／299

　　3.1 精神障害者ケアマネジメントの基本的考え方／299

　　章末問題／301

精神疾患の理解

第1章

1　脳の仕組みと精神機能

1.1　神経組織

　神経組織は神経細胞（ニューロン）とグリア細胞の2種類の細胞から成り立っている。ニューロンは感じる、考える、覚える、筋活動の制御、腺分泌の制御といった神経系に特徴的な機能をもたらす。グリア細胞はニューロンを支え、栄養を与え、保護する役割があり、ニューロンを取り巻く間質液のホメオスタシス（恒常性）を維持している。

(1)　神経細胞（ニューロン）（図1.1）

　ニューロンは通常、細胞体、樹状突起、軸索（神経突起）の3つの部分からなる。細胞体は核とそのまわりの細胞質からなり、細胞質中には粗面小胞体、ミトコンドリア、ゴルジ体といった細胞小器官が存在する。ニューロン活動に必要な細胞内分子のほとんどは細胞体でつくられる他、一般的な細胞としての機能はほとんどここで行われる。

　ニューロンの細胞体からは2種類の突起が出ている。多くの樹状突起と1本の軸索である。細胞体と樹状突起はニューロンの受容（入力）部分である。

　軸索は、周囲を円筒状に取り巻く髄鞘（ミエリン鞘）に包まれているかどうかによって、有髄神経と無髄神経に分けられる。髄鞘は電線の絶縁被覆のように軸索を絶縁し、神経インパルス（電気信号）の伝導速度を高めている。

　軸索は途中で枝分かれして多数の他のニューロンの樹状突起につながっており、この接続部をシナプスという。シナプス前膜と後膜の間にはシナプス間隙がある。ほとんどの軸索終末（シナプス前部）にはシナプス小胞があり、その小さな袋の中には神経伝達物質とよばれる化学物質が蓄えられている。シナプス小胞からシナプス間隙に放出される神経伝達物質は、シナプス後膜にある受容体に結合して細胞内に信号が伝達される（図1.2）。

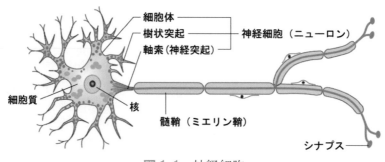

図 1.1　神経細胞

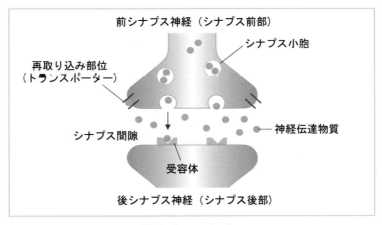

図 1.2　シナプス

(2) グリア細胞

　ニューロンを支えるグリア細胞はアストロサイト、ミクログリア、オリゴデンド
ロサイトの 3 種類に分類される。それぞれの機能を表 1.1 に示す。

表 1.1　グリア細胞の種類と機能

グリア細胞の種類	機　　能
アストロサイト （星状膠細胞）	・ニューロンの支持 ・ニューロンの有害物質からの保護 ・神経インパルスの発生に適した環境の維持 ・脳発生時のニューロンの成長と移動の補助 ・学習と記憶への役割 ・血液脳関門（血液から脳組織への物質の移行を制限する仕組み）形成の補助
ミクログリア （小膠細胞）	・侵入してきた微生物を飲み込むことにより神経細胞を病気から守る ・傷害された神経組織へ移動し、死滅した細胞の残骸を取り除く
オリゴデンドロサイト （希突起膠細胞）	・近傍にある神経細胞の髄鞘形成および維持

1.2 脳の部位と精神機能

　脳は身体の中で最も大きな器官のひとつであり、その重さは成人でおよそ 1.2〜
1.6 kg である。主要な部位は、脳幹、間脳、大脳、小脳の 4 つである。脳幹は延髄、
橋、中脳に分けられる。脳幹の上部には間脳があり、大部分は視床と視床下部から
なる。間脳と脳幹の上方にあって脳の大部分を形成しているのが大脳である。その
表面は灰白質（ニューロンの細胞体が集まる領域）の薄い層である大脳皮質ででき
ており、その下には大脳の白質（主に軸索が走行している領域）がある。脳幹の後
方に小脳がある（図 1.3）。

　脳は髄膜とよばれる 3 層の膜に覆われている。脳全体が軟膜という薄い膜に包ま

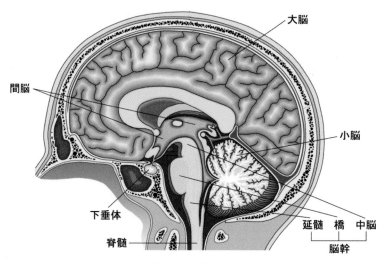

図1.3　脳の矢状断（左側面）

れ、さらにその外側にクモ膜と硬膜がある。軟膜とクモ膜の間にはクモ膜下腔とよ
ばれる空間があり、脳脊髄液で満たされている。

(1) 脳幹

脳幹は延髄、橋、中脳の3つの領域からなるが、網様体が脳幹全体に伸びている。

1) 延髄

延髄は、脊髄と隣接した上方にあり、脳幹の下部をなしている。延髄は、脊髄と
その他の脳の部位の間を結ぶ感覚性（上行性）および運動性（下行性）の伝導路が
すべて通っている。この伝導路は延髄の白質を形成しており、その一部が錐体を形
成している。錐体の中を、脳から脊髄に下行する最大の運動性伝導路が通る。左側
の錐体のほとんどの線維は右側に交叉し、右側の錐体のほとんどの線維は左側に交
叉し、この部位は錐体交叉とよばれる。この交叉があることで、一側の脳が身体の
反対側を支配している理由は明らかである。同様に、大部分の感覚性線維もまた延
髄あるいは脊髄で反対側に交叉する。そのため、身体の一側で生じた感覚性インパ
ルスのほとんどは反対側の大脳皮質で受信される。

延髄には、いろいろな自律機能を制御している中枢、例えば心臓血管中枢、呼吸
中枢などがある。その他、延髄には、嘔吐、咳、くしゃみなどの反射を制御する中
枢もある。

2) 橋

橋は、中脳と延髄の間にあり、小脳の前方に位置する。橋は、延髄と同様に、さ
まざまな神経核（神経細胞の集合）と伝導路からなる。橋によって小脳と大脳、脊
髄などの連絡ができる。

3）中脳

　中脳は、脳幹の最も上の部分である。中脳の中を、大脳皮質を橋と脊髄に結びつけている錐体路（随意運動をつかさどる）を含む1対の伝導路である大脳脚と、脊髄を視床に結びつける感覚性線維が通っている。中脳は大脳皮質と小脳、脊髄などを結びつける中継点として重要な役割を担っているが、中脳自体も高度な運動の制御や聴覚の中継所、眼球運動などをコントロールしている。

4）網様体

　網様体は、脳幹と間脳の全体にわたって広がっているが、白質と灰白質が網状に配列している。網様体は迷走神経を介して、呼吸、心拍、血圧を調節する。また、網様体は視床を介して覚醒と睡眠の調節にかかわっている。

(2) 間脳

1）視床

　視床は、脊髄、脳幹、小脳から大脳へ送られる感覚性インパルス（痛覚、温度感覚、圧覚など）を中継する。また、視床は、意識および認知において必須の役割を担っている。

2）視床下部

　視床下部は、視床の下方、下垂体の上方に位置する間脳の小さな部分である。視床下部は、下記にあげるように、多くの重要な身体活動を制御しており、これらの活動のほとんどが生体のホメオスタシスに関係している。

　①**自律神経系の制御**：視床下部は、平滑筋や心筋の収縮および多数の腺の分泌を調節する自律神経（交感神経と副交感神経）の活動を制御し、統合する。視床下部は、自律神経を介して、心拍数や消化管の動き、膀胱の収縮といった活動を調節している。

　②**下垂体の制御**：視床下部は、下垂体から分泌される多数のホルモンを制御することにより、神経系と内分泌系を結びつける重要な役割を果たしている。

　③**情動と行動パターンの調節**：視床下部は、辺縁系とともに、怒り、攻撃性、痛み、喜びの感情を調節し、性衝動に関係した行動パターンを調節する。

　④**摂食と飲水の調節**：視床下部には、摂食中枢と満腹中枢があり、その2つの中枢を介して食物の摂取を調節している。また視床下部には渇き中枢もあり、特定の細胞が間質液の浸透圧の上昇によって刺激されると渇きの感覚が生じる。

　⑤**体温調節**

　⑥**サーカディアン・リズムと意識状態の調節**

(3) 大脳

　大脳は、大脳縦裂により左右の大脳半球に分かれている。両半球の間は脳梁という軸索からなる白質の帯によってつながっている。

1) 大脳皮質 （図1.4）

　大脳皮質は前頭葉、頭頂葉、側頭葉、後頭葉に分けられる。

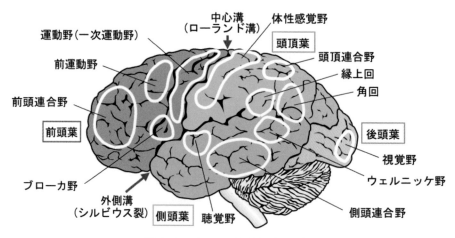

図1.4　大脳の皮質機能局在

（ⅰ）前頭葉

　前頭葉は中心溝よりも前の部分で、前頭連合野、運動野や運動言語中枢（ブローカ野）などがある。前頭葉は、将来予想、動機づけ、随意運動制御、言語生産を助ける。また、感覚表現や気分の表出に重要な役割を果たす。優位半球（多くは左半球）にあるブローカ野に障害が起きると、他者の話は理解できるが、言葉をうまく話すことができない運動性失語が生じる。前頭連合野は思考や認知などに関連し、例えばワーキングメモリ（作動記憶）という複数の情報を一時的に保持し、これらの情報を複雑な認知課題（言語の理解、学習、思考・推論など）の遂行のために使用する機能を有する。前頭葉の障害により、無関心となり、自発性が欠如し、人格変化が生じる。

（ⅱ）頭頂葉

　頭頂葉は中心溝よりも後ろの上部をいい、体性感覚野がある。体性感覚野は、触覚、固有感覚（関節や筋の位置）、痛覚、かゆみ、むずがゆさ、温度の知覚に関与し、感覚が生じた身体部位を特定することが可能となる。また、頭頂葉は視空間認知機能にも関与しており、場所や空間に関する記憶や認識に関する情報処理を担っている。優位半球の頭頂葉（縁上回、角回）の障害で生じるゲルストマン症候群では、字を書くことができない失書、計算ができない失算、親指か小指かわからない手指

失認、左右がわからない左右識別障害などが現れる。

（iii）側頭葉

側頭葉は大脳皮質の外側で、聴覚野および聴覚言語中枢（ウェルニッケ野）がある。優位半球にあるウェルニッケ野に障害が起きると、話し方は滑らかだが、言い間違いが目立ち、他者の話を理解できない感覚性失語が生じる。その他、側頭葉は嗅覚、記憶、情動にかかわっている。

（iv）後頭葉

後頭葉には視覚野がある。

2）大脳辺縁系（図1.5）

大脳辺縁系は、大脳の内側面で、海馬、扁桃体、帯状回、乳頭体などを含む。大脳辺縁系は、痛み、喜び、従順性、愛情、怒りなどの一連の情動において主要な役割を果たすので"情動脳"とよばれることもある。海馬や乳頭体は記憶にも関与しており、アルツハイマー型認知症では海馬の、アルコールの大量摂取に伴うウェルニッケ・コルサコフ症候群では乳頭体の萎縮や障害を伴う。

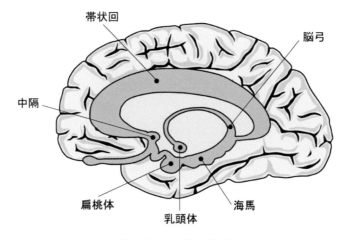

図1.5　大脳辺縁系

3）大脳基底核

大脳基底核は、尾状核、被殻、および淡蒼球である。尾状核と被殻をまとめて線条体（あるいは新線条体または背側線条体）と称する。大脳基底核の主な機能は、運動の開始と終止であり、姿勢や筋緊張の調節に関与している。

（4）小脳

小脳は、延髄と橋の後方で大脳の下方にある。小脳の表面は小脳皮質とよばれ、灰白質からなる。皮質の下には、樹の枝状に広がった白質がある。白質の深部には、灰白質の集まりである小脳核がある。小脳は、小脳脚とよばれる軸索の束で脳幹と

つながっている。

　小脳の役割のひとつは、知覚と運動機能の統合であり、平衡、筋緊張、随意運動の調節などをつかさどっている。小脳は「手続き記憶」に関連しており、例えば、野球のボールを捕球することからダンスを踊ることまで、熟練を要するあらゆる運動に不可欠である。小脳の障害により、筋肉の動きの調整もしくは統合する能力が欠如し、結果的に運動失調をもたらすことがある。ただし、運動失調は、神経変性疾患（多発性硬化症やパーキンソン病）、外傷、脳腫瘍、遺伝的要因、薬の副作用などでも生じ得る。

1.3　神経伝達物質と精神機能・薬理作用

表1.2　神経伝達物質の種類

分　類	神経伝達物質
モノアミン類	ドパミン、ノルアドレナリン、セロトニン、ヒスタミンなど
アミノ酸類	γ－アミノ酪酸（GABA）、グルタミン酸、アスパラギン酸、グリシンなど
ペプチド類	エンドルフィン、エンケファリン、オキシトシン、バゾプレシン、オレキシン、サブスタンスP、ニューロテンシン、グレリンなど
その他	アセチルコリン、メラトニン、一酸化窒素など

(1) 主な神経伝達物質の働き

1) ドパミン

　細胞体のほとんどは脳幹（黒質、腹側被蓋野）と視床下部にある。

　ドパミンは、運動の制御、動機づけ、認知、情動反応制御にかかわる。ドパミン神経活動の過剰と統合失調症の幻覚妄想、ドパミン神経活動の欠如とパーキンソン病の運動症状が関連している。

　アンフェタミンやコカインは、ドパミン受容体の過剰な刺激により快刺激をもたらす依存性薬物である。これらの中毒症状として散瞳がみられる。抗精神病薬は、シナプス後細胞のドパミン受容体を遮断する。中枢刺激薬であるメチルフェニデートは、ドパミンやノルアドレナリンのシナプス間隙の濃度を上昇させ、ナルコレプシー（過眠症のひとつ）や注意欠如・多動症（ADHD）の治療に使用される。ドパミンの前駆物質であるレボドパ（L－ドパ）製剤、ドパミン受容体を直接刺激するドパミン作動薬はパーキンソン病の治療に使用される。

　ドパミン経路の主なものには次の4つがある（図1.6）。

　①黒質線条体系：黒質から線条体に至り、運動に関係する。抗精神病薬の副作用のひとつである錐体外路症状（薬剤性パーキンソニズム）はこの系の機能抑制

によるものである。

②**中脳辺縁系**：中脳の腹側被蓋野から大脳辺縁系の側坐核や嗅結節に向かうもので、報酬系（快感系）の部位に一致する。この系は情動に関係し、抗精神病薬は抗ドパミン作用によってこの系を抑制し効果をもたらすと考えられる。この報酬系は精神作用物質依存の形成や病的賭博にも関係すると考えられている。

③**中脳皮質系**：腹側被蓋野から前頭前野、辺縁皮質に向かうもので、その機能低下は統合失調症の陰性症状や認知機能障害に関係すると考えられる。

④**漏斗下垂体系**：視床下部にあり、抗精神病薬の副作用として生じる高プロラクチン血症（無月経、乳汁漏出など）は抗ドパミン作用によるこの系の抑制による。

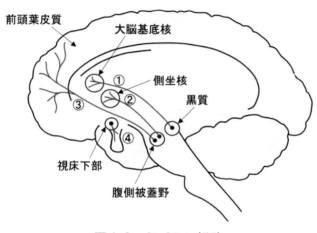

図1.6　ドパミン経路

2）ノルアドレナリン（ノルエピネフリン）

細胞体のほとんどは脳幹（主に青斑核）にある。

認知、覚醒、注意、不安などに伴ってレベルが変動する。不足すると、無気力、無関心が起こり、過剰になると躁状態を招く。

抗うつ薬の多くは、ノルアドレナリンのシナプス前細胞への再取り込みを阻害し、シナプス間隙の濃度を高める。アトモキセチンは、ノルアドレナリンのシナプス間隙の濃度を上昇させ、注意欠如・多動症（ADHD）の治療に使用される。ドロキシドパはノルアドレナリンの前駆物質で、パーキンソン病の治療に使用される。

3）セロトニン

細胞体のほとんどは脳幹（特に縫線核）にある。

睡眠と覚醒に伴ってレベルが変動し、覚醒や中枢神経系の活動レベル調節、特に睡眠の開始に役割を果たしている。体温調節と疼痛制御機構にもかかわる。セロトニンの低下は、うつ病や不安障害にかかわる。

　抗うつ薬の多くは、セロトニンのシナプス前細胞への再取り込みを阻害し、シナプス間隙のセロトニン濃度を高める。抗うつ薬は、うつ病や不安障害の治療に使用される。セロトニンに関係する依存性薬物として幻覚剤の LSD、3,4-メチレンジオキシメタンフェタミン（MDMA）がある。

4）アセチルコリン

　アセチルコリン神経の機能低下は認知機能障害や意識障害の原因となる。

　アセチルコリンエステラーゼ阻害薬はアセチルコリンを増加させ、アルツハイマー型認知症の治療に使用される。抗コリン薬はパーキンソン症候群の治療に使用される。

5）γ-アミノ酪酸（GABA）

　抑制性（シナプス後細胞を過分極させ、活動電位の発火を抑制する）の神経伝達物質のアミノ酸であり、不安、恐怖、痙攣、筋の緊張を抑える。

　ベンゾジアゼピン、バルビツール酸系薬物は、GABA 受容体のひとつである $GABA_A$ 受容体の作動薬である。それらは抗不安作用、催眠作用、抗痙攣作用をもたらすが、長期間の使用に伴い依存性が生じる。

6）グルタミン酸（グルタメート）

　興奮性（シナプス後細胞を脱分極させ、活動電位の発火を促進する）の神経伝達物質のアミノ酸である。記憶や学習に重要な役割を果たす。グルタミン酸受容体はNMDA（N-methyl-D-aspartate）受容体とそれ以外の非 NMDA 受容体に分けられる。NMDA 受容体拮抗薬である PCP（フェンシクリジン）使用により統合失調症に類似した精神症状が出現することから、統合失調症の成因としてグルタミン酸仮説がある。グルタミン酸への過剰な曝露により神経毒性が生じ、脳卒中やハンチントン病をはじめとする神経変性疾患における細胞死の原因となり得る。NMDA 受容体拮抗薬のメマンチンはアルツハイマー型認知症の治療に使用される。抗てんかん薬の一部は、グルタミン酸神経伝達を抑制することにより治療効果をもたらす。

7）ペプチド神経伝達物質、その他

　内因性オピオイドであるエンドルフィンやエンケファリンは鎮痛作用を有する。麻薬であるモルヒネは、オピオイド受容体を介して強い鎮痛効果をもたらすが、依存性もある。モルヒネの副作用として悪心・嘔吐、呼吸抑制、せん妄（幻覚妄想や興奮を伴う複雑な意識障害）などがある。モルヒネの中毒症状として縮瞳がみられる。

　オキシトシンは、バゾプレシン（抗利尿ホルモン）と同様、下垂体後葉から分泌されるホルモンで、子宮収縮作用を有し陣痛促進剤として使用されるが、抗ストレス作用があることも報告されている。

オレキシンは覚醒を維持する機能を有し、その機能の欠損がナルコレプシーの原因に関係している。

メラトニンは松果体から分泌され催眠作用をもたらす。

1.4 ストレスとストレス脆弱性仮説

(1) ストレスという概念　（概論 第4章1.1参照）

ストレスとは20世紀半ばに活躍した生理学者のハンス・セリエにより提唱された概念であり、環境（外部）からの有害な刺激に対する生体の反応のことである。セリエはストレスの原因となるものを「ストレッサー」とよび、ストレッサーの種類を問わず非特異的に発生する副腎皮質ホルモン分泌増加や胸腺萎縮といった一連の生理的反応を「一般適応症候群」とよんだ。こうしてストレスの概念が生まれ、ストレス研究が発展した。次第に一般用語としても広まり、今やストレスは日常の社会生活レベルの心身の負荷といった比較的軽微なものから、災害や犯罪の被害などの生命にかかわるほどの極限状態で心的外傷の原因となるような重大なストレス（トラウマティックストレス）に至るまで、幅広い意味で用いられている。

(2) ストレスと自律神経系、内分泌系

我々の体内には、体温や血圧や血液の成分といった生命維持に必要な要素を定常的に保つ仕組み（ホメオスタシス：恒常性）をもっている。その仕組みのうち、ストレスに関連が深いのは自律神経系と内分泌系である。

自律神経は末梢神経の一種で、交感神経と副交感神経があり、交感神経は心臓や血圧、発汗、唾液分泌などの身体機能を活発化して、副交感神経はそれらの機能を穏やかにするように、互いにバランスを取っている（表1.3）。

ストレスに関連した内分泌系の代表的なものは、視床下部－下垂体－副腎系軸とよばれる仕組みである。ストレッサーに曝されると、脳の視床下部から副腎皮質刺

表 1.3　交感神経と副交感神経の働き

臓器・組織	交感神経	副交感神経
瞳孔	開大	縮小
唾液分泌	抑制	促進
気管支	拡張	収縮
血管	収縮	拡張
心拍	速まる	ゆっくりになる
血圧	上昇	下降
腸	蠕動抑制	蠕動亢進
発汗	促進	抑制

交感神経は日中、特に運動や緊張・ストレスの場面で活発に働く。
副交感神経は夜間や安静時に活発に働く。

激ホルモン放出ホルモンが分泌され、その刺激を受けた下垂体から副腎皮質刺激ホルモンが分泌される。これが血液を介して副腎皮質を刺激すると、コルチゾール（副腎皮質ホルモンの一種）が分泌され、血糖値が上がり、また他のホルモンを介して血圧が上がる。これらはストレス状況に即応するための生体反応の仕組みのひとつである。

(3) ストレス脆弱性仮説

ストレス脆弱性仮説とは、精神疾患を発症するかどうかはふたつの要因から構成され、ひとつは環境の負荷的な要因、つまりストレスであり、もうひとつは本人がもっている「精神疾患を発症しやすい性質：素因」で、この二つの要因の掛け合わせによって精神疾患が生じるという理論（図 1.7）である。例えば日常の社会生活レベルのストレスの場合は、個々の素因が精神疾患の重要な発症要因となるが、災害の被災とい

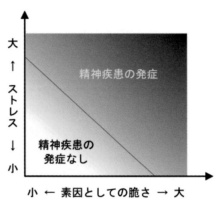

図 1.7　ストレス脆弱性仮説

った重大なストレスに曝された場合は、個々の素因の影響は小さくとも、精神疾患発症のリスクは高まる。このようにストレスと素因、そして精神疾患との関係について、個々に詳細な検討が重要である。余談であるが日本における労働災害（労災）についての基本的な考え方には、ストレス脆弱性仮説が強く反映されている。

1.5 脳と免疫機能

(1) 免疫とは

免疫とは、文字通り疫病（えきびょう）つまり感染症を免れるという意味である。免疫は非自己と認識するもの（細菌やウイルスといった微生物や、花粉等の異物など）が体内へ侵入しようとした際にそれを防いだり、無害化したり、排除したりといった免疫反応により、感染症などの病気から自己を守っている。免疫反応を引き起こす物質が抗原である。

免疫には自然免疫と獲得免疫がある。自然免疫は、もともと備わっているもので、貪食細胞（白血球の一種である好中球やマクロファージ）による抗原の排除が自然免疫の代表的な仕組みである。一方獲得免疫は、一度感染症に罹った、あるいはワクチンなどの効果で身体に侵入のあった病原体を抗原として記憶して、二度目に同じ病原体に曝された際にはそれを防御しようとする仕組みである。

　獲得免疫には、細胞性免疫と液性免疫がある。抗原を貪食したマクロファージなどが、抗原の情報をリンパ球の一種であるヘルパーT細胞（Th1細胞）に伝え、サイトカインを介してやはりリンパ球の一種であるキラーT細胞を活性化させて、それらの細胞が直接抗原を攻撃する。これが**細胞性免疫**である。また別種のヘルパーT細胞（Th2細胞）が、リンパ球の一種であるB細胞と形質細胞（B細胞が分化したもの）に情報を伝え、形質細胞は抗原に対して特異的な抗体（免疫グロブリン）を産生し、その抗体が抗原に結合、抗原抗体反応を生じることでその病原性（病気を引き起こして健康を害する能力）を弱める。これが**液性免疫**である。

(2) 免疫系と神経系、内分泌系

　神経系ではドパミン、アセチルコリンなどの神経伝達物質が、内分泌系では甲状腺ホルモンや副腎皮質ホルモンなどのホルモンが、生命活動に重要な情報伝達と機能調節を担っている。これらと似た仕組みとして、免疫系では前段で述べたような多様な免疫担当細胞に対して、インターロイキンなどのサイトカインが情報伝達や機能調節を担っている。

　「病は気から」ということわざがあるが、実際にストレスは視床下部−下垂体−副腎系軸や自律神経系を介して、免疫機能にも大きな影響を与えている。例えば強いストレス状態が慢性化すると、しばしば免疫系の働きが低下し、感染症のリスクは高まる。また免疫系の異常（アレルギーや自己抗体による炎症）により神経系や内分泌系に疾病を引き起こすこともある。このように免疫系と神経系、内分泌系は絶えず互いに影響しあっている。

1.6 睡眠障害と概日リズム〈サーカディアンリズム〉

(1) 睡眠とは

　日本の成人の平均睡眠時間は8時間弱（平成28年の厚労省社会生活基本調査では7時間40分）であり、我々は人生のおよそ3分の1の時間を眠って過ごしている。良質な睡眠は健康に欠かせない要素のひとつである。例えば睡眠時間と死亡率を調査した米国の研究では、平均7時間台の睡眠時間を取る群で最も死亡率が低くなり、それより長くても短くても、死亡率は上昇していた。このことは、適切な睡眠が健康と関連することを示唆しているが、一方で睡眠は個人差が大きいため、いかに個々にとって適切な睡眠を取るかが重要である。睡眠を客観的に評価するためには脳波検査が用いられ、睡眠時に特有の脳波所見により睡眠状態にあるとの診断が可能である。脳波検査は1920年代に開発され、1950年代には後述するレム睡眠とノンレム睡眠が発見されて、ヒトの睡眠に関する研究が盛んになり現在に至っている。

(2) レム睡眠とノンレム睡眠

　ヒトの睡眠状態にはレム睡眠とノンレム睡眠があり、睡眠中に交互に生じている。レム睡眠では、名称の由来となった急速眼球運動（rapid eye movement：REM）が観察され、全身の筋肉の活動は低下する。一方、ノンレム（non-REM）睡眠では急速眼球運動は観察されず、脳波の活動は覚醒時やREM睡眠時に比べて低調であり、3つの段階（ステージ）に区分されて、各段階に特徴的な脳波が認められる。**表1.4**にレム睡眠とノンレム睡眠の脳波・筋電図上の特徴を示す。典型的な睡眠の経過（**図1.8**）では、入眠後にノンレム睡眠が生じ、その後レム睡眠に転じる。最初のノンレム睡眠からレム睡眠を経て再びノンレム睡眠に至るまでの周期はおよそ1時間半で、以後も交代を繰り返す。ノンレム睡眠のうち徐波睡眠は睡眠前半に出現することが多く、逆にレム睡眠は睡眠後半の覚醒前に多く出現する。

表1.4　レム睡眠とノンレム睡眠

	米国睡眠医学会の脳波区分	脳波・筋電図等の特徴
覚醒	ステージW	脳波：閉眼時はα波（8〜13Hz）が主体で通常は低振幅（50μV以下）。開眼するとα波は極端に減少してβ波（13Hz超）が主体となる。筋電図：活発に筋活動を認める。その他：眼球運動を認めるがレム睡眠時より緩徐で特徴的でない。
レム睡眠	ステージR	脳波：鋸歯状、低振幅。筋電図：全身の筋活動は睡眠中で最も低下。その他：特徴的な急速眼球運動を繰り返す。
ノンレム睡眠	ステージN1	脳波：α波が減少、低振幅。筋電図：筋活動は覚醒時よりも低下、レム睡眠時よりも多く認める。
	ステージN2	脳波：紡錘波、K複合、徐波活動（0.5〜2Hzで振幅が75μV超）が20%以下。筋電図：N1と同様。
	ステージN3	脳波：徐波活動が20%を超える。筋電図：N1・N2よりも筋活動は低下していることが多い。（このステージは「徐波睡眠」あるいは「深いノンレム睡眠」ともいう。）

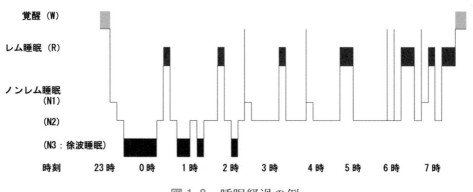

図1.8　睡眠経過の例

(3) 年齢による睡眠の変化

　子どもは成人よりも長い睡眠時間が必要とされており、例えば小学生に必要な睡眠時間は9〜11時間（アメリカ国立睡眠財団）とされる。年齢や発達に応じて、次第に成人の睡眠時間に近づいていく。また子どもは成人に比べて徐波睡眠の比率が大きい。

　高齢者では、65歳以下の成人と比べ、就床時刻と起床時刻ともに早めになり、かつ睡眠途中で目が覚めている（中途覚醒）ことが増える。また就床している時間に対する実際の睡眠時間の割合が減る（睡眠効率の低下）。さらに脳波上も徐波睡眠は加齢とともに乏しくなる。こうした加齢に伴う睡眠の質や量の変化により、高齢者では睡眠障害も増える傾向にある。

(4) 概日リズム

　概日（サーカディアン）リズムとは、多くの生物がもっている1日の生命活動のリズムであり、「体内時計」によって保たれている。ヒトでは、主に脳の視交叉上核にある神経細胞がその役割を担っている。ヒトは日光を浴びると、眼の網膜を通じて光刺激が視交叉上核に伝えられた結果、体内時計が調節（時計の時刻のずれを修正するようなイメージ）されるという仕組みも備えている。このように、ヒトが朝に日光を浴びることは、睡眠リズムを整えるうえでとても重要である。食事や運動といった生活行動も睡眠リズムの調整因子であるが、日光が最も強い因子と考えられている。

(5) 睡眠障害の種類

　睡眠に関連した病気は多種多様で、現在は約100種類あるといわれている。睡眠障害は、主な症状により大別すると、睡眠の質や睡眠周期の異常を呈する疾患（不眠症や概日リズム睡眠障害など）と、十分に寝ていても眠気が過剰に生じる疾患（過眠症、ナルコレプシーなど）、その他の睡眠の障害（睡眠時随伴症など）に分類される。次項以降は不眠症、概日リズム睡眠障害、ナルコレプシーについて解説する。

(6) 不眠症の疫学、症状、診断

　平成26年の厚生労働省の調査では、日本人の成人の5人に1人が直近の1カ月間に睡眠で休養が充分にとれていない、つまり不眠症の可能性があり、年代別では40歳代が最も高率であった。また医療機関で睡眠薬を処方されて常用している成人は3％を超えると推測されている。

　不眠症の症状には寝つきが悪い（入眠困難、30分以上かかる）、途中で目が覚める（中途覚醒）、眠りが浅い・ぐっすり眠れていない（熟眠障害）、希望する時刻よりも早くに目が覚めてしまう（早朝覚醒）などの種類がある。加えて睡眠状態に関

連した日中の疲労感や集中力低下などの症状も認められ、それらが 1 カ月以上持続している場合に不眠症と診断される。

(7) 不眠症の原因、5 つの「P」

以下の 1)〜5)は 5 つの「P」とよばれ、不眠症の原因や病態について分類したもので、個々の症例の理解に役立つ。

1) 身体的 (Physical) 不眠

呼吸苦や疼痛など、身体症状によって睡眠に支障が出ているもの。例として、喘息発作は深夜や明け方が多い。また疼痛や頻尿など、睡眠への悪影響が懸念される病態は少なくない。

2) 生理学的 (Physiological) 不眠

生活上の環境要因のために睡眠に支障が出ているもの。例えば夜勤のある仕事や、海外旅行時のいわゆる「時差ぼけ」など。

3) 心理学的 (Psychological) 不眠

文字通り、心理的な要因つまり仕事や私生活での悩みや心配事があるときに、睡眠に支障が出ているもの。

4) 精神医学的 (Psychiatric) 不眠

精神疾患に伴って睡眠に支障が出ているもの。うつ病、躁うつ病、統合失調症、認知症など、精神疾患の病状の悪い時期には不眠を呈することが多い。

5) 薬理学的 (Pharmacological) 不眠

服用中の薬剤（副腎皮質ホルモンや降圧薬、気管支拡張薬など）やアルコール、カフェインなどの作用により不眠を呈するもの。

(8) 不眠症の治療

まずは睡眠衛生指導を行うことが推奨されている。睡眠衛生指導とは、睡眠のスケジュール、運動や食事、飲酒・喫煙・カフェインの摂取状況、寝室の環境といった睡眠にかかわる生活習慣全般について指導・助言することである。**表 1.5** に睡眠衛生指導に役立つ「睡眠障害対処 12 の指針」を示す。睡眠衛生指導のみでは改善が難しい場合、並行して薬物療法や認知行動療法などを考慮する。

不眠症の薬物療法では主に睡眠薬を用いるが、現在日本で使用可能な睡眠薬にはベンゾジアゼピン（BZ）受容体作動薬（BZ 系睡眠薬と非 BZ 系睡眠薬がある）、メラトニン受容体作動薬、オレキシン受容体拮抗薬などがある。**表 1.6** に代表的な睡眠薬とその薬理作用などを示す。

表1.5　睡眠障害対処 12 の指針

1　睡眠時間は人それぞれ、日中の眠気で困らなければ十分。
2　刺激物を避け、眠る前には自分なりのリラックス法。
3　眠たくなってから床に就く、就床時刻にこだわりすぎない。
4　同じ時刻に毎日起床。
5　光の利用でよい睡眠。
6　規則正しい 3 度の食事と、規則的な運動。
7　昼寝をするなら 15 時前の 20〜30 分。
8　眠りが浅いときには、むしろ積極的に遅寝・早起きに。
9　睡眠中の激しいイビキ・呼吸停止や足のぴくつき・むずむず感は要注意。
10　十分眠っても日中の眠気が強い時は専門医に。
11　睡眠薬代わりの寝酒は不眠のもと。
12　睡眠薬は医師の指示で正しく使えば安全。

出典）厚生労働省「睡眠障害の診断・治療ガイドライン」 平成 13 年

表1.6　睡眠薬の種類

睡眠薬の種類と薬剤例	特徴と代表的な薬剤名等	副作用等
ベンゾジアゼピン（BZ）受容体作動薬 BZ 系睡眠薬 短時間作用型：ブロチゾラム 中間型：フルニトラゼパム 長時間作用型：フルラゼパム 非 BZ 系睡眠薬 短時間作用型：ゾルピデム	BZ 受容体作動薬は、BZ 受容体に結合し神経細胞を過分極させることで強い催眠作用を発現する。BZ 構造をもつ BZ 系睡眠薬と BZ 構造をもたない非 BZ 系睡眠薬がある。BZ 系睡眠薬は臨床での歴史が長く、作用時間の長短等の個性があり種類も豊富。しかし右のような副作用のため、高齢者では特に注意が必要。非 BZ 系睡眠薬は、薬理作用が BZ 系睡眠薬と似ているが、副作用が軽減されている。	筋弛緩作用 健忘 依存形成
メラトニン受容体作動薬 ラメルテオン	睡眠リズムにかかわるメラトニン受容体に結合することで催眠作用を発現する。このため睡眠リズムを整える目的で使用することが多い。	副作用は少なめ。
オレキシン受容体拮抗薬 スボレキサント レンボレキサント	最も新しいタイプの睡眠薬。覚醒状態の維持にかかわるオレキシン受容体を遮断することで、強い催眠作用を発現する。	持ち越し効果（朝になっても眠気が残る） 悪夢

(9) 概日リズム睡眠障害

　24 時間周期の概日リズムに対して、体内時計が適切に同調されず生活や睡眠に支障となるものが概日リズム睡眠障害である。概日リズム睡眠障害のうち、主たる原因が体内時計の同調機能に由来する場合は内因性概日リズム障害であり、主たる原因が環境（いわゆる「時差ぼけ」や夜勤）に対して無理に体内時計をあわせようとすることによるものは時差症候群あるいは交代勤務睡眠障害である。内因性概日リズム障害には、睡眠相前進症候群・睡眠相後退症候群（24 時間周期は保たれている

が極端な朝型や夜型になるもの）や、非24時間睡眠覚醒症候群（リズムが24時間周期でないために日々睡眠時間がずれていくもの）、不規則型睡眠覚醒パターン（リズム自体が一定でない）などがある。概日リズム睡眠障害の治療は睡眠衛生指導を基本とするが、薬物治療や照明器具を用いた治療法（高照度光療法）も行われる。

(10) ナルコレプシー

　ナルコレプシーとは、突然生じる眠気・睡眠発作や、情動脱力発作、入眠時幻覚などを特徴とする、過眠を呈する疾患である。千人にひとり程度の有病率と推測されている。原因は不明だが、覚醒状態の維持に重要な役割を担う神経伝達物質のオレキシンが欠乏していることも関連していると考えられている。治療には睡眠衛生指導、薬物療法（モダフィニルなどの覚醒作用のある薬剤）が行われる。

2　精神機能の障害

　精神機能のどこにどのような障害が生じているかを捉えるためには、精神機能がどのような要素から構成されているかを考える必要がある。例えば、生まれて初めてドリアンと遭遇した場面を想定してみよう。（各要素は必ずこの順番で作用するというわけではなく、あくまでも各要素を知るための例である。）我々はまず、「強烈な臭いを発している」「硬そうな棘に覆われている」といった対象の情報を収集し（**知覚**）、次にそれは何であるかと考える（**思考**）。その際、「そういえばドリアンという、臭うけどおいしい果物があると聞いたことがあるぞ」など、これまでの経験を呼び覚ますこともあるだろう（**記憶**）。その後、思い切ってこれを食べてみたところ、想像以上のおいしさに感激し（**感情**）、また食べたいという思いがわき起こる（**意欲**）。日常の中で私たちは無意識のうちに、このような作業を繰り返している。ところが、これらの要素が正常に働くためには2つの前提条件がある。それは、まず**意識**が清明であり、さらにはこれら一連の知的作業を行うための、一定の**知能**を有しているということである。そしてもうひとつ、精神医学では「ドリアンと向き合っているのは他の誰でもない自分なのだ」と、自分を自分自身と認識する**自我意識**という要素も含め、精神機能の障害を捉えていく。

2.1　意識の障害

　意識が正常ということは、脳が覚醒しており、周りを正しく認識できるということである。意識の障害は、清明度（覚醒度）の障害（意識混濁）に加えて質的変化（意識変容）という2つの方向から評価する。

(1) 清明度の障害（意識混濁）

意識混濁は、軽度の障害である明識困難状態から重度の障害である昏睡まで連続的に推移する。

(2) 質的変化（意識変容）

意識変容とは、意識混濁に錯覚・幻覚や興奮・不安、見当識障害、記憶障害などさまざまな症状を伴った状態であり、**代表的なものがせん妄である。**

2.2 知能の障害

知能とは単なる知識ではなく、社会生活全般に適応するために使えるすべての能力である。知能の障害の中で、先天的にあるいは出生後の発達段階で知能が低いレベルに留まった状態を知的障害という。これに対して、一旦獲得した知能が持続的に低下した状態が認知症である。

2.3 知覚の障害

知覚とは外界の出来事や身体内部の状態を意識することであり、間違った知覚のことを妄覚という。妄覚のうち、実際に存在する対象を間違って別のものと知覚することを錯覚という。これに対して、実際には存在しない対象を知覚するのが幻覚である。幻覚は、すべての感覚領域で生じる。

❖**幻視**：何もないのに何かが見える。意識障害時や器質性精神障害で出現することが多い。

❖**幻聴**：音がしていないのに何かが聞こえる。統合失調症のほか、器質性精神障害、解離性障害などさまざまな疾患でみられる。

❖**その他の幻覚**：幻触、幻嗅、幻味など。

2.4 思考の障害

思考とは、知覚された材料を統合して判断や推理を行うことである。思考の異常には思考形式の異常と思考内容の異常があり、このうち思考形式の異常には思考過程（思路）の異常と思考の体験形式の異常が含まれる。

(1) 思考形式の異常

1）思考過程（思路）の異常

思考過程（思路）の異常とは、あるテーマで論理的に思考を進めていく、その進行過程の異常である。

- ❖**観念奔逸**：アイデアが次から次に溢れて思考過程がどんどん脇道にそれ、最初の目標からはずれていってしまう状態。主に躁状態でみられる。
- ❖**連合弛緩、滅裂思考など**：個々のアイデア間に論理的な結びつきがなくなって何を言っているのかわからなくなった状態について、軽度なものを連合弛緩（話の内容は理解できる）、重篤なものを滅裂思考（話の意味が通じない）、さらに重篤なものを言葉のサラダ（つながりのわからない言葉が羅列されているだけ）と言う。統合失調症でみられる。
- ❖**思考散乱**：連合弛緩や滅裂思考に意識障害を伴うもの。
- ❖**思考制止（思考抑制）**：アイデアの浮かぶスピードが極端に遅くなった状態。うつ状態でみられる。
- ❖**思考途絶**：思考過程が急激に遮断されて思考が突然空虚になった状態。統合失調症でみられる。
- ❖**保続**：思考が1カ所に停滞してなかなか別のテーマに移れない。主に器質性精神障害でみられる。
- ❖**迂遠**：枝葉末節に捉われて長くくどい回り道をする。主に器質性精神障害のほか、健常人でもみられることがある。

2）思考体験形式の異常

思考体験形式の異常とは、思考体験の能動性や所属感の異常である。

- ❖**強迫観念（強迫思考）**：自分の考えに反して繰り返し浮かぶ観念で、思考を無視したり、他の思考や行為（強迫行為）で中和しようと抵抗したりしても浮かんでくる。思考内容に対しては不合理感があることが、思考内容の異常である妄想と異なる。自己所属感もあり、思考は自分自身のものと認識されてもいる。強迫性障害の主たる症状であるが、統合失調症や器質性精神障害などでもみられることがある。
- ❖**させられ思考**：自己所属感が失われ、他人の所為として体験される思考。統合失調症への特異性が高い。

(2) 思考内容の異常

　誤った内容を根拠なく確信し、周囲から論理的に説得されても訂正不能なのが妄想である。妄想には、了解可能な心理学的因果関係が認められず、直感的事実として突然確信される一次妄想と、異常体験、感情変調、人格特徴や状況などから心理学的な了解が可能な二次妄想がある。

1）一次妄想

　一次妄想は、統合失調症への特異性が高い。

❖ **妄想気分**：周囲の世界が今までとは何となく変化し、不気味な感じに襲われる。

例）「世界が滅ぶような不気味な感じがして怖い。」

❖ **妄想知覚**：実際にある知覚対象に対して突然了解不能な特別な意味づけをする。

例）通りすがりの人が黒縁の眼鏡をかけているのを見て「あれがスパイである証拠だ。」

❖ **妄想着想**：何の原因や動機もなく突然に誤った考えが確信的に浮かぶ。

例）「自分は神の子だ。今気づいた。」

2）二次妄想

妄想の内容により、被害妄想、微小妄想、誇大妄想などに分類される。

（ⅰ）被害妄想

他者から被害を受けていると感じる妄想。統合失調症のほか、器質性精神障害などさまざまな疾患でみられる。

❖ **関係妄想**：周囲の出来事などを自分に関係づけ、被害的に解釈する。被害妄想の多くは自分に関係づけられ、被害関係妄想ともよばれる。

❖ **注察妄想**：他人に見られている、監視されていると感じる。

❖ **被毒妄想**：自分の食事や飲み物に毒が入っていると感じる。

（ⅱ）微小妄想

自分を過小評価する妄想。主にうつ状態でみられる。

❖ **貧困妄想**：自分が経済的に困窮していると感じる。

❖ **罪業妄想**：自分が悪い、罪を犯したと感じる。

❖ **心気妄想**：自分は重い病気に違いないと感じる。

（ⅲ）誇大妄想

自分を過大評価する妄想。主に躁状態でみられるが、統合失調症などでもみられることがある。

❖ **発明妄想**：自分は偉大な発明家だと感じる。

❖ **血統妄想**：自分は高貴な血統の出だと感じる。

❖ **宗教妄想**：自分は神や教祖だと感じる。

2.5 記憶の障害

記憶は、記銘（心に刻むこと）、保持（記銘したことを保ち続けること）、追想（再生）（保持したものを思い出すこと）、再認（追想されたものが記銘されたものと同じであることを確認すること）の各段階よりなる。

記憶は、時間的な側面や情報の内容などからさまざまに分類される。

❑ 時間的な側面からの分類

- ❖ 即時記憶（短期記憶）：数秒単位で保持される
- ❖ 近時記憶：一旦脳裏から消えてから数分〜数日後に再生される
- ❖ 遠隔記憶：いわゆる過去の出来事に関する記憶

❑ 情報の内容からの分類

- ❖ 陳述記憶：言葉で説明できる記憶

    エピソード記憶：個人が経験した出来事に関する記憶

    意味記憶：知識や概念などに関する記憶

- ❖ 非陳述記憶：言葉では説明できない記憶

    手続き記憶：自転車の運転などの運動技能や技巧など

(1) 記銘障害

臨床上は、記銘できないのか追想できないのか区別できないため、後述する前向健忘と同じ意味で使用される。

(2) 追想障害（健忘）

加齢など生理的要因で生じるほか、認知症をはじめとする器質性精神障害や心因性の要因などでも生じる。

- ❖ **全健忘と部分健忘**：全健忘は、一定期間のすべての情報を忘れている。部分健忘は、一部分の情報については追想が可能である。
- ❖ **前向健忘と逆向健忘**：前向健忘は、障害時点より後のことが追想できない。逆向健忘は、障害時点より前のことが追想できない。
- ❖ **コルサコフ症候群**：チアミン（ビタミンB_1）欠乏によって生じ、記銘障害（前向健忘）、逆向健忘、見当識障害、作話を主症状とする。同じくチアミン欠乏によって生じ、眼球運動障害、運動失調や意識障害などを呈するウェルニッケ脳症と同一の病態あるいはそれの後遺症と考えられており、ウェルニッケ・コルサコフ症候群とよばれることもある。

2.6 感情の障害

感情とは、快・不快などの自分自身の状態の意識である。ある一定期間（週単位）持続する感情が気分である。これに対して、外的刺激に誘発された一過性の大きな感情の変化が情動である。

(1) 気分の異常

- ❖ **爽快気分**：気分が高揚し、意欲亢進を伴う。躁状態でみられる。
- ❖ **抑うつ気分**：気分が重く、意欲減退を伴う。うつ状態でみられる。

❖**多幸感**：何となく楽天的で機嫌がよいが、内容はない。意欲亢進は伴わない。器質性精神障害などでみられる。

❖**児戯性爽快**：表面的に朗らかで、子供じみていて深みがない。統合失調症の慢性期にみられることが多い。

(2) 感情反応の異常

1）感情反応の低下

❖**情動麻痺**：心理的原因による情動の停止。

❖**感情鈍麻**：喜怒哀楽の感情反応の低下。統合失調症の慢性期のほか、器質性精神障害などでもみられることがある。

2）感情反応の亢進

❖**易刺激性**：些細な刺激によって怒りや攻撃性などが出現する。躁状態、統合失調症などでみられる。

❖**情動失禁**：情動の抑制が働かず、喜怒哀楽が過度に発現する。脳血管性障害でみられることが多い。

3）その他の感情の異常

❖**不安と恐怖**：不安とは、対象のない恐れ。恐怖とは、特定の対象への恐れ。

❖**両価性**：同一の対象に対して、相反する感情を同時にもつ。統合失調症でみられることが多い。

2.7　意欲の障害

意欲には、欲動（個体の生命や生活の維持に必要な行動をするように内から駆り立てる力）と、意志（欲動を自己統制する力）が含まれる。

(1) 欲動の異常（個々の欲動の異常）

1）食欲の異常

❖**食欲低下**：うつ状態、神経性無食欲症などでみられる。

❖**食欲亢進**：躁状態、神経性過食症などでみられる。

❖**異食**：食べ物以外のものを口に運ぶ。認知症、統合失調症などでみられる。

2）性欲の異常

❖**性欲低下**：うつ状態などでみられる。

❖**性欲亢進**：躁状態などでみられる。

(2) 意志の異常

1）意志統制の減弱

意志発動が著しく亢進している状態を精神運動興奮といい、興奮状態に陥って

次々に行動を起こすことを心迫という。

- ❖**行為心迫**：爽快感を基盤として生じる。一応の目的をもち、了解は可能な行為。躁状態でみられる。
- ❖**運動心迫**：不安緊迫感を基盤として生じる。了解は不可能な行為。緊張病症候群（下記参照）でみられる。

2）意志発動性の減弱

- ❖**制止**：精神活動が停滞し、口数が少なくなって動作も緩慢になる。うつ状態でみられる。
- ❖**途絶**：思考の流れが突然中断し、行動や談話が突然停止する。統合失調症でみられる。
- ❖**昏迷**：意志発動が全く行えなくなった状態（意識は清明）。うつ状態、緊張病症候群（下記参照）および心因性の要因で生じる。
- ❖**緊張病症候群**：精神運動興奮と昏迷という相反する状態が繰り返される。うつ病、双極性障害や統合失調症などにみられる。

2.8　自我意識の障害

自我意識の障害は、自我の単一性（この瞬間において自分は一人だけであると感じること）、自我の同一性（時間経過の中で自分は一人であると感じること）、および自我の能動性（体験や活動を自ら行っている、自らのものであると感じること）から評価する。

（1）自我の単一性の異常

- ❖**二重自我**：ある瞬間に、自分は二人と感じる状態。「自分の中にもう一人の自分がいる」など。統合失調症でみられることが多い。

（2）自我の同一性の異常

- ❖**二重（多重）人格**：二つ（またはそれ以上）の別個の人格が交代して現れる。心因性の要因で生じると考えられている。

（3）自我の能動性の異常

1）離人症

現実感がなくなった状態。うつ状態、統合失調症や心因性の要因などで生じる。

2）させられ体験（作為体験）

思考、感情、行為などすべての自己所属感が失われ、他者にさせられていると感じられる状態。統合失調症への特異性が高い。

- ❖**思考（考想）吹入**：他人の考えが自分の頭の中に吹き込まれる。

❖思考（考想）奪取：自分の考えが他人に抜き取られる。

❖思考（考想）干渉：自分の考えが他人に干渉される。

❖思考（考想）伝播：自分の考えが他人に伝わっていく。

❖思考（考想）察知：自分の考えが他人に見抜かれる。

3　精神疾患の診断基準

3.1　精神疾患の分類の難しさ

　医学診断とは、ある心身の状態を医学的に体系づけられたように分類することである。分類をすることにより診断が成立するが、どのような観点から、何を基準にするかによって分類の仕方は無数にあり得る。また、どんな分類を妥当とするかは、診断基準を使う者、例えば治療者や統計学者などの立場によっても異なる。

　精神疾患の原因は多様かつ複合的であり、身体疾患のようにバイオマーカーや画像所見のような客観的な指標のみで診断をつけることが困難である。よって、精神科診断学ではさまざまな角度から症状や病因を抽出して分類する試みを続けてきた。

3.2　記述精神医学的分類

　精神症状が「どうなっている」のかを分類する方法を精神病理学とよび、患者の陳述や行動観察に基づき、異常体験を正確に描写してカテゴリー分けする方法が記述精神医学である。例えば、「人がいないのに声が聞こえる」「頭の中の考えがまとまらない」「自分の考えが抜き取られて周りの人に伝わる」など患者の陳述を丁寧に抜き出し、それらの症状に名前をつけてきた。ただし、ひとつの精神状態像を取り出しても、いろいろな疾患で観察され、ある特定の疾患にだけみられるものではない。例えば、幻聴は統合失調症のみならず、てんかん、うつ病、器質性精神障害、認知症や解離性障害でも認められる。よって、「幻聴」という現象も、対話型の幻聴なのか、音楽性の幻聴なのか、自分の思考が聞こえるものなのか、など特徴をつぶさに観察して、疾患特異性を検討してきた。

3.3　力動的精神医学

　精神現象の成り立ちを個人の意識・無意識の心理現象に探る手法である。その過程で精神分析の考え方から「心理的防衛機制」や「転移」の枠組みが明らかになった。また、精神障害者を身体・心理・社会という多面において評価する「Bio-Psycho-Social Model」の考え方は、多面的評価の源流として現在につながっている。

3.4 病因論的分類

　精神疾患が「なにを原因にしているのか」、すなわち病因から分類する方法であり、外因性、内因性、心因性の観点から診断する手法である。伝統的に「心身二元論」という、精神障害について「脳に影響を及ぼす身体的障害が起こっているもの（からだ＝外因性）」、「心理的メカニズムの機能的な異常が起きているもの（こころ＝心因性）」の二つに分けた考え方を基盤にしているが、脳組織の異常所見が明らかではなかったり、心理メカニズムだけでは発症を説明できない病態があり、「内因性」を加えて分類が形作られた。

　外因とは器質・症状性精神疾患ともいわれる病態で、頭部外傷や脳血管障害、神経変性などの脳器質的要因や、ステロイドなどの薬剤性の要因、内分泌異常や感染症、遺伝子疾患などの全身性疾患が脳に影響を与えて引き起こされるものである。

　内因とは外因としての明らかな異常は認めないものの、遺伝的素因や神経伝達物質の異常など何らかの生物学的病態基盤が想定できるもので、そこにストレスなどの誘因が重なって発症する。統合失調症や双極性障害、うつ病があげられる。

　心因とは、本人の性格や器質、知能や精神機能の発達を背景に、環境要因や対人関係のライフイベントによる負荷で生じるものをさし、いわゆる神経症性障害、心的外傷を含むストレス関連疾患、解離・転換性障害などを含むものである。

　笠原はこのような精神状態像から精神診断を導く原則として、身体的基盤のある精神障害→内因性の精神障害→心因性・環境因性の精神障害の順序で除外診断をすべきであると述べている（表 1.7）。身体的基盤のある外因性精神障害は生命予後に影響する場合もあり、最優先かつ速やかに診断・除外するなど総合診療的な視点からのアプローチが有効である。そして内因性・心因性の精神障害は慎重に診断することが重要である。精神疾患は症状の全体像から把握すべき症候群であるといえる。

　これらの診断法は長らく用いられており、今でも臨床医にとっては有用な考え方であるものの、いくつかの不具合が生じてきた。まず、「からだ」と「こころ」が実地においてはなかなかクリアカットに分けられないという問題がある。また、各種検査手法の発展や、精神疾患の神経基盤の解明により、例えば、内因性とされる統

表 1.7　精神科診断の順序

身体的基盤のある精神障害 　　↓ **内因性の精神障害**（統合失調症と気分障害の周辺、軽重すべて） 　　↓ **心因性・環境因性の精神障害**（心因反応・ストレス反応、適応障害、狭義の神経症、パーソナリティ障害）

合失調症や双極性障害でも形態画像異常が確認されたり、心因性とされる強迫性障害やパニック障害にも分子遺伝学的研究の結果が報告されている。

3.5　操作的診断分類

1960〜70年代にロンドンとニューヨークで行われた統合失調症と双極性障害の有病率調査で、統合失調症の有病率がニューヨークで非常に高いという結果が得られたが、実際はニューヨークの医師が躁状態を精神病性症状とみなす傾向が高いことが発覚し、共通の診断基準が用いられていなかったことが判明した。この経験をもとに、信頼性が保たれた共通の診断基準が求められるようになった。そのこともあり、病因に捉われず、症状で精神疾患をグループ分けする手法が考えられ、それを操作的診断法とよび、現在の精神疾患における主流である世界的診断分類は、この操作的診断分類が用いられている。

世界保健機構（WHO）はさまざまな疾患の国際調査をしているが、世界的な統計調査を行うにおいて、国や地域による診断の不統一は、正確なデーター収集の妨げになる。そのため、WHOでは国際疾病分類ICD（International Statistical Classification of Diseases and Related Health Problems）とよばれる診断の国際分類を編集しており、1977年のICDの第9版（ICD-9）から精神疾患部門の統一分類に向けて取り組まれた。そこでは、医師の裁量によって判断に幅が出やすい従来の病因・病理による診断分類ではなく、症状により分類する方法が取られた。また、アメリカ精神医学会でも、1952年から編纂・改訂されているアメリカ国内の医学・医療事情にあわせた診断基準である診断と統計マニュアルDSM（Diagnostic and Statistical Manual of Mental Disorder）において、1980年の第3版から操作的診断が採用された。

操作的診断というのは、症状の項目リストを機械的にチェックすることで診断名をつけられる仕組みであり、医師個人の技量や経験に左右されにくく、一致した診断に達しやすいメリットがある。また、臨床研究や新薬の治験における適応疾患の選定や、医療水準の地域格差を念頭に置かねばならない世界的な調査などとは相性がよいことも利点にあげられる。例として、表1.8にDSM-5による抑うつエピソードの診断基準をあげる。

3.6　操作的診断への批判

一見、簡便に診断できるように見える操作的診断については批判も多い。従来の「家族歴」「生活歴」「病前性格」「経過」などが不必要というわけではなく、病気の

表 1.8　DSM-5 における抑うつエピソードの診断基準

> **A.　以下の 1〜9 までの項目のうち、5 個以上の項目（1 か 2 のどちらかは必ず含まれる）が、毎日、2 週間以上続く**
> 1.　抑うつ気分（ほとんど 1 日中続く）
> 2.　興味ないし喜びの著しい喪失（ほとんど 1 日中続く）
> 3.　体重あるいは食欲の変化（減少ないし増加）
> 4.　睡眠障害（不眠もしくは過眠）
> 5.　精神運動性の焦燥（イライラして落ち着かない）もしくは抑制（動きが少ない）
> ＊観察項目：他者の判断によるもので、患者の主観ではない
> 6.　疲労感あるいは気力の減退
> 7.　無価値観あるいは自責感
> 8.　思考力や集中の減退あるいは決断困難
> 9.　自殺念慮（反復して起こる）あるいは自殺企図ないし明確な自殺の計画
> **B.　症状が本人に著しい苦痛をもたらすか、あるいは対人面、職業面などの機能障害を引き起こしている**
> **C.　乱用薬物や投薬あるいは身体疾患による症状ではない**

American Psychiatric Association: Diagnostic and Statistical Manual of Mental Disorders, fifth edition (DSM-5). American Psychiatric Publishing, Arlington, 2013

予防、患者への心理教育、地域の精神科福祉サービスへの移行、就労支援などを考慮した際に、患者の個別性を重視して取り組む必要がある。それを補うために、例えば、DSM の第 3 版（DSM-Ⅲ、1980 年）、第 4 版（DSM-Ⅳ、1994 年）では多軸診断が取り入れられたが、これは患者を症状だけではなく、多面的に把握しようとする方法論である。

　加えて、多くの若手精神科医が操作的診断基準を基礎に精神疾患を学ぶため、先人が伝統的に積み上げてきた精神科用語や概念の理解が相対的に弱くなっているという指摘もある。精神科診断とは、診断基準をあてはめて患者に何らかの病名をつけること、レッテルを貼ることが目的ではない。操作的診断を活用しつつ、患者個人の歴史、生活機能、生活環境、特性、人間関係、人生観などにも目を向け、病気だけではなく健康な機能にも焦点をあてることが、実臨床では必要な視点である。

3.7　国際疾病分類（ICD）

　ICD は WHO によって作成される、死因や疾病の国際的な統計分類である。もともとは身体疾患の統一分類のために編纂されたが、1977 年の ICD-9 から操作的診断による精神疾患の分類が採択され掲載された。日本では精神疾患の公式統計や保険診療のレセプト病名、精神保健福祉手帳や障害年金の診断名、医師国家試験出題基準などに用いられている。2021 年現在用いられているのは ICD-10（1990 年）であり、精神および行動の障害は F 分類に属する（**表 1.9**）。このたび、約 30 年ぶりの改訂の結果、WHO の総会で 2019 年 5 月に ICD-11 が承認され、数年後には医療実務に使

表 1.9　ICD-10　第 5 章　精神および行動の障害（F 分類）

F00	症状性・器質性精神障害	F50	生理的障害および身体的要因に関連した行動症候群
F10	精神作用物質使用による精神および行動の障害	F60	パーソナリティおよび行動の障害
F20	統合失調症、統合失調型障害および妄想性障害	F70	精神遅滞（知的障害）
F30	気分（感情）障害	F80	心理的発達の障害
F40	神経症性障害、ストレス関連障害および身体表現性障害	F90	小児期および青年期に通常発症する行動および情緒の障害

The ICD-10 classification of mental and behavioural disorders: Clinical description and diagnostic guidelines. World Health Organization, 1992

用される予定である（表 1.10）。ICD-11 の特徴として、DSM-5（2013 年）とのハーモナイゼーション（制度間の調整）が図られており、両者の類似性・親和性が高くなっている。また、DSM 診断のように厳密で操作的な「診断基準」を用いるのではなく、「診断に必須の特徴」が箇条書きで列挙され、「付加的特徴」「正常との境界」「経過の特徴」「文化関連の特徴」「発達上の特徴」「性差関連の特徴」「他の疾患との境界」を考慮しつつ、臨床医が総合的に判断する余地が与えられている。これは、世界中のどの地域でも使えることを目的とした ICD らしさが発揮されている。また、操作的診断の影響力が強くなり過ぎないように診断「基準」という表現を避け、診断「ガイドライン」、診断「要件」という表現を使用している。

　ICD-10 から ICD-11 への大きな変更点を以下に述べる。まず、睡眠関連の病態が精神疾患から独立してひとつの章にまとめられた。ICD-10 では、非器質性不眠症（F51.0）は精神科領域に、睡眠時無呼吸（G47.3）やナルコレプシー（G47.4）は神経系疾患として分類されてきたが、これらは ICD-11 では睡眠と覚醒に関連するものとしてまとめられた。次に、性同一性障害とこれを含めた性保健に関連する状態を、精神疾患の章から切り離して扱うことになった。特に性同一性障害については、精神疾患とはみなしてほしくないという当事者や権利擁護団体の強い要望によって、呼称も変更される見通しである。また、精神疾患を扱う章の名称について、ICD-10 では「第 5 章　精神および行動の疾患」だったものが ICD-11 では「第 6 章　精神、行動、神経発達の疾患」と「神経発達」の文言が加わった。ICD-10 の発表された時期と比較して、自閉スペクトラム症などの発達障害に関する理解が進み、その実態を反映させた判断と思われる。また、日本国内の用語の見直しがなされて、長らくdisorder という単語は「障害」と訳されてきたが、そのネガティブな響きに対して、一部の病名に含まれる disorder の訳語を「症」とあてる方針となった。これは DSM-5 の日本語への翻訳の際にも既に検討、実行されている。なお、細かい疾患群の内容変更については成書を参照されたい。

表1.10　ICD-11　第6章　精神、行動、神経発達の疾患

神経発達症群	6A00 知的発達症群、6A01 発達性発話または言語症群、6A02 自閉スペクトラム症、6A03 発達性学習症、6A04 発達性協調運動症、6A05 注意欠如多動症、6A06 常同運動症、6A0Y 神経発達症、他の特定される、6A0Z 神経発達症、特定不能などが含まれる。
統合失調症または他の一次性精神症群	6A20 統合失調症、6A21 統合失調感情症、6A22 統合失調型症、6A23 急性一過性精神症、6A24 妄想症、6A25 一次性精神症における臨床状、6A2Y 統合失調症または他の一次性精神症、他の特定される、6A2Z 統合失調症または他の一次性精神症、特定不能などが含まれる。
気分症群	双極症＜性障害＞または関連症群として、6A60 双極症Ⅰ型＜双極Ⅰ型障害＞、6A61 双極症Ⅱ型＜双極Ⅱ型障害＞、6A62 気分循環症、6A6Y 双極症＜性障害＞または関連症、他の特定される、6A6Z 双極症＜性障害＞または関連症、特定不能、抑うつ症群として、6A70 単一エピソードうつ病、6A71 反復性うつ病、6A72 気分変調症、6A73 混合抑うつ不安症、6A7Y 抑うつ症、他の特定される、6A7Z 抑うつ症、特定不能、他に 6A80 気分症＜障害＞群における気分エピソードの症状と経過、6A8Y 気分症＜障害＞、他の特定される、6A8Z 気分症＜障害＞、特定不能などが含まれる。 なお、GA34. 41 月経前不快気分症＜障害＞は泌尿生殖器系のシステムの疾患群に含まれる。
不安または恐怖関連症群	6B00 全般不安症、6B01 パニック症、6B02 広場恐怖症、6B03 限局性恐怖症、6B04 社交不安症、6B05 分離不安症、6B06 場面緘黙、6B0Y 不安または恐怖関連症、他に特定される、6B0Z 不安または恐怖関連症、特定不能などが含まれる。
強迫症または関連症群	6B20 強迫症、6B21 身体醜形症、6B22 自己臭関係付け症＜自己臭症＞、6B23 心気症、6B24 ためこみ症、6B25 向身体性反復行動症群、6B2Y 強迫症または関連症、他の特定される、6B2Z 強迫症または関連症、特定不能などが含まれる。
ストレス関連症群	6B40 心的外傷後ストレス症、6B41 複雑性心的外傷後ストレス症、6B42 遷延性悲嘆症、6B43 適応反応症＜適応障害＞、6B44 反応性アタッチメント症、6B45 脱抑制性対人交流症、6B4Y ストレス関連症、他の特定される、6B4Z ストレス関連症、特定不能などが含まれる。
解離症群	6B60 解離性神経学的症状症、6B61 解離性健忘、6B62 トランス症、6B63 憑依トランス症、6B64 解離性同一性症、6B65 部分的解離性同一性症、6B66 離人感・現実感喪失症、6B6Y 解離症、他の特定される、6B6Z 解離症、特定不能などが含まれる。
食行動症または摂食症群	6B80 神経性やせ症、6B81 神経性過食症、6B82 むちゃ食い症、6B83 回避・制限性食物摂取症、6B84 異食症、6B85 反芻・吐き戻し症、6B8Y 食行動症または摂食症、他の特定される、6B8Z 食行動症または摂食症、特定不能などが含まれる。
排泄症群	6C00 遺尿症、6C01 遺糞症、6C0Z 排泄症、特定不能などが含まれる。
身体的苦痛症群または身体的体験症群	6C20 身体的苦痛症、6C21 身体完全性違和、6C2Y 身体的苦痛症または身体的体験症、他の特定される、6C2Z 身体的苦痛症または身体的体験症、特定不能などが含まれる。
物質使用症群または嗜癖行動症	物質使用症には、6C40 アルコール、6C41 大麻、6C42 合成カンナビノイド、6C43 オピオイド、6C44 鎮静薬、睡眠薬または抗不安薬、6C45 コカイン、6C46 精神刺激薬（アンフェタミン、メタンフェタミン、またはメトカチノンなど）、6C47 合成カチノン、6C48 カフェイン、6C49 幻覚薬、6C4A ニコチン、6C4B 揮発性吸入剤、6C4C MDMA または関連薬物（MDA など）、6C4D 解離性薬物（ケタミン、フェンシクリジンなど）、6C4E 他の特定される精神作用物質（医薬品など）、6C4F 複数の特定される精神作用物質（医薬品など）、6C4G 不明または特定不能の精神作用物質、6C4H 精神作用のない物質などが含まれる。また、嗜癖行動症には、6C50 ギャンブル行動症、6C51 ゲーム行動症、6C5Y 嗜癖行動症、他の特定される、6C5Z 嗜癖行動症、特定不能などが含まれる。
衝動制御症群	6C70 放火症、6C71 窃盗症、6C72 強迫的性行動症、6C73 間欠爆発症、6C7Y 衝動制御症、他の特定される、6C7Z 衝動制御症、特定不能などが含まれる。
秩序破壊的または非社会的行動症群	6C90 反抗挑発症、6C91 素行・非社会的行動症、6C9Y 秩序破壊的または非社会的行動症、他の特定される、6C9Z 秩序破壊的または非社会的行動症、特定不能などが含まれる。
パーソナリティ症および関連特性	6D10 パーソナリティ症、6D11 顕著なパーソナリティ特性またはパターンなどが含まれる。
パラフィリア症群	6D30 露出症、6D31 窃視症、6D32 小児性愛症、6D33 強制的性サディズム症、6D34 窃触症、6D35 同意しない者を対象とする他のパラフィリア症、6D36 単独で行う、または同意する者を対象とするパラフィリア症、6D3Z パラフィリア症、特定不能などが含まれる。
作為症群	6D50 作為症、自らに負わせる、6D51 作為症、他者に負わせる、6D5Z 作為症、特定不能などが含まれる。
神経認知障害群	6D70 せん妄、6D71 軽度認知障害、6D72 健忘症、6D80 アルツハイマー病による認知症、6D81 血管性認知症、6D82 レビー小体病による認知症、6D83 前頭側頭型認知症、6D84 精神作用物質（医薬品含む）による認知症、6D85 他に分類される疾病による認知症、6D86 認知症にみられる行動的または心理的症状、6D8Z 認知症、原因は不明または特定不能、6E67 二次性神経認知症候群、6E0Y 神経認知障害群、他の特定される、6E0Z 神経認知障害群、特定不能などが含まれる。

（ICD-11 導入版）第6章「精神、行動及び神経発達の疾患」を基に作成。なお、紙幅の関係もありコード番号の4桁目までとした。
出典）World Health Organization：ICD-11 for Mortality and Morbidity Statistics. 2018
（https://icd.who.int/browse11/l-m/en）version:05/2021

3.8 アメリカ精神医学会の診断・統計マニュアル（DSM）（表1.11）

　アメリカ精神医学会（American Psychiatric Association : APA）の診断統計マニュアルであるDSMの第1版は1952年、第2版は1968年に編纂されたが、これらは病因論に基づいて分類されていた。しかし、第3版（1980年）の改訂からは操作的診断基準と多軸診断を採用した。I軸を精神疾患、II軸をパーソナリティ障害と精神遅滞、III軸を身体疾患、IV軸を心理社会的問題、V軸を機能の全体的評価として構成され、多面的に患者を捉えることを目的としたものである。

　さらに、2013年の第5版（DSM-5）の特徴は、多軸診断に代わり、ディメンジョン診断（計量的尺度による診断）の一部導入を図ったことである。第4版までに確立したカテゴリー診断を主体とはするものの、精神疾患のこれまでの分類に基づく

表1.11　DSMの章立ての変遷

DSM-I	DSM-II	DSM-III	DSM-IV	DSM-5
出版年 1952	出版年 1968	出版年 1980	出版年 1994	出版年 2013
急性脳症候群	精神遅滞	通常、幼児期、小児期、あるいは思春期に発症する障害	通常、幼児期、小児期、また青年期に初めて診断される障害	神経発達障害
精神病性反応を伴う慢性脳症候群	器質性脳症候群	器質性精神障害	せん妄、痴呆、健忘および他の認知障害	統合失調スペクトラムおよび他の精神病性障害
神経症性反応を伴う慢性脳症候群	A. ―と関連する精神病	物質常用障害	一般身体疾患による精神疾患	双極性とその関連障害
行動上の反応を伴う慢性脳症候群	B. ―非精神病性器質性症候群	精神分裂性障害	物質関連障害	うつ病性障害
精神病性障害	上記に挙げられた身体的状態によらない精神病	妄想性障害	精神分裂病および他の精神病性障害	不安障害
心理生理学的自律および内臓に関する障害	神経症	他のどこにも分類されない精神病性障害	気分障害	強迫性とその関連障害
心理神経症性障害	パーソナリティ障害および特定の他の非精神病性精神障害	感情障害	不安障害	トラウマとストレス関連障害
パーソナリティ障害	心理生理学的障害	不安障害	身体表現性障害	解離性障害
一過性状況性パーソナリティ障害	特別な症状	身体表現性障害	虚偽性障害	身体症状障害
精神欠陥	一過性状況性混乱	解離性障害	解離性障害	哺乳と摂食の障害
	小児および青年期の行動上の障害	性心理障害	性障害および性同一性障害	排泄障害
	顕著な精神医学の障害がない状態および不特定の状態	虚偽性障害	摂食障害	睡眠・覚醒障害
		他のどこにも分類されない衝動制御の障害	睡眠障害	性機能不全
		適応障害	他のどこにも分類されない衝動制御の障害	性の身体違和感
		身体的病態に影響する心理的諸因子	適応障害	破壊的、衝動制御および行為障害
		人格障害	人格障害	物質使用と嗜癖の障害
			臨床的関与の対象となることのある他の状態	神経認知障害
				パーソナリティ障害
				性的倒錯
				その他の障害

松本ちひろ、丸田敏雅、飯森眞喜雄：総論 精神診断分類の改訂に向けて 9.DSM-5作成の最新動向.臨床精神医学 41(5) 527-533, 2012

境界設定よりも、そもそも境界はあいまいとして考え、正常から典型例までの連続体（スペクトラム）として捉えた方が、これまで診断からは見逃されやすかった閾値下症状や中間病態を理解しやすいのではないかという視点から採用された。すべての精神疾患に適用されたわけではないが、例えば自閉スペクトラム症の診断分類は以前の DSM と比べて大幅に変更されている。

　また、DSM-5 の日本語版について、翻訳の際に ICD-11 に先駆けて病名に関する検討を行った。例えば児童青年期の症例や、不安関連疾患については、病名に障害という名称がつくことが当事者に衝撃を与えたり、精神科医療への偏見などにつながることが懸念されるため、「障害」を「症」に変更・翻訳することが提案された。DSM-5 の全病名で「障害」を「症」にするべきだという意見も少なくなかったが、「症」とすることで過剰診断・過剰治療につながる可能性があるという反対意見もあり、専門学会からの要望の強かった児童青年期疾患と不安症関連疾患に限り変更された。

　なお、ICD-11 と DSM-5 の疾患分類の違いについては、表 1.12 にまとめてある。

表 1.12　ICD-11 と DSM-5 の大まかな相違

DSM-5 でコードが与えられていないが、ICD-11 でコードが与えられた疾患	DSM-5 でコードが与えられたが、ICD-11 の第 6 章に含まれなかった疾患・状態
❖ 遷延性悲嘆症 ❖ 自己臭関係付け症＜自己臭症＞ ❖ 複雑性心的外傷後ストレス症 ❖ ゲーム行動症 ❖ 強迫的性行動症	❖ 重篤気分調節症 ❖ 睡眠－覚醒障害群 　ICD-11 では第 7 章に独立 ❖ 急性ストレス反応 　ICD-11 では第 24 章「健康状態あるいはヘルスサービスとの接触に影響を及ぼす要因」に分類（QE84） ❖ 性別違和 　ICD-11 では第 17 章「性保健に関連する状態」に性別不合(Gender incongruence, HA60～HA6Z)として分類

丸田敏雅ら、ICD-11「精神、行動、神経発達の疾患」の開発の経緯　精神神経学雑誌 123(1) 100-107, 2021

章末問題

---

1 後頭葉にあるのはどれか。
1. 嗅覚野　　2. 視覚野　　3. 聴覚野　　4. 体性感覚野

（第 110 回午前 11 問）

解説　（6〜7 頁参照）1. 嗅覚野は、側頭葉にある。　3. 聴覚野は、側頭葉にある。　4. 体性感覚野は頭頂葉ある。
解答 2

---

2 精神疾患と神経伝達物質の組み合わせで関係が深いのはどれか。
1. 統合失調症 ― ドパミン
2. アルツハイマー型認知症 ― セロトニン
3. 神経症 ― アドレナリン
4. うつ病 ― アセチルコリン

（第 98 回午後 76 問）

解説　（8〜10 頁参照）統合失調症ではドパミンの過剰な放出と幻覚・妄想などの陽性症状が関連すると考えられている。アルツハイマー型認知症ではアセチルコリンの減少、うつ病ではセロトニンやノルアドレナリンの減少がある。
解答 1

---

3 神経伝達物質と精神疾患の組み合わせで最も関連が強いのはどれか。
1. ドパミン ― 脳血管性認知症
2. セロトニン ― うつ病
3. ヒスタミン ― Alzheimer〈アルツハイマー〉病
4. アセチルコリン ― 統合失調症

（第 104 回午前 66 問）

解説　（8〜10 頁参照）セロトニンはうつ病との関連が強い。ドパミンは統合失調症、アセチルコリンはアルツハイマー病と関連が強い。ヒスタミンは、睡眠・覚醒、摂食調節などに関与している。　解答 2

---

4 統合失調症の幻覚や妄想に最も関係する神経伝達物質はどれか。
1. ドパミン　　2. セロトニン　　3. アセチルコリン　　4. ノルアドレナリン

（第 107 回午後 60 問）

解説　（8〜10 頁参照）ドパミンは統合失調症の病態や治療に密接に関係し、ドパミン神経系の過活動と幻覚・妄想などの症状が関連する。
解答 1

---

5 うつ病に最も関連が強い神経伝達物質はどれか。
1. ドパミン　2. セロトニン　3. グルタミン酸　4. アセチルコリン　5. γ－アミノ酪酸

（第 103 回追試午前 81 問）

解説 （8〜10 頁参照）セロトニンやノルアドレナリンは、うつ病に関連する神経伝達物質である。解答 2

6　交感神経の緊張状態はどれか。
1. 瞳孔の収縮　　2. 気管支の収縮　　3. 心拍数の減少　　4. 末梢血管の収縮

（第 95 回午前 10 問）

解説 （11 頁表 1.3 参照）交感神経の緊張状態により末梢血管は収縮する。他は副交感神経による作用である。

解答 4

7　免疫担当細胞とその機能の組み合わせで正しいのはどれか。
1. 好中球 ― 抗原の提示
2. 肥満細胞 ― 補体の活性化
3. 形質細胞 ― 抗体の産生
4. ヘルパー T 細胞 ― 貪 食

（第 100 回午後 26 問）

解説 （12〜13 頁参照）B 細胞から分化した形質細胞が特異的な抗体を産生する。

解答 3

8　レム睡眠について正しいのはどれか。
1. 脳波上徐波を示す。　　2. 骨格筋は弛緩する。　　3. 心拍数は安定する。　　4. 夢は見ない。

（第 101 回午後 26 問）

解説 （14 頁参照）レム睡眠時には夢を見ていることが多く、心拍は不安定で骨格筋は弛緩している。徐波を示すのはノンレム睡眠。

解答 2

9　入院中の患者が「最近、消灯後に寝つくまで 30 分ぐらいかかり、朝の検温で目が覚める。ずっと夢を見ていたような感じで、ぐっすり眠れたと思えない日が続いている」と言う。睡眠状態のアセスメントで適切なのはどれか。
1. 入眠障害　　2. 中途覚醒　　3. 早朝覚醒　　4. 熟眠障害

（第 97 回午前 70 問）

解説 （15 頁参照）この症例では、眠りが浅く熟眠できていないことが主たる症状と考えられる。解答 4

10　A さん（24 歳、男性）は、昼間の過剰な眠気を主訴に来院した。半年前に居眠り運転で交通事故を起こした。入眠時の幻視や睡眠と覚醒の移行期に体を動かせなくなることがある。また、笑ったり、怒ったりしたときに脱力してしまうこともある。 最も考えられる疾患はどれか。
1. 睡眠時遊行症
2. ナルコレプシー
3. 睡眠時無呼吸症候群
4. 睡眠・覚醒スケジュール障害

（第 108 回午後 62 問）

解説 （18頁参照） 1. 睡眠時遊行症は、学童期に好発する睡眠時随伴症のひとつである。睡眠中に発作的に徘徊などの異常行動を起こす。 2. ナルコレプシーは、夜間十分な睡眠を取っていても日中に突然生じる眠気・睡眠発作、情動脱力発作、入眠時幻覚などを特徴とする過眠を呈する疾患である。 3. 睡眠時無呼吸症候群は、睡眠中に10秒間以上の無呼吸を繰り返し、浅い眠りと大きないびきを特徴とする。 4. 人それぞれ望ましい睡眠のスケジュールがあるが、この睡眠のスケジュールに狂いが生じる障害のことである。 **解答 2**

---

10 意識障害はどれか。2つ選べ。

1. 昏睡　　2. 制止　　3. せん妄　　4. 途絶　　5. フラッシュバック

（第102回午後85問）

解説 （18〜19頁参照）1. 正しい。意識の清明度の障害（意識混濁）である。 2. 意欲の障害（意志発動性の減弱）である。 3. 正しい。意識の質的変化（意識変容）である。 4. 意欲の障害（意志発動性の減弱）である。 5. 薬物の使用によって生じた精神異常状態が消失した後、当該薬物の再使用がないにもかかわらず異常体験が一過性に再出現すること。あるいは、強いトラウマ体験（心的外傷）を経験した後、その記憶が突然思い出されること。「精神作用物質使用による精神・行動の障害」および「神経症性障害、ストレス関連障害、身体表現性障害」参照。 **解答 1、3**

---

11 知覚障害はどれか。

1. 幻味　　2. 離人症　　3. 注察妄想　　4. 観念奔逸

（第103回午前68問）

解説 1. 正しい。幻覚のひとつである（19頁参照）。 2. 自我意識の障害（自我の能動性の異常）である（24頁参照）。 3. 思考内容の異常である被害妄想のひとつである（21頁）参照。 4. 思考過程（思路）の異常である（20頁参照）。 **解答 1**

---

12 思考の障害はどれか。2つ選べ。

1. 妄想　　2. 幻聴　　3. 昏迷　　4. 連合弛緩　　5. 抑うつ気分

（第101回午後89問）

解説 1. 正しい。思考内容の異常である（21頁参照）。 2. 知覚の障害である（19頁参照）。 3. 意欲の障害（意志発動性の減弱）である（24頁参照）。 4. 正しい。思考過程（思路）の異常である（20頁参照）。 5. 感情の障害である（22頁参照）。 **解答 1、4**

---

13 うつ病（depression）で入院している患者が「自分は重大な過ちで皆に迷惑をかけてしまいました。死んでおわびします」という妄想を訴えた。 この患者にみられるのはどれか。

1. 罪業妄想　　2. 心気妄想　　3. 追跡妄想　　4. 被毒妄想　　5. 貧困妄想

（第105回午前78問）

解説 （21頁参照）1．正しい。「自分が悪い、罪を犯した」と感じる微小妄想の一種である。　2．心気妄想は「自分は重い病気に違いない」と感じる微小妄想の一種である。　3．追跡妄想は「誰かに後を追われている」と感じる被害妄想の一種である。　4．被毒妄想は「自分の食事や飲み物に毒が入っている」と感じる被害妄想の一種である。　5．貧困妄想は「自分は経済的に困窮している」と感じる微小妄想の一種である。　　　　　　　　　　　　　　　　　　　　　　　　　　　　　　　　　　解答 1

---

14 躁状態でよくみられる症状はどれか。2つ選べ。

1．誇大妄想　　2．罪業妄想　　3．観念奔逸　　4．予期不安　　5．行動制止

（第99回午後88問）

解説 （20〜21頁参照）1．正しい。自分を過大評価する妄想であり、躁状態でよくみられる。　2．自分を過小評価する微小妄想のひとつであり、うつ状態でよくみられる。　3．正しい。思考過程（思路）の異常のひとつであり、躁状態でよくみられる。　4．パニック発作を経験した人に生じる、「また発作が起こるのではないか」という不安。「神経症性障害、ストレス関連障害、身体表現性障害」参照。
5．意思発動性の減弱のひとつであり、うつ状態でよくみられる。　　　　　　　　　　　解答 1、3

---

15 躁状態の患者にみられる特徴的な訴えはどれか。

1．考えが進まない。

2．考えが外から吹き込まれる。

3．考えが抜き取られる。

4．考えが次々と浮かぶ。

（第95回午前45問）

解説 （20頁参照）1．思考制止。うつ状態でみられる。　2．思考吹入。させられ体験のひとつであり、統合失調症への特異性が高い。　3．思考奪取。させられ体験のひとつであり、統合失調症への特異性が高い。　4．正しい。観念奔逸。躁状態でみられる。　　　　　　　　　　　　　　　　　　　　解答 4

---

16 次の文を読み、問1、問2、問3に答えよ。

　62歳の男性。仕事柄、海外への出張が多い。元来責任感が強く、家庭や会社での信頼も厚かった。東南アジアから10日前に帰国してから全身の倦怠感を訴えていた。本日、午後9時頃突如手の震えが出現し「昨年死んだはずの友人が部屋に来ている」と大声で叫びだしたため、家族に伴われて救急外来を受診した。体温36.5℃。脈拍72/分。血圧124/76 mmHg。眼球結膜に黄染が認められ、血液検査が実施された。

問1 診察室ではうつろな表情で落ち着きがない様子であるが、興奮することはない。外来での対応で最も優先度が高いのはどれか。

1．頭部CT　　2．腰椎穿刺　　3．隔離室への保護　　4．抗精神病薬の投与

問2 患者は看護師に「自分は命を狙われている。助けてくれ。」と話し始めた。対応で最も適切なのはどれか。

1．「安静が必要なので、静かにしていてください」

2．「あなたが命を狙われているはずがありません」

3．「そうですね。窓の外に隠れている人がいるかもしれません」

4．「もしそのようなことがあっても、私たちがいますから安心してください」

問3 血液検査で、総ビリルビン 3.6 mg/dL、直接ビリルビン 2.0 mg/dL、AST(GOT) 3500IU/L、ALT(GPT) 4200IU/L、プロトロンビン活性(PT%) 35%（基準 80〜120）が認められた。最も考えられるのはどれか。

 1. 統合失調症　　 2. 症状精神病　　 3. パニック障害　　 4. 身体表現性障害

（99回午後第118〜120問他）

解説 患者が語っている妄想だけを抽出し、統合失調症と診断するのは適切ではない（仮に隔離室で保護していたら亡くなる可能性すらある）。総合診療的な診方で、この患者に身体的異常があることに注目すると、劇症肝炎による肝性脳症により意識障害・幻覚妄想状態を呈していることへの推測が導き出される。まずは生命予後にかかわる事柄を除外することが重要である。

解答 [問1] 1、[問2] 4、[問3] 2

参考文献

第3節
1) 笠原嘉：初期診断の要点. 精神科治療学 5(6) 727-731, 1990
2) 日本精神神経学会 精神科病名検討連絡会：DSM-5 病名・用語翻訳ガイドライン（初版）. 精神神経学雑誌 116(6) 429-457, 2014
3) 神庭重信：ICD-11「精神、行動、神経発達の疾患」分類と病名の解説シリーズ：序文 序文. 精神神経学雑誌 123(1) 38-41, 2021
4) 松本ちひろ：ICD-11「精神、行動、神経発達の疾患」分類と病名の解説シリーズ：総論①ICD-11「精神、行動、神経発達の疾患」構造と診断コード. 精神神経学雑誌 123(1) 42-48, 2021
5) 丸田敏雅、松本ちひろ、秋山剛、神庭重信：ICD-11「精神、行動、神経発達の疾患」分類と病名の解説シリーズ：総論② ICD-11「精神、行動、神経発達の疾患」の開発の経緯. 精神神経学雑誌 123(1) 100-107, 2021
6) 松本ちひろ：新しい精神疾患の診断・統計マニュアル(DSM-5)ガイド DSM-5 の概要－歴史的意義と今日の臨床への影響. 医学のあゆみ 248(3) 187-192, 2014
7) 松本ちひろ、丸田敏雅、飯森眞喜雄：総論 精神診断分類の改訂に向けて 9. DSM-5 作成の最新動向. 臨床精神医学 41(5) 527-533, 2012
8) American Psychiatric Association: Diagnostic and Statistical Manual of Mental Disorders, fifth edition (DSM-5). American Psychiatric Publishing, Arlington, 2013
9) World Health Organization: ICD-11 for Mortality and Morbidity Statistics. 2018 (https://icd.who.int/browse11/l-m/en) version:05/2021
10) The ICD-10 classification of mental and behavioural disorders: Clinical description and diagnostic guidelines. World Health Organization, 1992

精神疾患の診断
と治療

第2章

1 問　診

　メンタルヘルスにかかわる現場において、看護師が問診の役割を担う場面はいろいろ考えられる。例えば、外来を受診した患者の情報を得るとき（この場合は予診とよぶこともある）、病棟に入院する患者と最初の話をするとき、相談窓口に利用者が訪れたときなどが想定される。問診の主目的は、その人の病態を見立てるための情報収集にある。しかし、情報を聞き出すことに固執し過ぎて、機械的な問答に終始してしまい、信頼関係の構築を損なっては元も子もない。丁寧な問診のプロセスを通じて、安全に相談ができる環境であることを実感してもらい、その後の支援につなげることを最優先にする必要がある。そのためには標準的な傾聴の技術を身につけ、自己紹介に始まり、座る位置や目線の高さに気を配り、適切なあいづち、受容と共感を丁寧に繰り返すことなどが大切である。そして、その人の安全を脅かさないように、一連の問診を通じて「話したくないことは、無理に話さなくてもいい」ことを保証してあげることも大事である。

1.1 問診票の利用

　対面で話をする前に、問診表（図2.1）に記入してもらうことがある。特に精神科の医療機関では、初診の面接時間を短縮し、効率化する目的で問診票を導入していることが多い。最近では、医療機関のホームページに問診票を掲載し、患者がダウンロードして、記載して、持参してもらう形式が増えている。定型はないものの、最初に診察する医師が使いやすいような形にカスタマイズされていることが多い。問診票を使う一番の目的は診察の流れをスムーズにすることにあるが、その他にも多くの情報を得ることができる。例えば、強迫的な枠一杯の記載、逆に余白が多過ぎる記載、文字の筆圧やサイズ、バランス、漢字使用や誤字脱字などから、患者のさまざまな背景を読み取ることができる。また、学歴など対面では聞きづらいような内容も、問診票には抵抗なく記載できることもある。

(1) 必須の聴取項目

　直接対面により項目に沿って聴取する前に、精神科では受診の動機を確認しておく必要がある。他者に自分の「胸のうち」を相談することは容易ではなく、家族など身内の人から進められて、渋々来院することも少なくない。受診の動機を最初に確認し、その気持ちを丁寧に汲み取り、来所してくれたことをねぎらうことが後のスムーズな問診につながる。

精神科外来

年　月　日

初めて精神科の診察を受けられる方へ

診察の際に重要な資料となりますので何卒ご協力ください。お分かりにならない事は職員までお尋ね下さい。**お答えになりたくない事に関してはノーコメントとご記入下さい。**
＊ なお次ページ以降にも質問事項がございますのでご注意ください。

受診される方のお名前：＿＿＿＿＿＿＿＿＿＿
この質問用紙に記入している人のお名前：＿＿＿＿＿＿＿＿＿＿
　　　　　　　　　（患者さんとのご関係：　　　　　　　　）

1) 今日はどのようなご相談で受診されましたか？なるべく具体的にお書きください

＿＿＿＿＿＿＿＿＿＿＿＿＿＿＿＿＿＿＿＿＿＿＿＿＿＿＿＿＿＿
＿＿＿＿＿＿＿＿＿＿＿＿＿＿＿＿＿＿＿＿＿＿＿＿＿＿＿＿＿＿
＿＿＿＿＿＿＿＿＿＿＿＿＿＿＿＿＿＿＿＿＿＿＿＿＿＿＿＿＿＿
＿＿＿＿＿＿＿＿＿＿＿＿＿＿＿＿＿＿＿＿＿＿＿＿＿＿＿＿＿＿
＿＿＿＿＿＿＿＿＿＿＿＿＿＿＿＿＿＿＿＿＿＿＿＿＿＿＿＿＿＿
＿＿＿＿＿＿＿＿＿＿＿＿＿＿＿＿＿＿＿＿＿＿＿＿＿＿＿＿＿＿
＿＿＿＿＿＿＿＿＿＿＿＿＿＿＿＿＿＿＿＿＿＿＿＿＿＿＿＿＿＿

- ・ 本人の意志で
- ・ 家族のすすめ
- ・ 紹介されて（　　　　　病院　　　　科　　　　先生から）

2) 具合が悪くなったのは
　　　　　　　　年　　月頃から、（急に・徐々に・不明）に始まった。
　　現在の状態は、（今回が初めて・以前にもあった・何回もある）
　　症状は、（常に・時々・まれに・その他）
　　きっかけは、（特にない・明確である・その他）
　　今回のことで他の医療機関を受診したことが（ある・ない）
　　　　　　　　年　　月（　　　　病院　　　　科）通院・入院
　　　　　　　　年　　月（　　　　病院　　　　科）通院・入院
　　　　　　　　年　　月（　　　　病院　　　　科）通院・入院
　　今回のことで薬を飲まれている方は、薬の名前をお書きください。
　　　　　　　［　　　　　　　　　　　　　　　　　　　　　　　］

1　　　　0850_初めて精神科の診察を受けられる方へ_第4版.xls(1/5)

図 2.1　問診票の例

(2) 主訴

　まず、最も困っていることを確認しておくことが大切である。多くの患者はいくつかの症状で困っているが、その中で最も苦しみの大きいものが主訴になる。できるだけ、患者の陳述通りに「　」を使って、そのまま記載するとわかりやすい。勝手に症状を臨床的に解釈し、「うつ病」とか「幻覚妄想状態」などの診断や症状名を記載してはならない。また、患者と家族で主訴が異なる場合、分類をして記載する。

> **書き方の一例**
> ・本人：「何をしても面白いと感じられない」「同じミスを繰り返してしまう」
> ・家族：「一日中、ダラダラと過ごしている」

(3) 現病歴

　現病歴では、いつ頃から、どのようなきっかけで、どのような症状があるのか時系列で確認し、記載をする。今現在の状態にのみ話題が集中し過ぎることなく、メンタルヘルスに限定せず、その人の歴史を丁寧になぞっていく。特に双極性障害の患者の場合、受診するときはうつ状態の場合が多いので、過去の躁状態を見落としてしまうことがあるため注意が必要である。過去に受診歴がある場合、できるだけ病院名、診断名、服薬した薬や治療方法を聴取する方がよい。

> **書き方の一例**
> 　4年制の大学を卒業し、中規模の印刷会社に就職した。入社2年目くらいから残業が重なり、身体のだるさを自覚するようになり、ミスをすることが増え、上司から注意を受けることがあった。そのときは、数日間の有給休暇をとり、旅行などの気分転換を図ることで自然に回復した。それから3年ほど経過し、人事異動により地方の支社に行くことになった。異動先で働き出して間もなく、同じ症状が出現し、食事量と体重が減り、「死んでしまいたい」と思うようになった。自らAメンタルクリニックへ受診し、うつ病と診断され、抗うつ剤（薬品名〇〇）を処方された。このときは、働きながら、2カ月間の通院治療で回復した。

(4) 症状

　患者自身が重要とは思っていない症状、もしくは出現したり消退したりしている症状は、何気ない通常の面接では語られないことがある。問診の初期段階では、メンタルヘルスの問題に伴ってよくみられる症状を取りこぼしなく確認する。問診票の中に、チェックリストのように記載しておくこともある。さらに、これらの症状が社会生活にどの程度の支障を来しているのかも確認する。

聴取する内容の一例

❖ 睡眠：寝つきが悪い、途中で目が覚める、早く目が覚める、昼夜が逆転している

❖ 食欲：食欲がない、食べ過ぎる、食べないでも平気、吐いてしまう

❖ 身体症状：頭痛、腹痛、動悸、胸痛、呼吸困難、めまい、吐き気、疲れやすい

❖ 気分：憂うつ、楽しくない、やる気が出ない、集中できない、人に会いたくない、消えてしまいたい

❖ 不安：漠然とした不安、特定の場所や状況が苦手、悪いことが起きそうな気がする、考え過ぎてしまう

❖ 異常体験：誰かに悪く言われている、噂されている、声が聞こえる、幻がみえる

---

(5) 生活歴

　これまでの生い立ちや生活の在りようが心の状態に影響していることがある。ここで聴取する内容は、多分にプライベートな内容が含まれるため、話すことに抵抗を示すことも多い。例えば、家庭内暴力や両親の離婚を経験している、学校生活でいじめにあって登校していない期間がある場合などが考えられ、信頼関係が構築されてから改めて聴取することもある。

聴取する内容の一例

❖ 生い立ち：どこで生まれ、どこで育ったのか

❖ 家庭環境：育った家庭の雰囲気、家族仲がよかったかどうか、転居の有無

❖ 発 達 歴：出産時のトラブルの有無、発達の遅れ、性格傾向、勉強の遅れ

❖ 学　　歴：出身校、不登校、成績、部活動

❖ 職　　歴：どんな仕事をしてきたか、勤務した期間、退職の理由

❖ 結 婚 歴：結婚の契機、離婚の理由、子どもがいる（いた）かどうか

書き方の一例

　3人兄弟の長子としてA市にて出生、3歳のときに父親の仕事の都合でB市へ転出、以降B市で生活していた。実家は自営業を営んでおり、職人堅気の父親は気性が荒く、母親とよく口論をしていた。目立った発達の遅れはなかったが、人見知りが強く、はじめての場面では慣れるまでに時間を要した。地元の公立中学校・高校へ進学、学業は常に中くらい、高校では剣道部の活動に打ち込み、部活動の友達と親しくしていた。高校卒業後は進学せず、父親の自営業を見習いとして手伝うようになった。他の職員よりも仕事を覚えるのに時間を要し、父親から強く叱責されることが多かった。21歳のときに、高校の同級生だった現在の妻と結婚、2児を儲けた。

---

(6) 家族歴

　家系図（ジェノグラム）を作成し（**図2.2**）、最低でも三等親程度まで、親族との関係性や疾患の有無について確認をする。特に統合失調症や双極性障害などの疾患では、家族内に集積することが多いため、丁寧な聴取が必要である。疾患の有無だけではなく、性格傾向、親族のアルコールの問題、借金、暴力、失踪、自殺なども確認しておくとよい。

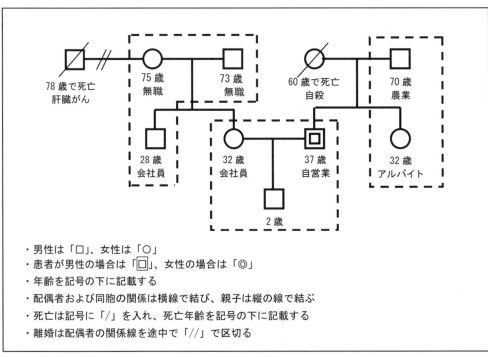

図2.2　家系図の一例

(7) 既往歴

　後の章で詳述するが、精神症状を来す身体疾患があるため、いままでの治療歴と服薬の既往を確認する必要がある。飲み合わせに注意を要する薬剤もあるため、できればお薬手帳を確認する方がよい。また、服用によって発疹や痒みなどのアレルギー反応が出た薬剤の確認も行う。

> **聴取する内容の一例**
> ❖脳神経系の疾患：頭部外傷、脳腫瘍、脳梗塞、脳内出血
> ❖免疫系の疾患：甲状腺機能異常症（バセドウ病、橋本病など）、膠原病（全身性エリテマトーデス（SLE）など）
> ❖薬剤：ステロイド、インターフェロン、経口避妊薬、降圧剤の一部

(8) 嗜好歴

お酒やタバコ、カフェインなどの嗜好品の使用についても確認する。双方とも依存を生じやすく、ストレスが加わると使用が増える傾向にある。日常的に飲酒している場合、薬の代謝に影響を及ぼすことがあるため注意が必要である。また、覚せい剤や大麻、シンナーなどの利用歴も、可能であれば確認しておく。

1.2 問診するために身につけておきたい技術

(1) 傾聴の基本

冒頭にも記したが、最低限の傾聴の技術は良好な信頼関係を構築するために不可欠である。特に聴取する側の聞き出したい気持ちが強い場合、会話のペースがどんどん早くなる傾向があり、あいづちは普段よりもゆっくりめにする心がけが大切である。情報収集のために事務的な対応にならないように心がけ、標準的な受容と共感を繰り返すことによって良好な信頼関係を構築する。

代表的な傾聴の技術

❖目線：あまり合わせ過ぎることなく、自然な形で視線を合わせる。対面で座るよりも、お互いに体を斜めに向けて話すと圧迫感が少なくなる。

❖あいづち・ペーシング：普段よりもゆっくりしたあいづちを心掛け、会話のペースを相手に合わせる。「なるほど」「うんうん」など。

❖受容・共感：相手の気持ちを受け止め、共感する。「そうでしたか」「それは大変でしたね」など。

❖促し：相手により多く話してもらうために声掛けをする。「それから？」「他にはどうですか？」など。

❖繰り返し：相手が話した言葉を繰り返す。特に感情を表す形容詞を話した場合、すかさず繰り返す。「悲しかったんです」「そうですか。悲しかったんですね」など。

❖待つ：相手の言葉を遮らず、最後まで聴く。相手が考えをまとめる時間を与えて、沈黙を恐れずに待つ。

❖要約：相手が話したことを要約し、真意を理解できるように確認する。

---

(2) 開かれた質問/閉じた質問

「開かれた質問、open question」と「閉じた質問、closed question」の使い分けを身につけておきたい。開かれた質問は「どのような症状がありますか？」「このことについては、どう思いますか？」など、自由にいろいろな答え方ができる聴き方である。コミュニケーションが深まるメリットがある一方、会話の焦点が絞りづらく、話題が拡散してしまうリスクもある。閉じた質問は「悲しかったということで

すね」「どちらがいいですか？」など、はい/いいえで回答できる質問や返答の内容が限定される質問である。確認をしたり、会話の焦点を絞ることができる一方で、コミュニケーションの広がりはあまり期待できない。一般的に、問診の前半は開かれた質問によって自由度の高い面接を展開し、後半に入るにつれて閉じた質問を使い、面接の焦点を絞っていく。

聴き方の一例

聴者：「こんにちは。今日はどのようなことでお困りか教えてください。」←開かれた質問

患者：「気持ちに波があって、自分でもどうしていいのかわからなくなります。」

聴者：「そうですか。それでは、どのようなお気持ちがつらく感じますか。」←開かれた質問

患者：「そうですね。落ち込んで、悲しい気持ちになると何もできなくなってしまいます。」

聴者：「なるほど。それでは、どの時間帯にそのようなお気持ちになりますか。」

←閉じた質問

患者：「きっかけはなくても朝方はいつもつらいです。あとは夫と口喧嘩した後はとても落ち込みます。」

聴者：「夕方や夜のご気分はどうですか。」←閉じた質問

患者：「朝よりはよくなることが多いです。」

---

(3) 立ち振る舞いの観察

もうひとつ、面接時の患者を観察するポイントも押さえておきたい。例えば、表情や仕草などから見える緊張感、服装や身だしなみからうかがわれる生活感などである。幻覚や妄想などによる恐怖、対人緊張などによる不安は、視線が合うかどうかや落ち着きのなさに反映されることが多く、注意深く観察し、記録しておくことが求められる。

書き方の一例

❖スーツ姿で来院、背筋をピンと伸ばして座り、礼節を保って丁寧な言葉で質問に返答する。返答まで考えている時間が長く、「それはどういう意味ですか」など聞き返しが多いことから、慎重な性格がうかがわれる。

❖ジャージ姿で来院、髪の毛は乱れ、ふてくされたような態度で椅子に座る。「知らねえよ」など非協力で投げやりな態度に終始し、質問に対してはほとんど返答しない。家族に無理やり連れてこられた様子がうかがわれる。

---

(4) 代表的な精神疾患をしぼる

問診の後半には、代表的な精神疾患の目安をつけて、その疾患にかかわる特徴的な症状を閉じた質問で詳しく確認していく。そのためには、ある程度テンプレート

に沿って、疾患ごとに質問項目を準備しておくとよい。例えば、うつ病であれば、罪悪感や自責感を聞くために「周りに迷惑をかけている感じがありますか」「責められている気持ちになることがありますか」、離人感を聞くために「夢の中にいるような感じはありますか」「自分が自分ではない感覚になることがありますか」などと問う。例えば、不安症が疑われる場合、強迫性を聞くために「意味がないとわかっていても、そのことが頭にこびりついて離れないことはありますか」、予期不安を聞くために「そんなことはないとは思っても、悪いことが起きてしまうような気持ちになりますか」などと問う。依存症におけるアルコール摂取量、摂食障害における体重へのこだわりなどは、患者は過小評価や否認をすることが多いが、きちんと初期面接の時点で聞いておく必要がある。

　問診の場面は患者にとって最初の出会いでもあり、そのときの感触が後の支援に影響するといっても過言ではない。事前に問診表を準備し、礼節を保った傾聴を展開し、開かれた質問/閉じた質問を使い分け、項目に沿って丁寧に聴取し、代表的な疾患を絞っていくことが大切である。限られた時間で聴取し、取りまとめる場面も多く、繰り返し経験することで必要な情報を聴取できるようになることが求められる。

2 主な精神疾患・障害の特徴と看護

2.1 症状性を含む器質性精神障害
2.1.1 概念
　現在、国際的に広く採用されている精神障害の診断基準は DSM-5 と ICD-10 であるが、従来の精神医学では**外因性**、**内因性**、**心因性**に分類して精神障害を診断することが多かった。この考え方は現在の診断においても少なからず影響を与えている医学的な概念でもあるので、まずはその概略について解説する。

　外因性精神障害とは、脳にはっきりとした生物学的な障害が存在している場合をさし、さらに**器質性**、**症状性**、**中毒性**の3つに分類される。**器質性精神障害**は脳そのものの病変によって生じる精神障害であり、認知症をはじめ、中枢神経感染症、外傷によるものなどが該当する。**症状性精神障害**は脳以外の全身疾患の影響によって生じる精神障害であり、バセドウ病や膠原病などの内科疾患、産褥期に関連してみられるものなどが該当する。**中毒性精神障害**は脳に作用する物質によって生じる精神障害であり、アルコール、ステロイドや睡眠薬といった医薬品によるもの、覚せい剤などの精神作用物質によるものが該当する。

内因性精神障害とは、明確な原因は不明であるものの脳に何らかの原因が潜んで

いることが強く推定される精神障害をさし、統合失調症や躁うつ病などが該当する。

　　心因性精神障害とは、ストレスといった心理的な原因により生じる精神障害をさし、パニック障害、適応障害などが該当する。

　　ただし外因性精神障害において器質性と症状性を厳密に区別することが困難であったり、内因性とされるものでも器質的な原因が関係することが想定されるなど、これらの用語には曖昧な部分があるため、現在では器質性という用語そのものが使用されない傾向にある。

　　本項では、「症状性を含む器質性精神障害」としてまず認知症について解説し、その他の代表的な疾患、およびせん妄について解説する。

（1）認知症

　　認知症とは、一旦正常に発達した知的機能が後天的な脳器質性障害により慢性的に低下し、日常生活に支障を来すようになった状態をさす。認知症の原因疾患として最も多いものは**アルツハイマー型認知症**であり、認知症の約半分を占めている。また非アルツハイマー型認知症の中で最も多いものは**血管性認知症**である。

　　認知症の症状には**中核症状**と**周辺症状**がある。中核症状とは記憶、見当識、言語、実行機能などの認知機能障害をさし、周辺症状とは幻覚、妄想、不安、抑うつなどの精神症状や攻撃性亢進、徘徊などの行動障害からなる随伴的症状をさす。周辺症状は認知症の**行動心理症状**（Behavioral and Psychological Symptoms of Dementia：BPSD）ともよばれる。認知症は原因疾患により臨床症状や薬物療法の効果などが異なるため、それぞれの原因疾患について理解しておく必要がある。

1）アルツハイマー型認知症（Alzheimer disease：AD）

（ⅰ）発症機序と臨床症状

　　AD は認知症の原因疾患のうち約半分を占める原因不明の進行性神経変性疾患であり、最初に症例報告をした医師 Alois Alzheimer（独、1864〜1915）に由来している。

　　神経病理学的特徴として肉眼的には**大脳の全般性萎縮**が、また顕微鏡的には**神経原線維変化、老人斑、神経細胞消失**の3大病変があげられる。発生機序は未だ不明であるが、現在最も支持されている学説に**アミロイドカスケード仮説**とよばれるものがある。これは**アミロイドβ**（Aβ）とよばれるたんぱく質の過剰沈着によりまず老人斑が形成され、これとともにタウ蛋白異常リン酸化による神経原線維変化を引き起こし、最終的には神経細胞の変性や消失を生じるとする仮説である。またアポE 遺伝子を有すると発症リスクが上昇する。

　　臨床症状は一般的に記憶障害から始まり、進行に伴い他の認知機能障害や周辺症状が加わるようになる。

認知症の進行は**初期**、**中期**、**後期**の3段階に分類される。

初期は「言葉が出てこない」「同じことを何度も聞く」といった記憶障害がみられるようになる。日常生活は多くのことを自力で行えるため、「年齢のせいだろう」などとあまり深刻に考えないこともみられる時期である。

中期は「昔のことは覚えているが最近のことは思い出せない」といった**近時記憶障害**がさらに重症化し、「人の顔が思い出せない」「場所がわからなくなる」などの見当識障害や失語、失行、失認といったさまざまな**認知機能障害**もみられるようになる時期である。この時期になると**物盗られ妄想や徘徊**などのBPSDも顕在化し、本格的な介護が必要となり始める。

後期は知的機能や運動機能も低下して、失禁、寝たきりの状態となる時期である。予後としては誤嚥性肺炎や栄養障害により多くが死亡の転帰をとる。

(ⅱ) 心理検査、画像検査

ADを含む認知症の神経心理学的検査としてMini-Mental State Examination（MMSE）と改訂長谷川式簡易知能評価スケール（HDS-R）が広く使用されている。まずこれらのスクリーニングテストを使用して認知機能障害の程度を大まかに把握し、必要に応じてWAIS-Rなどさらに詳細な評価スケールの施行を検討する。ADでは短期記憶障害と視空間認知障害が顕著であることが多い。

脳神経画像検査として、CT、MRIなどの形態画像検査、およびSPECT、PETなどの機能画像検査がある。頭部MRIでは、ADだけの特異的所見ではないが全般的な大脳皮質の萎縮像と海馬周囲の内側側頭葉の萎縮像がみられる。脳血流SPECTでは、頭頂葉内側から後部帯状回にかけて血流低下像が特徴的にみられ、初期ADの診断に有用とされている。

現在、最も優れたADの診断的バイオマーカーとして脳脊髄液中Aβの低下とリン酸化タウ蛋白の上昇が注目されており、臨床応用に向けて研究が進められている。

(ⅲ) 薬物療法

わが国では、ADの中核症状に対する薬物療法として4つの抗認知症薬が存在している。ドネペジル、ガランタミン、リバスチグミンの3つは**アセチルコリンエステラーゼ阻害薬**（acetylcholine esterase inhibitor：AchE-I）とよばれるもので、いずれも軽度から重度までのADに使用可能である。Aβ異常沈着などにより神経細胞の変性や消失がみられるAD脳では最終的にアセチルコリン系（Ach系）神経伝達が低下しているが、AchE-Iはアセチルコリンエステラーゼを阻害することによって低下したAch系を賦活化させようとするものである。4つ目のメマンチンは**NMDA受容体拮抗薬**とよばれるもので、過剰なグルタミン酸系神経伝達に拮抗することによ

り神経保護作用を発揮すると考えられており、中等度以上に進行した AD に使用可能である。いずれの抗認知症薬も AD の中核症状を緩和することはできるものの進行自体を止める根本的な治療薬ではない点について留意すべきである。

2）血管性認知症（vascular dementia：VD）

（i）発症機序、臨床症状

　脳血管障害に伴って生じた認知症をさす。障害された脳血管の種類や部位、出血なのか梗塞なのかなどによって多種多様な病態を示す疾患群であるが、その診断においては**認知症の発症**と**脳血管障害の存在**、そしてこれらが**時間的関連性**を有していることが必要となる。認知症症状が主症状である場合を血管性認知症と診断するが、片麻痺、嚥下障害などの神経症状の合併や基礎疾患の存在、AD が先行発症している場合があることを留意すべきである。

　臨床症状の特徴として、情動失禁といった人格水準の低下を認めることもあるものの、AD に比較すると人格が一見保たれているようにみえたり、記憶障害に比べ理解力や判断力が保たれているといったまだら状の認知機能障害がある。症状は階段状に進行するが、VD でよくみられるアパシー（意欲低下）や抑うつ気分は AD のような緩徐進行性を示す。

（ii）心理検査、画像検査

　他の認知症と同様に病歴の聴取は重要である。精神症状以外にも身体症状に対する問診を進めつつ、MMSE や HDS-R で認知機能障害のスクリーニングを実施する。

　頭部 MRI において脳血栓や脳梗塞によるラクナ梗塞とよばれる広汎な脳軟化巣が多発している画像所見がみられるため、VD は多発性梗塞性認知症とよばれることもあった。脳血流 SPECT では脳梗塞巣を中心に比較的広範囲な血流低下がみられる。

（iii）薬物療法

　AD と異なり VD の中核症状に対する有効な治療法はないため、高血圧や動脈硬化などに対処して発症予防に努める。また、発症した場合はリハビリテーションなどを進めて再発予防や寝たきり防止に努める。抑うつに対し抗うつ薬である選択的セロトニン再取り込み阻害薬（Selective Serotonin Reuptake Inhibitor：SSRI）が有効なことがある。

3）レビー小体型認知症（Dementia with Lewy bodies：DLB）

（i）発生機序、臨床症状

　パーキンソン病（Parkinson disease：PD）の神経病理学的特徴である**レビー小体**とよばれる神経細胞封入体が PD のように脳幹ではなく大脳皮質中心に広汎に出現する認知症で、脳変性認知症では AD に次いで 2 番目に多い。AD 類似の認知症症状

を示す一方、**認知障害の動揺、幻視、パーキンソニズム、レム睡眠行動障害**といった特徴的な臨床症状を呈する。幻視はありありとした具体的な小動物や人物が発症早期より繰り返しみられるもので、「家の中に人がいる」と家族に訴えることがある。

（ii）心理検査、画像検査

　他の認知症と同様、MMSE や HDS-R にて認知機能障害のスクリーニングを実施するが、DLB は幻視のみならず錯視もよく観察されるため、神経心理学的検査としてパレイドリア（花が人の顔のようにみえる錯覚）テストが行われる。これは AD との鑑別に有用である。

　頭部 MRI では、AD に類似した内側側頭葉の萎縮像や全般性脳萎縮像を示すため鑑別診断が困難なことが多い。しかし MIBG 心筋シンチグラフィーでの心臓交感神経終末の取り込み低下像や DAT scan におけるドパミン神経の脱落を反映する大脳線条体の集積低下像といった特徴的な画像所見は DLB の診断において有用な検査とされる。

（iii）薬物療法

　わが国において、抗認知症薬ドネペジルが中核症状の緩和に使用認可されている。パーキンソニズムに対しては L-DOPA やドパミン作動薬が使用される。幻視に対し使用される抗精神病薬は極少量でも過敏に反応することがあるため慎重な薬物療法が求められる。

4）前頭側頭葉変性症（frontotemporal lober degeneration：FTLD）

（i）発症機序、臨床症状

　後方優位に脳萎縮がみられる AD と対照的に前頭葉や側頭葉といった前方優位の脳萎縮が特徴とされる変性性認知症である。従来はピック病とよばれることもあったが現在では前頭側頭葉変性症という新たな疾患概念でよばれることが一般的である。FTLD は、①**前頭側頭型認知症**（frontotemporal dementia：FTD）、②**意味性認知症**（semantic dementia：SD）、③**進行性非流暢性失語症**（progressive non-fluent aphasia：PNFA）の 3 つに下位分類される。さらに皮質基底核変性症（corticobasal degeneration：CBD）、進行性核上性麻痺（progressive supranuclear palsy：PSP）を含める意見もある。

　AD の初期症状としてみられるエピソード記憶の障害や視空間認知障害は FTLD では比較的保たれるものの、脱抑制、自発性低下、人格変化といった前頭葉、側頭葉症状が病初期より出現する点が特徴的である。FTLD は AD、DLB よりも発症頻度は低いものの、若年認知症に比較的多く認められる。

（ii）心理検査、画像検査

　他の認知症と同様、MMSE や HDS-R にて認知機能障害のスクリーニングを実施する

が、FAB（Frontal Assessment Battery）といった主に前頭葉機能を調べる心理検査も行われる。

頭部MRIにて前頭葉、側頭葉の強い萎縮像が示される。

（iii）薬物療法

現在、有効な治療薬はない。対症療法せざるを得ず、生命予後は短い傾向にある。

(2) 脳炎・脳症による精神障害

急性疾患として単純ヘルペスウイルス脳炎、抗NMDA受容体脳炎が、慢性疾患として神経梅毒、HIV脳症、プリオン病（クロイツフェルト・ヤコブ病など）が精神症状を呈しやすい代表的な脳炎・脳症である。精神症状しか目立たない脳炎もあり統合失調症と誤診されることも少なくない。

(3) 外傷による精神障害

頭部外傷に関連して精神症状が時系列で出現する。急性期では意識障害（せん妄）を中心とした病態を示す。急性期を脱して回復期に至る時期に意識障害に基づかない一過性の精神症状が出現することがあり通過症候群とよばれる。慢性期になると頭部外傷後遺症として症候性てんかんをはじめ、人格や情動の障害、広範な知的機能の低下がみられることがある。特に高次脳機能障害とよばれる場合、認知リハビリテーションなどのケアが進められる。

高齢者の転倒による頭部外傷は受傷後1カ月程度経過してから硬膜下血腫が出現することがある。慢性硬膜下血腫は受傷直後には何ら異常を認めなくとも慢性期において認知症症状を中心とした精神症状が顕在化してくるので注意を要する。

(4) 全身疾患による精神障害

全身疾患に起因して精神障害が出現する場合がある。以下に各代表的疾患を記す。

1) 内分泌・代謝性疾患

Basedow病（甲状腺機能亢進）、橋本病（甲状腺機能低下）、Cushing症候群（副腎皮質機能亢進）、Addison病（副腎皮質機能低下）、副甲状腺機能異常、ウェルニッケ脳症、およびコルサコフ症候群（ビタミンB_1欠乏）、肝性脳症、尿毒症など。

2) 膠原病・自己免疫疾患

抗NMDA受容体脳炎、全身性エリテマトーデス（SLE）に伴う中枢神経ループス（NPSLE）、多発性硬化症に伴う精神障害など。

3) 周産期に関連する精神障害

特に産褥期には、抑うつや躁的興奮などの精神症状が生じやすく、自殺リスクが上昇することが指摘されている。周産期女性に向精神薬を使用する際には催奇形性や母乳への移行といったリスクとベネフィットを十分考慮することが求められる。

(5) 医薬品による精神障害

幻覚妄想状態を来すステロイド、抑うつを来すインターフェロン、せん妄を来す抗コリン薬やH2ブロッカーが医薬品による精神障害としてよく知られている。

(6) せん妄

意識障害なく幻覚妄想状態を来す統合失調症とは対照的に意識障害に伴い出現する精神病状態をせん妄という。せん妄の症状は意識混濁に加え、錯覚・幻覚、精神運動興奮（暴力や輸液ルートの自己抜去など）や不安焦燥が特徴的であり、興奮や夜間徘徊が目立つ過活動性せん妄と一見うつ病のように見える低活動性せん妄に分類される。代表的にはアルコール離脱にみられる振戦せん妄、認知症にみられる夜間せん妄、集中治療室でみられるICUせん妄などがある。せん妄は意識障害が存在しているため、当日の記憶ははっきりとしない。

せん妄は何よりも発症予防が重要である。日中の覚醒度をあげ活動的に過ごさせる、ベンゾジアゼピン系薬剤の使用中止、質の高い睡眠の確保などがあげられる。

2.1.2 認知症の入院患者への看護

認知症は、発見早期から終末期まで、長期にわたる経過をたどるため、当事者と家族介護者への身体、心理、社会的支援が欠かせない。当事者とその家族の中には認知症と診断されることにより、人生が終わったかのような絶望感を抱くこともあり、社会からも孤立しがちである。病期や家族の状況などに応じたきめ細やかな個別性のある看護によって、症状の進行をできる限り緩やかに留め、QOLを保持するよう継続的な支援が求められる。家族形態の変化から老老介護も多く、十分な支援が行き届かない場合には、ケアラーによる虐待もあり得るため、地域包括ケアのさらなる充実が待たれる。共生社会が目指されるなか、各自治体の取り組みにより、住み慣れたコミュニティーで、認知症になっても安心して暮らすことができるよう、自助、互助、共助、公助による助け合いのネットワークづくりが喫緊の課題となっている。ここでは、認知症の症状悪化により入院となった認知症高齢者への看護について、**事例I**に基づいて述べていく。

(1) 入院についての説明

入院後、医師より患者には家族の同意を得ての入院であること、家族には病態像や治療方針などの説明がなされる。看護師は慣れない環境に不安を抱く患者に、丁寧な声かけを行う。家族には入院までの労をねぎらい、今後の療養生活において一人で介護を抱え込むことがないよう支援していくことを伝える。また、患者と家族の双方に看護がケアの伴走者であることを認知してもらうように説明していく。

事例Ⅰ

(1)　患者プロフィール

患者：Aさん、77歳、男性　　　病名：アルツハイマー型認知症　　　既往歴：高血圧で薬物療法中　　　家族構成：妻と二人暮らし。2人の娘がおり、それぞれ結婚して独立し、長女家族が県内、次女家族が県外に住んでいる。　　　趣味：松の盆栽を3鉢手入れしており、品評会に出すなど、かなり活発に行動することもあった。休日は盆栽の手入れと経済新聞の株価を入念に調べて過ごしていた。

(2)　入院までの経過

　生来、几帳面で温厚な性格であった。大学卒業後に銀行に就職し、定年まで勤めあげた。退職後は妻と旅行をしたり地域のサークルに参加するなどして過ごしていた。時々長女の家族が遊びに来て、孫と会うのを楽しみにしていた。次女の家族はお正月とお盆に帰省する程度である。

　70歳頃から、頻回に財布や家の鍵をどこに置いたかわからなくなり、また、衣類をきちんと畳むことができなくなった。お金の計算に時間がかかるようになり、考え込むように動作が止まったり、何度も繰り返しているうちに苛々するようになった。ある日、「財布がなくなった」と終日、家の中を探し回っていたため、妻と長女は認知症を疑い、本人を連れて総合病院の精神科が開設する物忘れ外来を受診した。

　初回の外来受診時に、問診、心理検査、画像検査により医師から認知症との診断を本人および家族に告げられた。外来看護師より、地域包括支援センターの相談窓口を紹介され、説明を受け、妻と長女が相談に行った。高齢者向けの体操教室に空きがあったが、本人が体操には関心を示さず、自宅でそれまでと同様の生活をしていた。

　外来受診後に2週間ほど自宅で様子を見ていたが、食欲が低下し、時々床に頭を何度も自分で押し付けるなどの不可解な行為が認められるようになった。また、周囲に対して被害的な言動があり、朝食後には一人で外に出かけようとするなどの行動に至ったため、本人と家族の安全を確保するために、検査治療と生活調整が必要であるとの判断から入院となった。患者は入院の必要性を理解できない状態であったが、治療上入院が必要と判断され、入院形態は医療保護入院となった。

(2)　治療方針

　治療方針は診断と薬物療法、家族の休息、今後の生活の調整である。薬物療法にて、攻撃性、易怒性などへの情緒面の安定を図るが、副作用で高齢者は過鎮静、パーキンソニズムを生じやすいため、転倒からの骨折や誤嚥などに十分注意する。

(3)　看護計画

1)　看護目標の立案

　①安心できる穏やかな人間関係を病棟内で構築する。

　②日常生活上のセルフケアニーズを充足する。

　③社会資源の調整により、家族の介護負担を軽減し、Aさんの在宅ケアの継続に

　良好な環境を整える。

2） アセスメントと看護計画

（ⅰ） 中核症状

症状	生活での困りごと	できること・工夫すればできること
記憶障害 新しいことを覚えることができない。以前のことを思い出せない。	自分の部屋がわからない。 妻と旅行に行ったことを忘れている。	病室の前に目印をつけて、繰り返し誘導することで自分で部屋に戻ることができる。 銀行員のことは覚えており、日々新聞・テレビで株価情報を見ている。
実行機能障害 段取りや計画が立てられない。	入浴の準備をすることができない。	入浴時に必要な物品リストを写真付きで作成し、リスト内容の順番にチェストに入れておく。チェストの引き出しに、中に入れているものを写真つきで表示する。
失行 服の着方や道具の使い方がわからない。	歯磨き、髭剃り、衣類の着脱ができない。	食事動作は介助なくできる。 歯磨きは準備をして手渡すとできる。 髭剃りは自宅では剃刀を使用していたが、病院では電気カミソリを使用するため、使用方法を理解することが難しく、看護師が介助する。 衣類の着脱は、片方を介助して行い、もう片方は患者の視野に入れると自分で行うことができる。
喚語困難、失語 物の名前が出てこない。	お茶を見ても名前が出てこないため、いらいらしながら「あれ」と言う。	新聞を読みたいときは、「新聞」と言うことができる。 名前が出ずに困っていそうなときは、看護師が気づいて声をかける。
失認 物を見ても何かわからない。	半側空間無視のため食事のときに半分だけ残す。	ゴミ箱はゴミ箱として使うことができている。 食事はその都度介助をすると摂取することができる。
同じ話を繰り返す	新聞を読んでいるとき、近くに人が座ると、銀行員時代のことを、内容を繰り返して話をすることがある。	話し方が怒り口調ではなく、相手に伝えるように話をする。

（ⅱ） 周辺症状

症状	生活での困りごと	できること・工夫すればできること
夜間せん妄	夕方になると荷物をまとめて帰ろうとする。 夜中に急に大きな声を出す。	帰ることができなくても、暴力行為はない。 夜間大きな声を出すのは毎日ではなく、夕方に著しく落ち着きのないときである。
不安・抑うつ	新聞を読むときと食事のとき以外は部屋で過ごしており、レクリエーションには参加しない。	ドアを開けて部屋で過ごしている。 レクリエーション時に看護師が声をかけると、気分がよいときは参加することもある。

3）目標および評価指標

目　標1：安心できる穏やかな人間関係を病棟内で構築する。

評価指標：レクリエーションなどの日中活動を通して、他患者と穏やかに交流することができる。

面会時に家族であることを認識して穏やかに話をすることができる。

目　標2：日常生活上のセルフケアニーズを充足する。

評価指標：適切な刺激と生活リズムを整えることができる。

誘導と介助によって清潔ケアを保つことができる。

入浴時の必要物品を自分で準備することができる。

自分で主体的に食べることができる。

転倒転落しない、身体合併症の併発を最小限に抑えることができる。

目　標3：社会資源の調整により、家族の負担が軽減し、Aさんが希望する地域での環境が整う。

評価指標：家族が本人への対応の仕方を検討することができる。

多職種連携により、退院後の生活支援を整えることができる。

　患者の変化にあわせたケアを提供するためには、多職種を含めたスタッフ間での情報共有が重要である。そのためには、互いの価値観の相違を認め、対応の違いや能力の違いを客観的に受け止め、看護の質の向上に向けて、話し合うことができる職場風土づくりを心がける。

4）看護の実際と評価

（ⅰ）患者－看護師の協働関係における基本的な姿勢と態度

❖暖かさ

　患者に興味や関心をもち、優しいまなざしで見守り、患者の言動を受け入れようとする姿勢や態度が患者の心を開かせる。

　看護師は、患者の言動に対して肯定的な態度で聞く。「家に帰る」と言ったとき、「今は帰ることができません」ではなく、「帰りたいのですね」と同じ言葉を繰り返す。趣味の話には関心をもって患者のペースにあわせて話を聞く。

❖共感と受容

　理性的、客観的な立場に立って、患者を苦痛から解放する何らかのケアが行われること。

　看護師は、患者が語る体験に耳を傾け、自分の言葉に置き換えて患者に伝える。患者が同じ内容の話を繰り返すことや、落ち着きのない行動に接することで、イライラや怒りの感情がわいてくることもある。大切なことは、自分の感情に気がつき、

振り返り、どのような傾向があるかを知ることである。なぜなら、看護師の気分や感情、認知、行動が患者との援助関係に影響を及ぼすからである。

❖ 誠実さ

約束事を守る。患者に必要な知識やスキルを提供する際にはメリットとデメリットを伝え、患者自身で適切に選択できるように働きかけ、選択を尊重してそれを素直に受け入れること。

看護師は、患者が混乱しているときであっても、患者との約束は守り、できないことをできると言ってごまかしてはいけない。認知症だから理解が乏しいと決めつけることなく、十分な説明をして同意を得る。ケアをするときには、今からしようとすることを伝え、同意を得てから行う。どのように説明をすれば同意を得ることができるかを日々のかかわりの中で看護技術として修得する。

❖ 信頼感

看護師は、患者を自分と対等な一人の人として尊重し信頼すること。時間はかかっても、患者のペースを尊重して待つこと。

日常生活動作は、看護師が見守りつつ介助することで、患者が自分でできるようになる。看護師は、患者が体験している認知の世界を肯定も否定もせず、困っていることを察知して、患者に寄り添う。

❖ 意思の尊重

看護師は、患者が理解しやすい言葉で、それぞれの選択肢のメリットやデメリットもきちんと押さえながら情報を提供し、患者自身で意思決定することの重要性も伝え、最終的に患者が意志決定したことを尊重する。

レクリエーションは、毎日声をかけつつ様子を見ながら参加できるように促す。

(ⅱ) 評価

入院時から退院後の生活を見据えた支援は個々に応じた対応が必要であるが、家族が患者の受け入れを意思表明したのは、入院後2カ月経過した頃からである。家族は入院前からの疲れもあり、入院当初は退院先として施設入所を希望していたが、回復状況が良好であり、患者が家に帰りたいとの意思表明を繰り返していることから、自宅退院でも仕方ないと考えるようになった。長女と次女は母親の苦労を考えて、施設でもよいのではと考えていたが、母親の考えを大切にした。退院調整の際には、精神保健福祉士と話し合いを重ね、入所施設のあるデイケアに通い、家族が困ったときにはショートステイを利用し、家でどうしても介護ができない場合は入所を検討するなど、将来のことを見据えて患者と家族にとって望ましい支援を検討することにした。また、退院前に精神保健福祉士の同伴で施設見学をした。

2.2 精神作用物質使用による精神・行動の障害

2.2.1 概念

　精神作用物質（psychoactive substances）とは、これらを体内に摂取した場合、脳神経系に作用して主に精神機能に有害な影響を与え得るアルコールや覚せい剤、向精神薬などの物質のことで、その多くが乱用や依存症を形成する危険性がある。最終的にはその物質使用によって家庭内不和などの対人関係の崩壊を来したり、学業や就労の継続が困難となる。とりわけアルコールは古来より中毒、乱用、依存症の患者数が多く、世界中で社会問題化している代表的な精神作用物質である。

2.2.2 中毒、乱用、依存症

(1) 中毒 (intoxication)

　多くは物質の過剰摂取により通常の薬理作用の範疇を超えて身体的、精神的に毒性を生じている状態であり、**急性中毒**と**慢性中毒**に分けられる。精神作用物質による急性中毒は急性アルコール中毒や睡眠薬大量内服（自殺企図）などのように日常診療でも遭遇する可能性が高い。また精神作用物質による慢性中毒はその強い精神作用により依存症が形成され自発的には止められなくなっていることも多い。いずれの場合であっても精神作用物質による中毒は一般的な中毒症状（ヒ素中毒、水銀中毒など）とは異なりさまざまな精神症状の合併が多い点に留意すべきである。

(2) 乱用 (abuse)

　身体的、精神的、社会的に本来の使用とは異なる**有害な使用**（harmful use）をさす。例えば、睡眠薬で気分の高揚や多幸感を得ることは目的外使用であり、アルコールの一気飲みは危険な使用であり、覚せい剤使用は違法薬物の使用であり、いずれも有害な使用であるため一回の使用であっても乱用とされる。乱用の始まりは興味本位であることが多く、ときに急性中毒の問題を引き起こしつつ、より毒性の強い物質使用に移行したり、複数の物質を同時使用するなどして複雑化、重症化するようになる。

(3) 依存症 (dependence syndrome)

　有害な物質使用であると理解していても精神的に、あるいは身体的にその使用が止められなくなり、その物質中心の生活になる状態をさす。**嗜癖**（addiction）もほぼ同義で広く使用されている。乱用と同様に当初は遊び目的、好奇心からその使用が始まるが、長期化して特に身体依存が形成されると目的の薬物を入手するためには社会規範から外れた反社会的な手段であっても必ず手に入れようとする行動（**薬物探索行動**）が見られるようになる。

　依存症は次の3つの要素が絡み合いながら病態が形成されると考えられている。

1）精神依存（psychic dependence）

　精神的快楽を求め、または精神的不快を避けるためにその精神作用物質を使用したいという強い欲求（渇望：craving）がどうしても抑えられず、習慣的使用や乱用に陥っている状態をさす。多くの精神作用物質は脳内ドパミン神経系のひとつで情動行動に深く関係する**中脳辺縁系ドパミン神経系**に作用しているとされる。同神経系は海馬、扁桃核といった大脳辺縁系と**脳内報酬系**とよばれる中枢神経ネットワークを構成しており、報酬効果（快楽効果）を引き起こすことでさらなる使用への強い欲求（正の強化効果）を生じさせる。

　脳内報酬系は**ギャンブル依存症**などの精神作用物質の使用がみられない依存症にも関係するとされており、依存症形成において共通の基盤になっているものと考えられている。

2）身体依存（physical dependence）

　慢性的に物質使用を続けると次第に生体はその物質に順応できるようになる。その状態で急激に物質使用を中止すると、**離脱症状**（withdrawal symptom）とよばれるさまざまな身体的不快症状が出現する。離脱症状はきわめて不快な症状であり、その出現を回避しようとして再びその物質を使用するため、自発的には依存症から抜け出せなくなる。大麻類のように身体依存を形成しない精神作用物質も存在するが、モルヒネ、アルコールなどは顕著な離脱症状を示す精神作用物質として広く知られている。

3）耐性（tolerance）

　精神作用物質を長期使用することによって当初見られていた精神的、身体的効果が次第に減弱してゆく現象をさす。耐性出現によって当初より多くの量を使用するようになったり、複数同時使用をするなどが見られるようになり、ますます依存症傾向が進行する。

2.2.3　アルコール関連精神障害

　アルコールは多くの国で合法的に入手でき古来より文化風習と深く根ざした嗜好品であるため、その使用に関連した身体的、精神的、社会的問題は多く、嗜癖精神医学においては最も重要な精神作用物質である。例えば、飲酒に伴うハラスメントや急性アルコール中毒、自殺や暴力などの衝動行為、肝障害や食道がんなどの健康問題、妊婦飲酒による胎児への影響、飲酒に関連した家庭不和や就労困難など、他の精神作用物質と比較しても非常に身近なものであり、かつ多岐にわたっている。

患者調査におけるわが国のアルコール依存症の総患者数は年間約4万人前後である。

(1) 急性アルコール中毒 (acute alcohol intoxication)

　短時間で過剰なアルコールを摂取することにより生ずる急性中毒をさす。通常、飲酒するとアルコール酩酊 (alcohol drunkenness) とよばれるアルコール急性薬理作用に基づく臨床症状が出現する。

(2) アルコール乱用 (alcohol abuse)

　身体的、精神的に健康に害を及ぼすような使用パターン（有害な使用）をさす。飲酒運転、未成年者の飲酒、妊婦の飲酒による胎児へ悪影響などが該当する。

(3) アルコール依存症 (alcohol dependence syndrome)

　抵抗しがたい強いアルコール使用への欲望（渇望）に支配され、飲酒が他のどの行動よりも優先するようになるアルコール中心の状態をさす。一部の飲酒者においてはアルコールに対する精神依存が形成され、乱用や長期過剰飲酒による耐性の強化を経て、離脱症状の出現といった身体依存の形成に至る場合があるため、発症には何らかの遺伝子が関与しているものと考えられている。しかし家族や生活環境なども大きく影響するため、アルコール依存症の発症原因は複雑であり、まだわかっていないことも多い。

　アルコール依存症者は、「自分はアルコール依存症ではない」と言って現実を認めない傾向がみられるため**否認の病**とよばれることがある。あるいは度重なるトラブルの後始末にうんざりした家人から「性格がだらしないから治療したってしょうがない」と言われ絶縁状態となっていたり、逆に「私の育て方が悪かったから、かわいそうだ」と不必要に身辺の世話をする許容者が存在するなど、人間関係の病といった側面もある。対人関係上の問題として、アルコール依存症者から必要とされることに自分の存在価値を見出す共依存、アルコール依存症の親のもと機能不全家庭で養育され、その後の人生において生きづらさを抱えた人たち (adult children) の存在も広く指摘されている。

　アルコール依存症の治療目標は外来通院での**断酒**とその継続である。この治療目標はたった一人で達成することが非常に困難であるため、通常は**断酒会**といった自助グループへの参加を通じた集団療法が必須となる。またアルコール依存症者の治療の場を入院医療から地域医療へと促進させるためには保健師による自宅訪問や精神科救急医療体制の強化といった福祉施策の充実が必要とされる。

　ただアルコール依存症者にとって飲酒は人生最大の楽しみであり、断酒とは人生から生きる意味を奪い、不安や絶望に襲われる者が存在していることは理解しておくべきである。一般に断酒をめぐっては患者と医療者が対決姿勢となりやすく、気

軽に相談したいと考えている軽症例や「意志のない者は去れ」と説得され治療現場から脱落し孤立無援の状態に置かれている重症者も少なからず存在している。これらの現状によりアルコール依存症の治療原則は依然として断酒であることに変わりはないものの、治療につながっていないケースについては**節酒**や**ハームリダクション**といった新たな治療目標が設定される傾向にある。ハームリダクションとは物質使用に関して必ずしもその使用量が減ることはなくともその使用により生じる健康・社会・経済上の悪影響を減少させることで、例えば飲酒習慣に何ら変化が期待できないとしても飲酒に伴う攻撃的、衝動的言動による家庭内暴力、虐待、自殺といった二次的な害を減少させることは可能な場合に取られる現実的な次善策のことをさす。

　アルコール依存症の薬物治療として**抗酒薬**（シアナマイド、ジスルフィラム）が使用される。抗酒薬は服用によって再飲酒時における不快症状を引き起こし飲酒行動に変化をもたらし得る薬物であるが、飲酒に対する欲望（渇望）までは抑えることができない。そのため飲酒欲求を抑制する断酒補助薬アカンプロサートを使用したり、必要に応じて抗うつ薬や抗不安薬、睡眠薬を使用し精神的なケアを同時に進めることが通常必要となる。従来、アルコール依存症の薬物療法は断酒を目的としたものであったが、近年、節酒を治療目標とした薬物療法が導入されつつある。

(4) アルコール離脱症状（alcohol withdrawal state）

　身体依存が形成されている段階で急に飲酒を中断することにより出現するさまざまな精神症状、身体症状をさす。離脱症状は最終飲酒より 24 時間以内にイライラ感、不安焦燥、頻脈、発汗、手指振戦、痙攣発作などが出現する比較的軽症な**早期離脱症候群（小離脱）**と最終飲酒より 1〜3 日後に意識障害、四肢振戦、自律神経系亢進、幻覚（小動物幻視、こびと幻覚）、精神運動興奮などが出現し、生命の危険もある重度の**後期離脱症候群（大離脱、振戦せん妄）**の 2 つに分けられる。振戦せん妄出現の危険性が高い場合はアルコールと交叉耐性を有するベンゾジアゼピン系薬剤（diazepam）を予防投与する。せん妄が出現してしまった場合は抗精神病薬で対症療法せざるをえないため、アルコール依存症者が飲酒中の外傷などで緊急入院した場合は入院後に離脱症状が出現するかもしれないことを留意しておくべきである。

(5) アルコール幻覚症、アルコール性嫉妬妄想

　アルコール使用に関連して幻覚や妄想（特に嫉妬妄想）が出現することがある。ただし振戦せん妄を伴う離脱状態における幻覚妄想状態とは異なり、意識障害に基づくものではなく、断酒後長期間にわたり精神病症状が遷延するものである。

(6) ウェルニッケ脳症、コルサコフ症候群、アルコール性認知症

　アルコール長期使用に伴う栄養障害、特に**ビタミンB₁**の欠乏により、意識障害、眼球運動障害、小脳失調などを来す**ウェルニッケ脳症**が生じる。ウェルニッケ脳症は死亡することもある重篤な症候群であり、回復後も失見当識、作話、健忘などを来す**コルサコフ症候群**に進展することが多い。最終的には知的機能が全般的に低下する**アルコール認知症**に至る。

2.2.4　その他の精神作用物質

(1) 覚せい剤

　中枢興奮薬の一種で具体的にはアンフェタミン、およびメタンフェタミンをさす。わが国で発見・合成され、一時期は疲労回復、眠気防止を目的として一般の薬局で市販されていた。第二次世界大戦終戦後より乱用者の著しい増加が社会問題となり、1951（昭和26）年**覚せい剤取締法**が制定された。一旦その乱用は減少したものの1970年代より暴力団の資金源として再び患者数の増加がみられるようになり、さらに現在では若年層の間で流行が目立つ第3の乱用期とされる。中高生の間で気分が上がる、痩せられるなどと友人に勧められて興味本位で乱用されることがある。覚せい剤の薬理作用は中枢神経ドパミン伝達系を賦活することであり、急性作用としては気分高揚、多幸感、興奮などがみられ、長期使用によって統合失調症妄想型に類似した幻覚や妄想などの精神病症状を呈するようになる。またこの精神病症状の特徴として覚せい剤連用に伴い次第に出現しやすくなる逆耐性がある。覚せい剤は静脈注射や吸煙により体内摂取されるが、MDMAとよばれる覚せい剤の類似構造をもつ合成麻薬は錠剤であるため、より手軽に若者の間で乱用されている現状にある。

(2) 大麻

　世界中で広く自生している大麻草を原料とする大麻、マリファナなどをさす。主に吸煙により体内摂取される。精神依存の強さの一方、離脱症状が出現しないためにたばこよりも害がないという誤解が広く流布されている。より強い毒性や依存性をもつ薬物使用への入り口となる薬物（gateway drug）とされ、わが国では**大麻取締法**にて規制されている。

(3) アヘン類

　ケシから抽出される天然アルカロイドであるアヘン、モルヒネ、コデインや半合成アルカロイドであるヘロイン、および合成アルカロイドであるペンタゾシンといったオピオイド受容体作用薬をさす。ヘロインは当初アヘン中毒の治療薬として開発された薬物であったが、その強い毒性により逆に乱用されてしまうこととなった。

わが国でのアヘン類の乱用者は比較的少なく、多くは医療用として適正に使用されている。強い身体依存が形成され、激しい離脱症状（**自律神経の嵐**）の出現が特徴的である。

(4) 麻薬、向精神薬

麻薬とは乱用や依存の危険性が高い薬物であって、**麻薬および向精神薬取締法**によって規制されている薬物をさす。ここで規制されている麻薬とは薬理学的な用語ではなくあくまで法律的な用語であり、覚せい剤取締法、大麻取締法、あへん法で規制された薬物以外の乱用薬物は同法により規制されている。向精神薬とは精神作用を有する抗不安薬や睡眠薬をさし、医師の処方により医療用として使用が開始され、時に乱用や依存症が形成される（医原性疾患）こともある薬物をさす。

2.2.5　アルコール依存症の看護

わが国の医療現場ではアルコール依存症という病名が使われているが、アメリカ精神医学会による診断基準 DSM-5 では、アルコール乱用とアルコール依存症を「**アルコール使用障害**（Alcohol use disorder：AUD）」に統合し、症状も軽度、中等度、重度の重症度分類がなされた。DSM-5 における疾患概念の変化は、依存や嗜癖の問題を幅広く捉え、より軽症のうちに介入することを可能にするだけでなく、治療目標の多様化といったメリットをもたらしている。偏見の根強い依存症という病名から、アルコール使用障害という呼称への変更がスティグマを低減し、当事者が重症化しない段階で受診することができるよう、回復への行動変容を早期に可能にすることが期待される。

(1) アルコール依存症の治療過程

患者のアセスメントは、身体、精神、社会面から全体像の把握に努め、医師およびチームの治療方針に沿って看護計画を立案し、支援していく。重症度や治療過程のどの段階にあるかで看護アプローチの内容も変わってくる。

人間関係や社会的信用が失われるような破壊的な飲酒歴があり、肝硬変など身体合併症が重篤で過去にも再発を繰り返している人は一生涯の断酒が目標となるが、まずは回復に向けた情報提供を行いながら、患者本人の動機づけを行っていく。以下に、断酒までの治療と看護の段階を、導入期、解毒期、リハビリテーション前期・後期に分けてみていく。

1) 導入期

受診や入院自体が本人の意思ではなく、職場の上司や家族などによる説得の場合には、患者は退院後に飲酒をしようと思っているなど治療動機が乏しく、断酒を勧

めてもすぐには理解されない。精神保健福祉士らによる**インテーク面接**で把握される家族歴・生育歴・現病歴などの情報を精査のうえ入院治療が選択され、患者本人へのアルコール依存症という疾患の理解、治療への動機づけが図られる。

看護のポイントとしては患者との関係づくりが重要となる。

2）解毒期

アルコール離脱による振戦せん妄は、著明な自律神経機能の亢進や幻覚などの症状がみられる。この時期は脱水や低栄養、電解質異常、低血糖などの合併症から適切な処置を行わなければ死に至ることもあるため、身体状態の管理が重要である。

幻覚は幻視が多いことが特徴的で、夜間や暗い部屋で増強し、実際にはいない小動物や虫が多数見え、それらが身体の上に這い上がってくる感覚や、壁のしみが人の顔に見えるなどの錯視がある。

看護のポイントとしては、不必要な刺激を避けるなど、環境を整え、患者の身体的保護と危険防止に努め、観察とスタッフ間との情報共有を密に行う。

3）リハビリテーション前期

集団精神療法や自助グループへの参加を促す。アルコール専門病棟を有する精神科病院における入院治療では、約1〜3カ月の**アルコール・リハビリテーション・プログラム**（Alcohol Rehabilitation Program：ARP）が導入され、自己の内省を行う機会を提供し、患者にアルコールのない生活に向けた動機づけの強化を図る。疾病教育は医療チームで行われ、テキストや動画、講義形式などでアルコール依存症の健康リスクに関する知識を提供する。

入院中から**断酒会**や**アルコホーリクス・アノニマス**（Alcoholics Anonymous：AA）という自助グループに参加して自身の酒害体験を語り合う。断酒会は集団療法であり、酒害の体験発表を行うことで自己を振り返り、アルコール依存症の理解やさまざまな関連する問題への気づきの場となり、定期的、継続的に参加していくことで、断酒意欲の向上につながる。家族も一緒に自身の体験を語ったり、家族のみで例会を行う場も設けられている。看護師はセルフケアの援助を通して患者との関係を築き、規則的な療養生活を送れるように支援し、地域のサポートグループなどの社会資源への参加を促していく役割がある。

4）リハビリテーション後期

患者は仲間との信頼関係を支えとして生涯の断酒を継続していくと同時に、新たなストレス対処行動を獲得していくため、ストレスを我慢して耐えるだけではなく、代替行動（望ましい行動）を増やすことで、ストレスの軽減や感情調整、自己効力感の向上が図れるようにする。飲酒の引き金となる状況や環境を特定し、対処方法

を検討しておくことで、再飲酒のリスクを低減し、自己の認知パターンを改善することで、健康的な行動変容へと促す。外来や断酒会などを通じてストレス、不安、抑うつなどの評価を行い、必要時には心理カウンセリングや専門的な医療チームと連携するなど患者の個別のニーズに合わせたケアプランを策定して支援していく。

表2.1　依存症病棟スタッフの心得

1. 患者ひとりひとりに敬意をもって接する	6. 患者にルールを守らせることに捉われすぎない
2. 患者と対等の立場にあることを常に自覚する	7. 患者と1対1の信頼関係づくりを大切にする
3. 患者の自尊感情を傷つけない	8. 患者に過大な期待をせず、長い目で回復を見守る
4. 患者を選ばない	9. 患者に明るく安心できる場を提供する
5. 患者をコントロールしようとしない	10. 患者の自立を促すかかわりを心がける

出典）成瀬暢也「精神作用物質使用障害の入院治療：[薄物渇望期]の対応法を中心に」精神神経学会雑誌(2010)Vol.112 No7 P670

2.3 統合失調症、統合失調症型障害および妄想性障害

2.3.1 概念

統合失調症は「主に思春期・青年期に発症し、特異な思考障害や自我障害、人格変化を主な病状とし慢性的に経過することの多い多様な経過を示す疾患」である。現在の統合失調症の概念は、19世紀終わりから20世紀初めにかけてクレペリンは経過により「早発性痴呆」、ブロイラーは症状を分類し「精神分裂病」として確立していった。わが国では、1937年以来「精神分裂病」とよばれていたが、2000年前後から薬物療法や地域におけるリハビリテーションによる回復が図られるようになり2002年に病名は「**統合失調症**」に変更された。

発症率は、国や民族によらず約1％であり男女差はない。好発年齢は10歳代後半から30歳代である。病因は不明であり、さまざまな要因が考えられている。しかし、定説はなく複数の要因が発症に関連していると考えられている。

(1) 遺伝的要因

統合失調症の家族では統合失調症の発病率は一般人口よりも高いことがわかっているため遺伝的要因の関与も示唆される。一方で発病の一致率は、同胞では約10〜15％、一卵性双生児では約50％と高いが、遺伝的要因だけでは説明は困難である。

(2) 生化学的要因

アンフェタミンなどの幻覚妄想状態を発現させる覚せい剤はドパミン作動薬である。またドパミン受容体遮断薬が幻覚妄想を軽減させ、抗精神病薬の用量とドパミン D_2 受容体結合親和性に相関関係が認められることから、統合失調症ではドパミン機能の亢進が原因とする**ドパミン仮説**が提唱されている。現在はドパミンだけでなくセロトニンや興奮性アミノ酸伝達の関与が示唆されている。

(3) 大脳の構造的要因

　近年 MRI、SPECT や PET などの脳画像技術の発展により、統合失調症では前頭葉や海馬の体積減少、前頭葉の脳血流や D_2 受容体の低下などが報告されている。今のところ向精神薬の影響や特定の大脳部位と症状との関連性についての定説はなく、今後の脳画像研究の発展が待たれるところである。

(4) 脆弱性—ストレスモデル

　統合失調症の発症には多因子が関与しているとした発症メカニズムを説明する理論である。**リバーマン**により提唱されたこれまでの知見を総合した総合的なモデルである。つまり**生物学的要因**、**環境的要因**、**社会心理的要因**などの脆弱性と防御性のアンバランスが発症を促進すると説明されている。これは多次元的な視点を必要とする精神科リハビリテーションにおいて重要な理論である。

2.3.2 症状

　統合失調症では経過により多彩な症状が推移していく。また症状には行動や表情などで観察される客観的症状と患者の訴えからわかる主観的症状などさまざまである。ここでは**クロウ**による 2 プロセスの分類に基づいた**陽性症状**と**陰性症状**を説明する。これは特に診断と治療に重要な分類概念である。統合失調症では陽性症状は急性期に、陰性症状は回復期（慢性期）に目立つが、どの時期であっても両症状は並存していると考えられる。

(1) 陽性症状

　派手で目立つ症状のことである。発症の比較的早期の急性期に見られる症状で、抗精神病薬に反応性がよいため、慢性期には目立たなくなることが多い。

1) 幻覚

　統合失調症にみられる幻覚は、大部分が幻聴で内容は被害的なものが多い。自分への非難や、相手に対する指示など自分から話しかけるもの、複数の人が自分の悪口を言うような対話形式のものもある。自分の考えが声になって聞こえるという**考想化声**もある。その他に体感幻覚（脳みそが溶ける）や幻臭もある。

2) 妄想

　幻覚などから了解ができない**一次妄想**と了解が可能な**二次妄想**がある。一次妄想は**妄想知覚**（知覚されたことを被害的に意味づけする）、**妄想着想**（唐突に思いついた非現実的な考え）、**妄想気分**（周囲が不可解な変化をしたと感じること）の 3 つがある。二次妄想は自分に被害を及ぼすという被害的な妄想が多い。**被害妄想**（危害を加えられている）、**関係妄想**（テレビで自分に関係したことを放送している）、**迫**

害妄想（自分が陥れられようとしている）、**注察妄想**（常に誰かに見られている）、
追跡妄想（常に誰かにあとをつけられている）、**被毒妄想**（食べ物に毒が入れられて
いる）などがある。

3）自我障害

　自分が考え、感じ、行動しているという能動性が障害されることである。これに
は**離人体験**（周囲に生き生きとした感じがない）、**させられ体験**（人に操られている、
作為体験ともいう）などがある。**させられ体験**（自我障害と関連する思考体験の妄
想）については、**思考伝播**（自分の考えが周囲に知れ渡っている）、**思考奪取**（自分
の考えが抜き取られる）、**思考吹入**（他人の考えが自分の頭に吹き込まれてくる）な
どが見られる。

4）思路障害

　考えの道筋が統一されず話の内容がまとまらない障害である**連合弛緩**（話の内容
がなんとか理解できる）や**減裂思考**（話の意味が全く通じない）などがある。また
急に会話や行動が中断されたりする**思考途絶**なども見られる。

5）その他

　緊張病性症候群として**昏迷**（無言無動となり周囲に拒絶的となる）と**精神運動興
奮**（激しく暴れたり大声を出す）がある。

(2) 陰性症状

　地味で捉えにくい症状のことである。発症の比較的後期の慢性期に目だってくる
症状で、抗精神病薬に反応性が不良で長期に持続することも多い。このため精神科
リハビリテーションの対象とする症状として捉えられる。陰性症状は認知の量的な
低下であるといわれている。

1）感情鈍麻

　喜怒哀楽がなくなり、周囲に無関心になる。感情の起伏がなくなり、周囲への対
応は表面的で深みがなくなる。

2）自発性減退

　自分から何かをしようとする気持ちがなくなり、無気力となる。仕事や家事だけ
でなく、日常生活での食事や入浴などもしなくなり、身なりがだらしなくなる。

3）無為自閉

　毎日特に何をするということもなく、自分の世界に閉じこもり、誰とも接触する
ことのないままに過ごすことである。

4）思考の貧困化

　会話をすることが少なくなり、会話をしても内容も乏しくなることである。また

返答にも時間がかかり、会話の成立が困難となる。

　以上の陽性症状や陰性症状以外に統合失調症の場合、**病識欠如**（自分の病気の認識が不確実で治療の必要性が理解できない）という症状が見られることがある。病識欠如が著しいと、拒絶的となるため治療導入が遅れ予後が悪くなる。

2.3.3　分類

　ICD-10、そして DSM-IV-TR では、統合失調症は以下の主に 3 つの病型に分類されていた。実際には、3 つの型を厳密に区分することは難しい。DSM-5 においては、これらの病型記載は削除されている。

(1) 破瓜型

　破瓜型（中国では破瓜は 16 歳を意味する）思春期に徐々に発症する。感情鈍麻や自発性減退など陰性症状が前景で、幻覚や妄想は一時的である。次第に無為自閉的生活となる。

(2) 緊張型

　20 歳前後に急激に発病する。昏迷や精神運動興奮など緊張病性症候群を呈する。反復もあるが、破瓜型よりも予後はよい。

(3) 妄想型

　30 歳代の発症が多く、急性に発病する。被害妄想や幻聴など陽性症状が中心で、その妄想が体系化されることが多い。人格はある程度保たれ、社会生活も可能であるが、周囲とのトラブルなどを起こしやすい。

表 2.2　ICD-10 による統合失調症の診断基準

A) ～d) までの少なくともひとつの症状、あるいは e) ～i) の少なくとも 2 つの症状が 1 カ月以上存在すること。

a) 考想化声、考想吹入、考想奪取、考想伝播

b) 外部から支配、影響されて抵抗できない内容の妄想や妄想知覚

c) 自分の行動を実況中継してきたり、自分のことを話し合う幻聴

d) その国や文化ではまったくあり得ない内容の妄想

e) 浮動性の妄想や支配的な観念を伴い、数週間以上にわたって継続する妄想

f) 思考がまとまらず、あるいは思考が途絶え、会話がまとまらない

g) 緊張病性の行動の異常

h) はっきりとした陰性症状（著しい無気力、会話の貧困、感情鈍麻、自然な感情の発露の発露のなさ）

i) 行動の質的な変化（関心の喪失、目的の欠如、無為、社会的引きこもり）

出典）融 道男 他訳：ICD-10 精神および行動の障害・臨床記述と診断ガイドライン 新訂版. p.98-99 を参考に作成, 医学書院, 2015

表 2.3　DSM-5 による統合失調症の診断基準

A 以下のうち 2 つ（またはそれ以上）、おのおのが 1 カ月間ほとんどいつも存在する。これらのうち、少なくともひとつは（1）か（2）か（3）である。

(1) 妄想

(2) 幻覚

(3) まとまりのない発語（例：頻繁な脱線または発語）

(4) ひどくまとまりのない、または緊張病性の行動

(5) 陰性症状（すなわち感情の平板化、意欲欠如）

B 社会的、職業的機能の低下

C 障害の持続的な徴候が少なくとも 6 カ月間持続する。

D 統合失調感情障害と「抑うつ障害または双極性障害、精神病性の特徴を伴う」が除外されている。

出典）日本精神神経学会（日本語版用語監修），髙橋 三郎・大野 裕（監訳）：DSM-5 精神疾患の診断・統計マニュアル．p.99，医学書院，2014

　統合失調症では、**前兆期、急性期、消耗期（休息期）、回復期**の 4 つの病期に分類する（図 2.3）。

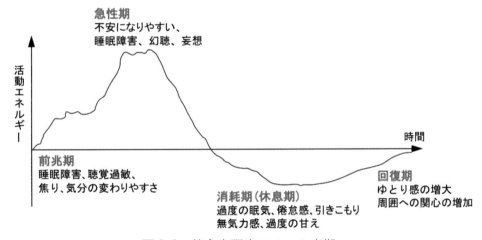

図 2.3　統合失調症の 4 つの病期

2.3.4　看護

(1)　基本的な看護援助

　統合失調症では、図 2.3 のように 4 つの病期に分けられることが多い。この各病期の期間ついてはさまざまな見解があるが、急性期では 1 カ月〜数カ月程度、回復期では数カ月〜数年単位とされている。

　基本的な看護援助として、次の 5 つがあげられる。

1）治療的な関係を築くこと

　患者は入院の際に、精神科に入院することに大きな不安と恐怖などを抱いていることが多い。その際、医療者側に対して不信感や疑念をもっていることもある。患者にとって治療が必要なのは患者自身も承知しているのかもしれない。「治療が必要だから」、「どうして入院になったのか」ではなく、ともに最大限あなたのことを見守っているという姿勢が必要であり、それが患者との治療的な関係を築く第一歩になると考えられる。

2）幻覚・妄想などの病的な問題への理解と援助

　前述したように、幻覚・妄想は統合失調症患者の最も多く現れる症状である。患者はその幻覚・妄想が現実のものであるという認識である。このことから、その幻覚や妄想が正しい・正しくない、見える・見えないなどの観点で看護者側も表現すると、平行線をたどるだけである。患者がその幻覚や妄想によって、どんなに怖い思いをしたのか、生活がどのくらい脅かされていたのかなど看護者がイマジネーションを拡げて、かつ寄り添いながら援助をしていく必要がある。

3）服薬治療への理解

　服薬を開始すると、少なからず副作用が出現する。また、入院・退院を繰り返している患者は、薬に対してもネガティブな感情をもっている場合がある。一方的に薬を飲んでくださいではなく、薬を内服して今どのようなことに困っているのか、患者自身の思いはどうなのかを詳しく確認する必要がある。そのためにも、薬物の知識は私たち看護者も知らなければならない。

4）再発の予防と患者・家族教育

　統合失調症は完全に完治するケースもあるが、自身のストレス環境などによって再発するケースも多い。ストレスをコントロールして再発しないように努めることも大切である。しかし、病気の特徴として症状が現れるのは仕方ないことではある。そこで症状が再燃しても入院まで至らないためにはどうしたほうがよいのかなど家族を含め、十分に話し合っておく必要がある。また、家族においても温かく見守ることが患者の病気を早く治すことにつながる。家族のこの病気に対する知識が患者の再発の予防に重要な部分を占めていることも忘れてはいけない。

5）急性期のケアと慢性期のケアの違い

　各病期の支援については、次に表すが精神科においては画一的なケアが必ずもできるものではない。患者が現在どの病期にありどのような症状が出現し、どのような支援ができるのかを患者個々のケアを看護者が考えていく必要がある。幻聴ひとつにおいても、患者個々によって程度が違う。幻聴が聞こえてきて、誰かと話し

て消失するレベルから、ヘッドホンで音楽を聴くことによって幻聴は消失しないが自身の気が紛れるということもある。それらを患者とともに話し合いケアとして確立して行くことが精神科看護の醍醐味ともいえるのではないだろうか。

(2) 4つの病期の病状とその援助 (表2.4)

看護援助の特徴として、急性期を脱して消耗期に入るときには心身のエネルギーを消耗した後に、回復に向けてエネルギーを蓄える時期とい言われ、全体としてエネルギーは使わない状態となる。したがって過睡眠疲労感、依存的態度や受身の生活などが認められる。周囲の焦らせない対応が必要となる。

(3) 臨床検査および心理検査と看護

検査では、脳波検査やコンピュータ断層撮影（CT）といった脳の機能および形態がどのような状態であるのかを知る検査や、知能やパーソナリティなど患者一人ひとりの個人的な特徴を明らかにする検査が中心になる。

これらの看護として、説明と同意（インフォームド・コンセント）が必要になる。精神科では知的減退により検査・治療の必要性およびその方法を十分に理解できない患者や、病識がなく疾患・障害の存在を認めようとしない患者が多いことが特徴としてあげられる。したがってこれらの説明などを十分に行うことが求められる。

表2.4 統合失調症の4つの病期における症状と看護

病期	主な症状	看護
前兆期	睡眠障害 聴覚過敏 焦り 気持ちが変わりやすい	・前兆期の状態を把握し、早めに治療にかかれるように援助 ・食生活や活動性などの観察を行う ・周りの人との付き合い方の観察・援助
急性期	睡眠障害 幻聴 妄想 不安	・慣れない入院に対する不安への援助 ・低下しているセルフケアへの援助 ・病的な体験に伴う不安への援助 ・家族の不安に対する援助
休息期	過度な眠気 無気力 引きこもり 過度な甘え	・患者の意思やペースを尊重した関わりによる自発性を高める援助 ・慢性化やホスピタリズムによって低下しているセルフケアへの援助 ・健康な面を引き出し自尊心を高める援助 ・身体症状の観察による合併症の早期発見と予防
回復期	周囲への関心の増大 ゆとり間の増加	・患者が望む生活を具体的に描き出すための援助 ・セルフケアの維持・拡大への援助 ・病気や薬とのつきあい方を獲得するための援助 ・家族への援助 ・社会資源を活用することへの援助

（4）薬物療法と看護

　統合失調症の薬物療法は抗精神病薬が中心である。抗精神病薬は従来からフェノ
チアジン系（クロルプロマジンなど）やブチロフェノン系（ハロペリドール）が使
用されてきた。これらは主にドパミン受容体遮断作用により抗幻覚妄想作用や鎮静
作用がある。また近年さまざまな神経伝達物質の受容体に作用する非定型抗精神病
薬が開発された。非定型抗精神病薬にはセロトニン・ドパミン拮抗薬のリスペリド
ン、ベロスピロン、プロナンセリン、多元受容体標的化抗精神病薬のオランザピン、
クエチアピン、ドパミン部分作動薬のアリピプラゾールが使用されるようになった。
いずれも従来の抗精神病薬のもつ錐体外路症状などの副作用を軽減し、幻覚妄想な
ど陽性症状だけでなく自発性減退などの陰性症状にも効果があることが期待されて
いる。これまでの多剤大量療法から現在は非定型抗精神病薬を中心とした単純化し
た薬物療法が推奨されている。さらに認知機能やQOLの向上をターゲットにした薬
物療法のあり方も模索されている。

　抗精神病薬の副作用としては、錐体外路症状が最も多い。**パーキンソン症状**（手
の振戦、小刻み歩行、筋強剛など）や**抗コリン作用**（口渇、便秘、排尿障害）、**アカ
シジア**（静座不能症）、**急性ジストニア**（眼球上転、斜頸など）などがある。これら
には抗パーキンソン薬の投与が有効である。また長期投与により**遅発性ジスキネジ
ア**（舌の回転運動など）や**水中毒**（大量の飲水による行動異常）がある。その他に
心電図異常（QTc延長など）や高プロラクチン血症（乳汁分泌や女性では月経停止
など）も見られることがある。このような副作用が比較的少ないといわれる非定型
抗精神病薬であるが、糖尿病の発症リスクが高い薬剤もあり、注意が必要である。
統合失調症の薬物療法は長期にわたることが多い。服薬中断による再発を予防する
ためには、副作用に注意を払うことや患者との関係性を良好に保つことが鍵となる。

1）悪性症候群

　抗精神病薬にはまれではあるが、重篤な副作用がある。高熱、筋強剛などの錐体
外路症状、頻脈や発汗などの自律神経症状、意識障害などとともに血清CPKの上昇
が認められる。服用開始時や筋肉注射などによる急激な抗精神病薬の増量などを契
機に発症することが多い。抗精神病薬の中止、補液、筋弛緩薬のダントロレンの投
与で対処する。

2）看護

　薬の種類や量が同じでも、その効果や有害反応の出現の仕方は個人によって異な
り、患者が訴える症状が重要な情報となることがある。そのことからも、私たち看
護師が薬剤の主作用、副作用についての知識を深めることも大切である。特に前述

した錐体外路症状の把握は重要であり、それらの観察も怠ってはいけない。

2.4 気分（感情）障害

2.4.1 概念

気分障害は、感情障害ともよばれている。19世紀末にドイツでクレペリン（E. Kraepeline）が、単一の病相を示す躁病やうつ病も含めて「**躁うつ病（当時）**」とした。現在では、うつ状態だけが現われるものを（**単極型**）**うつ病**、躁とうつとを繰り返すものを**双極性障害**（現在の**躁うつ病**）とよぶ。前者の発生頻度が最も多く、後者がこれに次ぎ、躁状態のみが現われるもの（診断は双極性障害に含める）は、はるかに少ない。

気分障害の基本となる症状は気分の高低で、低いうつ状態と高い躁状態を呈する。うつ状態では気分は沈み、悲哀感、不安感、焦燥感をしばしば伴い、意欲・活動性も低下し身体が動かなくなることもある。思考は判断力・決断力が低下し、内容は悲観的になる。躁状態では気分は高揚し、意欲が亢進して多弁多動でじっとしておれずに手当たり次第にさまざまな行為を行う。思考はまとまりに欠け、誇大傾向が著明で誇大妄想に至る例も見られる。

症状が重篤なときには、うつ状態では不安・苦痛の軽減、自殺企図の防止のため、躁状態では他人への迷惑行為の防止などのため、入院治療を要する。

発生頻度としてうつ病に限って言えば、精神科を受診する割合は、年々増加しているが、その半数以上は他科（内科・婦人科など）を受診しているといわれている。うつ病の発病率は従来考えられていたよりもはるかに多いであろうといわれている。WHOの疫学研究によると、うつ病は人口の3〜5％、わが国でも3〜6％といわれている。これは身体の病気に比べても多い数字で、今後ますます増加することが予想される。

躁うつ病はさまざまな世代で発症するが、なかでも20歳代前半と40〜50歳代の2つのピークがある。成人になっていろいろな役割にうまく適応できない頃と、老いをみつめて空しさと疲れを感じる頃である。また以前は、子どもにはうつ病はないといわれていたが、現在では子どものうつ病が社会的なトピックスにもなっている。なかでも、児童精神科の外来を訪れる子どもの4分の1はうつ状態にあるといわれている。このようなことから、気分障害は全年齢的に発症し得るポピュラーな病気であるともいえる。

(1) 性格傾向

　気分障害の患者には特徴的な性格傾向が見られ、さまざまな状況要因と仮説が考えられている。

1) 執着性格

　わが国の下田光造（1885〜1978）によっていわれたもので、気分障害の患者は几帳面、徹底性、律儀、義務責任感、組織への強い忠誠心、高い協調性などの特徴があり、一度起こった感情を継続的に強く維持し、あるいはむしろ増強すると説明されている。

2) 循環性格

　ドイツの**クレッチマー**（Kretschmer, E.）によって指摘された躁うつ病患者の性格で、社交的で陽気、ユーモアに富み活動的。物静かで気が弱いなどの特徴があり、環境と共鳴しそれに溶け込む傾向と説明される。

3) メランコリー型

　テレンバッハ（tellenbach, H）は、うつ病患者の性格について**メランコリー型**という概念を提唱している。その性格の基本に几帳面、勤勉、誠実、良心的で強い責任感を有し、秩序を指向し、対他的配慮を重んじる傾向があるとしている。

(2) 心理社会的要因

　気分障害は、さまざまな精神的出来事や身体状態が発症に大きく影響を与えると考えられる。発症の誘因あるいは状況因としては、進学、子どもの独立、転居といった家庭内の問題や、妊娠、出産、病気などの身体的変化、職務異動、転職、定年など仕事に関することなどさまざまな出来事が考えられる。例えば職場の昇進のように一見喜ばしいことでも、その人にとっては責任感も仕事量も重荷と感じて発症の原因になってしまうこともある。執着性格の人であれば、疲れるような状況にあっても、それに反して仕事に没頭しがんばり続け、疲労が溜まった最高の段階で突然発症することも考えられる。このように、心理社会的要因では本人にとってその状況がどのような意味合いをもつかによって、結果が大きく異なってくるのである。

(3) 生物学的要因

1) モノアミン仮説

　抗うつ薬は脳の神経伝達物質であるモノアミン（ノルアドレナリン、セロトニン、ドパミン）の神経終末への再取り込みを抑制し、シナプス間隙における濃度を上昇させる。このことから、うつ病患者の脳ではモノアミンによる神経伝達が低下していると考えられている。これをうつ病の**モノアミン仮説**という。

2) 細胞内情報伝達系仮説

双極性障害に関しては、シナプス間隙のモノアミンよりもシナプスでの各細胞間の情報伝達後の細胞内情報伝達系の異常を示唆する研究がある。

3) 内分泌障害仮説

うつ病患者の一部で、副腎皮質からの**コルチゾール**分泌の亢進が認められることがある。デキサメタゾン（副腎皮質ホルモン）を経口投与した後のコルチゾールの分泌抑制がうつ病患者では十分に起こらないこともわかり、これを**デキサメタゾン抑制試験陽性**であるという。また、うつ病患者や、強い悲哀体験をした直後の人は、免疫機能が低下していることが報告されている。この現象をみるとコルチゾール系の異常が関与していると考えられる。

4) その他の生理学的仮説

気分障害では気分の日内変動、病相の周期性、睡眠覚醒リズムの変化などがある。特に睡眠の調整には脳のセロトニン系やノルアドレナリン系が関与しており、うつ病ではこれら神経伝達物質系の機能異常のために睡眠障害が現れる可能性がある。

5) 機能画像所見

気分障害を対象とした PET（positron emission tomography）や SPECT（single photon emission）では、前頭前野背側部、帯状皮質、基底核の脳血流量の異常は多くの報告で確認されている。前頭前野の所見は重要で、うつ患者の注意力の低下や作業能力の低下に関係していると考えられている。

2.4.2 症状

気分障害は、気分と意欲の障害を基本とする障害で、**うつ状態**と**躁状態**という2つの主たる状態からなる。特に双極性障害はうつ状態あるいは躁状態の病相期を繰り返し、病相期の間は正常な状態に戻るといった特徴がある。症状は感情、意欲、思考、身体症状の側面から考えていくことができる（**表2.5**参照）。

(1) うつ病

1) 感情

気分は落ち込み、憂うつ、悲哀、不安、感動できない、何をしてもおもしろくない、絶望感が生じるなどの抑うつ気分を訴える。生気的感情は低下し、劣等感にさいなまされ、悲観的、自責的になる。この生命感情の障害が基本症状としてよく現れる。抑うつ気分は朝が最もひどく、午後から夕方になると軽快することが多い（日内変動）。

2）意欲

意欲が低下し、動作が緩慢になる精神運動抑制が見られる。振る舞いに活気がなく、口数が少なく、話も遅くなり、思考が停滞し、考えが浮かんでこなくなる。普段の仕事や学業などはもちろんのこと、朝起きて顔を洗うとか、朝刊を読むとか、当たり前の日常の行動ができなくなる。患者はよく「からだが錆ついてしまった。」とか「面倒」、「億劫」などと口にするようになる。自殺念慮・自殺企図とも密接なかかわりがある。

3）思考

思考過程の異常として、考えが浮かんでこない思考制止が認められる。「考えが浮かばない」「考えがまとまらない」「頭が悪くなった」と訴え、思考の流動性も低下し繰り返し同じ些細な事柄を考えることもある。「自分がすべていけないんだ」という自責の念が強くなり、「自分はダメな人間だ」などと落ち込んだり、劣等感を抱いたりする。

「罪を犯した」「取り返しのつかないことをした」「警察に捕まる」といった**罪業妄想**、「癌になってしまった」「もうあまり生きられない」「不治の病に罹りもう治らない」といった**心気妄想**、「お金がない」「家のローンが返せない」「破産してしまった」などの**貧困妄想**の3つを**うつ病の三大妄想**とよび、これらをあわせて**微小妄想**とよぶ。

うつ病では原則として、知能の障害はない。しかし、思考制止や意欲の減退が認知症状と間違われることがあり、これを**仮性認知症**と言う。

4）身体症状

ほぼすべてに睡眠障害が認められる。なかなか寝つけない**入眠困難**や、眠りが浅くて途中で起きると眠れないという熟眠障害、あるいは**早朝覚醒**など、いろいろなタイプの睡眠障害が認められる。他に倦怠感、頭痛、頭重感、食欲低下、性欲減退、月経異常も頻度が高く出現する症状である。

(2) 躁病状態

1）感情

気分は爽快感にあふれ、楽天的に物事を捉える傾向がある。また、些細なことで興奮するといった易刺激性も認められる。食欲も性欲も亢進し、疲れ知らずにしゃべりまくり、動き回ることがある。

2）意欲

多弁、多動になり行動も素早くなる。じっとしていることができずに手当たり次第にさまざまな行動を行う**行為心迫**がしばしば見られ、ひどくなると**躁病性興奮**と

なる。金銭面や性的側面でも過剰な行動をとり、社会的な逸脱行動が問題になる。

3）思考

　思考過程が早くなり、次々と考えが浮かぶ**観念奔逸**や注意を一点に保てず次々と移っていく注意転導性の亢進、高揚した自我感情に基づいて自己評価の上昇が起こり、自己万能感が出現する。内容面では誇大傾向が著明で、**誇大妄想**に至る例も見られる。患者の願望が反映されており、統合失調症で見られるような怪奇な妄想とは異なる。

4）身体症状

　睡眠欲求が減少し、入眠は比較的よいが数時間で覚醒してしまうことが多い。重度になるとほとんど一睡もしなくなるが、本人は睡眠障害を苦痛に感じない。食欲、性欲の亢進も見られる。

表 2.5　うつ状態と躁状態の症状の違い

	感情	思考	意欲	身体	その他
うつ状態	抑うつ気分 悲哀感	思考制止 微小妄想	意欲減退	便秘　不眠　食欲不振 体重減少　性欲減退	感情に日内変動　病識あり 無気力　無感動
躁状態	気分爽快 高揚	観念奔逸 誇大妄想	脱抑制 逸脱行為	下痢　過食　不眠 頻尿　性欲亢進	多弁　多動　病識がない 自尊心の高揚

2.4.3 看護

（1）気分障害に共通する看護

　①治療的な関係を築くことが大切である。訴えだけに頼らないで、病状の把握をすることが大切となる。うつ状態の患者さんには辛い気持ちを理解すること、また躁状態の患者さんには巻き込まれないで毅然とした態度で接することが必要になる。

　②繰り返しやすい病気であることを理解し、そのことを患者さんに十分説明し、患者教育を行わなければいけない。

　③薬物療法は非常に大切な治療法である。その治療法を理解してもらい、決して途中で服薬を中断することのないように教育・指導を行っていく。

　④表面的な行動に目を奪われず、患者さんの核心となる問題を見逃さず、再発の予防に努める。

　⑤患者・家族教育を行う。具体的には、服薬継続の必要性を説明したり、家族に患者の闘病生活での協力を求めたりする。また、環境の調整や社会資源の活用などについても説明する。

(2) 臨床検査および心理検査と看護

　精神障害は、ひとつの要因で発症することは少なく、多くのいくつかの要因が重なって発症することが多いと考えられている。従来その分類を、内因性・心因性・外因性という分類で考えることが多かった。しかし、近年では WHO の ICD-10 分類（**表2.6**）の他に、アメリカ精神医学会の DSM-5 分類（**表2.7**）のように操作的に診断する分類もある。

表 2.6　ICD-10 によるうつ病エピソード・躁病エピソードの診断基準の概要

うつ病エピソード
A. エピソードは少なくても 2 週間以上持続
B. 次の 3 項の症状のうち少なくても 2 項があること ①異常で著明な抑うつ気分が 2 週間以上続く ②興味や喜びの喪失 ③活力の減退か疲労感の増加
C. 次に示す症状にあわせて、B 項との合計が少なくても 4 項目以上あること ①自信喪失、自尊心の喪失 ②自責感や罪悪感 ③死や自殺についての繰り返し起こる考え、自殺的な行為 ④思考力や集中力の低下 ⑤焦燥あるいは遅滞を伴う精神運動の変化 ⑥睡眠障害 ⑦体重変化を伴う食欲の変化
躁病エピソード
A. 明らかに異常に高揚した、誇大的あるいは易刺激的な気分が 1 週間以上持続していること
B. 次のうち、少なくとも 3 項目（気分が易刺激的なだけであれば 4 項目）が存在し、日常の仕事に重大な支障を来している ①活動性の亢進や落ち着きのなさ ②多弁 ③観念奔逸 ④正常な社会的抑制の欠如 ⑤睡眠欲求の減少 ⑥肥大した自尊心や誇大性 ⑦行動や計画の転導性や絶え間のない変化 ⑧向こうみずな、むちゃな行動、その危険性を自ら認めようとしない ⑨著明な性的活力の亢進や性的無分別さ

表 2.7　DSM-5 による抑うつエピソード・躁病エピソードの診断基準の概要

抑うつ病エピソード
A　以下の症状のうち、5 つ以上（①か②は必ず含む）が 2 週間以上持続 　①抑うつ気分 　②興味や喜びの減退 　③体重や食欲の減少、増加 　④不眠または睡眠過多 　⑤精神運動性の焦燥または制止 　⑥易疲労性、または気力の減退 　⑦無価値観、または過剰不適切な罪悪感 　⑧思考力や集中力の減退、または決断困難 　⑨死についての反復思考、反復的な自殺念慮、自殺企図または自殺の計画
躁病エピソード
A.　1 週間以上（入院治療が必要な場合はいかなる期間でもよい）持続する高揚、 　開放的、易怒的な気分 B.　以下の症状のうち 3 つ以上（気分が単にいらだたしい場合は 4 つ） 　①自尊心の肥大、または誇大 　②睡眠欲求の減少 　③多弁 　④観念奔逸 　⑤注意散漫 　⑥目標志向性の活動の増加、または精神運動性の焦燥 　⑦快楽的活動に熱中する

出典）日本精神神経学会（日本語版用語監修）．高橋三郎，大野裕監訳「DSM-5 精神疾患の診断・統計マニュアル」
抑うつエピソード P. 160-161，　躁病エピソード P. 124，医学書院　2014

　DSM の症状と機能障害の程度の検討に加えて、発症の契機（身体因や心因など）や生物学的・心理的・社会的背景（成育歴、家族歴、アルコール問題や家族不和など）・患者のストーリーを包括的に理解しながら患者の抱える問題を整理する。

2.4.4 薬物療法と看護

(1) うつ病

　うつ病の薬物療法の基本は抗うつ薬の投与である。抗うつ薬には、①三環系抗うつ薬、②四環系抗うつ薬、③選択的セロトニン再取り込み阻害薬（SSRI）、④セロトニン・ノルアドレナリン再取り込み阻害薬（SNRI）、⑤その他の種類のものがある（表 2.8）。

表2.8　抗うつ薬の種類

分類	一般名	商品名
三環系抗うつ剤	イミプラミン クロミプラミン トリミプラミン アミトリプチリン ノルトリプチリン ロフェプラミン アモキサピン ドスレピン	トフラニール、イミドール、クリテミンなど アナフラニール スルモンチール トリプタノール、ミケトリン、ラントロン、アデプレスなど ノリトレン アンプリット アモキサン プロチアデン
四環系抗うつ剤	マプロチリン ミアンセリン セチプチリン	ルジオミールなど テトラミド テシプール
SSRI	フルボキサミン パロキセチン	テプロメール、ルボックスなど パキシル
SNRI	ミルナシプラン	トレドミン
その他	トラゾドン スルピリド	デジレル、レスリン ドグマチール、アビリット、ミラドール、オンペランなど

1）特徴

　三環系抗うつ薬は、うつ症状にとってよい作用があるが、抗コリン作用による副作用が強いという特徴がある。四環系抗うつ薬は、三環系抗うつ薬と比較して抗コリン作用が弱い。したがって、高齢者や抗コリン作用により症状が悪化する疾患（緑内障や前立腺肥大）を合併した方にも使いやすい特徴がある。SSRIやSNRIはシナプス終末におけるセロトニンやノルアドレナリンの再取り込みを選択的に阻害し、他の受容体にはほとんど結合しないため抗コリン性の作用がかなり少ないという特徴がある。また、いずれの抗うつ薬も即効性はなく、内服開始後1〜2週間で効果が現れる。したがって、この間のケアが重要になってくる。

2）作用

　抑うつ気分や思考・行動抑制の改善である。

3）副作用

　抗コリン作用（手足のしびれ、口喝、便秘、発汗、鼻づまり、目のかすみ、動悸、浮腫、排尿困難）がある。

4）禁忌

　前立腺肥大、緑内障の患者や心筋梗塞回復期の患者は病状を悪化させてしまうことがあるため、使用はできない。また、妊娠中や授乳期も服用はできない。

(2) 躁病双極性障害

リチウムが最も多く用いられるが、過剰な投与によって中毒症状が起こるので、血中濃度をモニターしながら使用する。また、その他の気分安定薬として、抗てんかん薬のカルバマゼピン、バルプロ酸ナトリウムが用いられる。

表2.9　気分安定薬の種類

分類	一般名	商品名
気分安定薬	炭酸リチウム カルバマゼピン バルプロ酸ナトリウム	リーマス テグレトール デパケン、バレリン

1）特徴

抗躁効果、抗うつ効果に加えて躁、うつ両方の予防効果も認められる気分安定薬を用いる。急性期の激しい状態の際は、気分安定薬のみで対応するのは不十分である。その場合は鎮静効果の強い抗精神病薬を併用することがある。抗うつ薬と同様に効果発現には1〜2週間の期間を要する。

2）作用

躁状態の改善、うつ状態の改善、躁状態やうつ状態の予防効果がある。

3）副作用

炭酸リチウムの中毒症状として眠気、意識障害、振戦、興奮、痙攣、不整脈の出現などがあり、また、炭酸リチウムは有効血中濃度（0.6〜1.2mEq/L）と副作用発現域の幅が非常に狭いので注意しなければいけない。

4）禁忌

心不全、腎不全、妊娠中の患者さんは服用できない。

2.4.5 うつ状態の人への看護

①無理に励ましたり、行動を促したりしないようにする。

②セルフケア障害の観察を行う。

❖空気・水・食物：食事量、体重、食べ物の味

❖排泄：便秘、月経異常

❖個人衛生：身だしなみ、身の回りの整理整頓

❖活動と休息：睡眠障害（入眠困難、早朝覚醒、睡眠過多）、活動の低下

❖孤独とつきあい：人とのつきあい方

❖安全と安寧：自殺の危険性

③午前中より午後の方が活動的になるという日内変動があるので、その状況にあわせた介入を行う。

④自殺の予防を行う。うつ状態の場合、発症直後と回復期に特に注意する必要がある。看護としては、身辺の生活援助をしながら、危険物の除去に努める。症状がひどいときなどは、保護室での観察も必要になる。また、患者さんに自殺は絶対にしないと約束することも実際に行う。

⑤重大な決定事項（退職、離婚など）はそのときに決めないで延期させることも必要である。

⑥病気についての説明を行い、必ず改善することを保証する。

⑦薬は、調子が戻ったからといってすぐにやめず、半年〜1年は継続することを指導する。

2.4.6 躁状態の人の看護

①不必要な刺激を与えないで、静かで安心・安全である環境を整える。

②日常生活の行動の枠組みを設定し、患者さんが自主的に守れるように支援を行う。

③患者さんに、命令的・威圧的にならないように心がけ、議論・説得は避ける。

④一貫した対応、毅然とした態度で患者さんに接し、患者さんのペースに巻き込まれないように援助する。

⑤セルフケア障害の観察を行う。

⑥患者の活動性が亢進し、エネルギーを必要としているが、食事を落ち着いて摂取できないという行動も現れる。食事量や体重などに注意して、観察していく必要がある。

⑦活動性の亢進により、睡眠時間が不足する場合がある。睡眠状態の観察を行う。

⑧他人との付き合いにおいて、過干渉でトラブルになっていないか、観察を行う。

2.5 神経症性障害、ストレス関連障害および身体表現性障害
2.5.1 概念

　神経症性障害は、かつて「神経症」とよばれ、その病因は心因であると考えられていた。しかし近年の研究で遺伝学的因子も指摘されるようになり、現在では生物学的、心理社会的、環境的因子などが相互に関連しているとされる。ICD-10 では「神経症性障害、ストレス関連障害および身体表現性障害」、DSM-5 では「不安症群/不安障害群」「強迫症および関連症群/強迫性障害および関連障害群」「心的外傷およびストレス因関連障害群」「解離症群/解離性障害群」「身体症状症および関連症群」と

分類される。ここでは不安障害、強迫性障害、ストレス関連障害、解離性障害、身体表現性障害について述べる。

2.5.2　診断と症状

(1)　不安障害

　不安障害は、通常は危険とみなされない状況や対象に不安が誘発される**恐怖症性不安障害**と、特定の状況や対象に限定されない不安を主症状とする**他の不安障害**に分けられる。恐怖症性不安障害は、恐怖や不安を呈する状況・対象により、広場恐怖（症）、社会（社交）恐怖（症）、特異的（個別的）恐怖（症）などに下位分類され、そのほとんどで女性の罹患率が高く、発症は成人早期に多い。他の不安障害は、パニック障害（エピソード［挿間］性発作性不安）、全般性不安障害などに下位分類される。**広場恐怖**は、すぐには逃げ出せない場所や広々とした環境、群衆の中にいることなどに、不合理で強い恐怖を抱く。恐怖を回避するため外出困難となり、社会的機能が著しく障害される。パニック障害との合併も多い。**社会恐怖**は、他者から注視される場面で恥をかくような失敗をするのではないかと強く恐怖し、そのような場面を回避するもので、極端な場合は社会的孤立に至る。発症は男女同程度で、症状はパニック発作に発展することもある。**特異的恐怖**は、高所、暗闇、閉所、特定の動物への接近など、特定の対象や状況に著しい不安や恐怖が出現するもので、その状況に接するとパニック発作が誘発されることもある。**パニック障害**は、予期しない重篤なパニック発作を繰り返し起こし、動悸、胸痛、窒息感、めまい、非現実感の他、死や自制心喪失などの二次的な恐怖を生じる。発作は突発的で、数分から数十分で治まることが多いが、発作の再発を恐れる予期不安が生じやすく、発作時に助けが得られない状況を回避するため日常生活が阻害される。**全般性不安障害**は、日常的な出来事への過剰な不安がほぼ毎日持続し、イライラや集中困難に加え、運動性緊張（筋緊張性頭痛、振戦など）や、自律神経性過活動（発汗、頻脈、眩暈など）を伴う。

(2)　強迫性障害

　強迫性障害は、**強迫観念**（繰り返し心に浮かぶイメージや衝動、思考）、**強迫行為**（強迫観念やそれに伴う不安を中和する試みとして、繰り返し行われる行為）のどちらか、もしくは両方が、ほぼ毎日存在し生活上の大きな苦痛となる。発症は小児期から成人早期に多く、男女同頻度で生じる。多くは、手洗いなどの清潔に関することや、危険でないことを保証する確認に関連し、患者はこの行為が不合理だと自覚しているが、抵抗すると不安が強まり行為をやめることができない。

(3) 重度ストレス反応および適応障害

　ストレスの強い出来事など、外的な要因の結果として生じるもので、出来事の強さ、持続期間、曝露の程度などが発症に関与する。男女ともあらゆる年齢で発症し得る。**心的外傷後ストレス障害**（Post-Traumatic Stress-Disorder：**PTSD**）は、著しく衝撃的、脅威的なストレス性の出来事（自然災害、激しい事故、戦争、拷問、テロリズム、レイプなど）との遭遇で引き起こされ、出来事の侵入的回想（フラッシュバック）、出来事を想起させる刺激からの回避、過覚醒状態や不眠などを呈する。回復には長期にわたる治療と支援が必要になる（**表2.10**）。**急性ストレス障害**（Acute Stress Disorder：**ASD**）も、著しく外傷的な出来事と遭遇したのちPTSDと類似する侵入症状などを呈するが、症状が外傷的な体験後1カ月（4週間）以内に治まることでPTSDと区別される。**適応障害**は、肉親との死別や移住など、ストレス性の生活上の出来事に反応して、抑うつ気分や不安、日課の遂行が難しくなるなどの症状が続く。通常、ストレスとなる出来事が生じて1カ月以内に発症し、症状の持続は6カ月を超えない。

表2.10　DSM-5によるPTSDの診断基準の要約

※以下の基準は成人、青年、6歳を超える子どもについて適用する。

　A　実際にまたは危うく死ぬ、重傷を負う、性的暴力を受ける出来事への以下のいずれか1つ（またはそれ以上）の形による曝露

　(1)心的外傷的出来事を直接体験する。

　(2)他人に起こった出来事を直に目撃する。

　(3)近親者または親しい友人に起こった心的外傷的出来事を耳にする。

　(4)心的外傷的出来事の強い不快感をいだく細部に、繰り返しまたは極端に曝露される体験をする（例：遺体を収集する、児童虐待の詳細に繰り返し曝露される）。

　B　心的外傷的出来事の後に始まる、その心的外傷的出来事に関連した、以下のいずれか1つ（またはそれ以上）の侵入症状の存在

　(1)心的外傷的出来事の反復的、不随意的、および侵入的で苦痛な記憶

　(2)心的外傷的出来事に関連している、反復的で苦痛な夢

　(3)心的外傷的出来事が再び起こっているように感じる解離症状（例：フラッシュバック）

　(4)類似するきっかけに曝露された際の強烈な、または遷延する心理的苦痛

　(5)類似するきっかけに対する顕著な生理学的反応

心的外傷的出来事に関連した、C.刺激の持続的回避、D.認知と気分の陰性の変化、E.覚醒度と反応性の著しい変化、F.障害（B, C, D, E）の持続が1カ月以上、G.その障害は、臨床的に意味のある苦痛、または社会的、職業的、または他の重要な領域における機能の障害を引き起こしている。

出典）日本精神神経学会（日本語版用語監修）. 高橋三郎，大野裕監訳「DSM-5 精神疾患の診断・統計マニュアル」p.269　医学書院　2014

(4) 解離性（転換性）障害

　心理的ストレスにより、記憶や自己同一性、感覚や身体運動などの統合が失われる。代表的な症状である**解離性健忘**は、ストレス性の出来事や特定期間の記憶などが、部分的または完全に想起できない状態であり、その症状は、身体疾患や通常の物忘れ、疲労などでは説明ができない。**解離性遁走**は、解離性健忘に加え、慣れ親しんだ生活圏を唐突に離れて遠方を放浪し、その間、氏名や家族などの重要な情報が想起できない状態をさす。**解離性昏迷**は、意識はあるが、自発的な運動や発語、外的刺激への反応が著しく弱まり、長時間ほとんど動かない状態が続く。

(5) 身体表現性障害

　身体表現性障害では、訴える症状に見合う身体的所見がなく、身体的に異常がないと保証しても身体症状の訴えが繰り返される。例え何らかの身体的な障害があっても、そのことだけでは症状の性質や程度、患者の苦悩を説明することができない。**身体化障害**は、多発性で変化しやすい身体症状が存在し、身体的障害の証拠がないことを受け入れられず、医療機関の受診を繰り返す。消化器症状（腹痛、嘔吐、嘔気など）、皮膚症状（掻痒感、しびれなど）を頻繁に認め、女性に多く、成人早期に発症する。**心気障害**は、些細な身体的徴候を異常と解釈し、重篤な身体疾患に罹患している可能性に強く捉われる。男女とも、青年期から成人期に発症する。身体化障害も心気障害も、しばしば顕著な抑うつや不安を伴う。

2.5.3 看護

(1) 不安を呈する患者への看護

　不安は、緊張を伴う不快な気持ちとして感じられ、未知のものに誘発され、危険に対する警告としての役割をもつ。人は不安を感じると、その不快感から逃れるために防衛機制や対処行動を働かせる。軽度の不安は、学習や洞察への刺激となって注意力を高めるが、不安が強度になると、人は身動きが取れなくなってしまう。不安は4つのレベルに分けられ、生理学的現象、訴え、行動などを通して観察される（表2.11）。

　看護師は、症状として不安が出現する疾患の有無、薬物の反応、離脱の可能性について考慮しながら、不安のレベルをアセスメントし、必要な看護を提供していく。

1) 不安のレベルを下げる援助

　不安のレベルが重度あるいはパニックにある患者は、外部からの刺激を処理する能力が損なわれている。したがって看護師は、ゆったりとした態度と落ち着いた声、簡潔な声掛けに留意しながら、刺激の少ない場所を用意し、患者の安全を確保する。

表2.11　不安のレベルと特徴

レベル	特　　徴
軽度	・日々の生活における通常の不安であり、論理的思考能力は影響されない。 ・知覚野がやや広がり、注意が喚起され、以前よりも多く、見る、聞く、把握することができる。 ・ストレス因子への対処能力が亢進する。 ・バイタルサインは正常である。
中等度	・知覚野がやや狭まり、見る、聞く、把握するなどの能力は低下する。 ・特定の焦点領域以外のものに注意を向けないため、周囲で起きていることに気づかないことがあるが、他者の指示を受ければ注意を向けることができる。 ・声の調子が変わり、早口になったり、話題を頻繁に変える。 ・姿勢を頻繁に変え、落ち着きがなくなる。 ・バイタルサインはやや上昇気味で、呼吸数や心拍の増加、動悸などが生じる。
重度	・気がかりな特定の出来事に注意が集中し、知覚野は著しく狭くなる。 ・周囲で起きていることに目が向けられず、目を向けるには他者からの強い指示が必要になる。 ・学習能力が障害され、観察したデータが不十分になるため推論は歪みを生じる。 ・言語表現に困難が生じ、不適切な表現が増える。 ・過活動もしくは活動の低下（歩き回る、体をゆする、同じ姿勢を保って動かないなど）が生じる。 ・発汗、過換気、頻脈、頻尿、下痢、吐気、口渇、頭痛、眩暈、震え、筋肉の硬直、緊張などが生じる。
パニック	・知覚野は細かいことに限定され、歪曲が進み、焦点が細かいことに分散される。 ・自分に起きていることを知覚できず、混乱し、まとまりのある行動がとれなくなる。 ・コントロール感の喪失や、狂気の世界に陥りそうな恐怖を感じる。 ・話す能力が喪失し、話が支離滅裂になり、コミュニケーションが困難になる。 ・活動性が亢進して興奮状態になる。怒りや恐怖を表出する。 ・顔面蒼白、血圧低下、呼吸困難、窒息感、胸部痛、極度の不快感、嘔吐、失禁などが生じる。

文献2）p.244　表20-3および文献3）p.63表7-1を基に作成

　パニック発作の最中であれば、ゆっくりと深呼吸を促し、発作時の屯用薬を使用して、発作以外のことを考えるよう勧めリラックスを促す。また、心に浮かぶ思いを話すことで不安が軽減することもあるため、患者の話を傾聴する。なお、不安は相互に伝達される。患者の不安により看護師が不安になれば、患者の不安のレベルをアセスメントすることが難しくなる。よって看護は、適宜自身の不安のレベルを認識し、自分自身の不安の対処行動を理解しておく必要がある。

2）効果的なコーピング獲得への援助

　患者の不安が中等度以下に軽減し、ある程度の集中力が戻ったら、コーピング獲得への援助を始める。なお、かかわりによって患者の不安が強まる場合は他の話題に切り替えるなどの対応が必要になる。

①患者は自分の不安に気づいていないことがある。看護師は、患者の様子から受ける印象を伝え、患者が自分の不安に気づけるよう援助する。患者が自分の不安に気づいている場合には、不安なときの行動や反応について話題にし、不安を引き起こす出来事や状況、不安の徴候を自覚できるよう援助する。また、満たされないニーズや期待が不安を生じさせることについて、患者が理解できるよう、患者の気持ちをともに振り返る。

②緊張を緩和する方法を患者とともに考えていく。深呼吸やリラクセーションなど、

その人にとって効果的な対処方法の獲得を促し、以前にうまく機能した対処行動を確認しながら、新たな対処方法との組み合わせを提案する。なお、患者のこれまでの対処方法が適切でなかったとしても、それを否定せず、患者なりの工夫や対処を評価し、ねぎらい、うまくいかなかった原因や新たな方法をともに考えていく。

③患者をサポートする人を捜したり、患者会に参加して他者の話を聞くよう促す。

3) 不足しているセルフケアへの援助

患者は、不安や緊張により夜間の睡眠が妨げられやすい。十分な睡眠の確保に向けた、建設的な形でのエネルギー発散を図るため、患者に散歩やランニングなどの活動を促す。また、緊張を解きほぐすため、就寝時にぬるめの湯につかる、温めたミルクを飲むなどは有効である。ゆったりと食事がとれるように配慮し、食事中やその前後は不安に関する話題を避けるなど、活動と不安のレベルの変化を観察し、コーピングに活用する。

4) 家族への支援

家族が思いを表出できる機会をつくり、負担感の軽減に努める。また疾患の説明を行い、患者の辛さとその対応について、家族の理解を深めていく。

(2) 強迫性障害をもつ患者への看護

治療は、**曝露療法**（不安を感じる状況に、敢えて繰り返し曝し、その状況に慣れていくことを目的に行う）を中心とした行動療法と、**選択的セロトニン再取り込み阻害薬**（Selective Serotonin Reuptake Inhibitor：SSRI）を中心とした薬物療法が行われる。SSRI の反応が乏しい場合には、三環系うつ薬や非定型抗精神病薬を用いることがある。また、強迫行為や不安が強い場合は、外部からのストレスを軽減する目的で入院治療が選択される。

1) 安心できる環境の提供

信頼関係を築き患者に安心感を抱いてもらうため、看護師は、落ち着いた、権威的でない態度で接し、患者に関心を示しながらセルフケアへの援助を通して関係を築いていく。また、強迫行為を好奇の目でみられたり、強迫行為が長時間に及んで他者とトラブルになることもあるため、他者との関係性にも注意する。

2) 不足しているセルフケアへの援助

強迫観念や強迫行為によって生活全般が障害されている場合、患者は自身の身体的なニーズに気づけず、それを無視することがある。看護師は、援助の必要性をアセスメントしながら患者のセルフケアを補い、強迫行為による身体損傷（例：頻回な手洗いによる手荒れ）をケアする。また、十分な休息がとれるよう、睡眠導入の

工夫をして活動と休息のバランスを整える。強迫行為が長時間に及ぶときは、現実的で具体的な声かけを行い、必要な日常生活行動へ目を向けられるように介入する。なお、強迫行為を無理に止めさせることは効果的でない。強迫行為は患者にとって不安から自身を守るための手段であり、無理に止めれば不安は強まる。患者の疲労が目立ったり、他者とトラブルになる場合は制止も必要だが、自他に危険を及ぼさない程度であれば、強迫行動を日課に取り入れるなど、1日のスケジュールを調整し、外部にも目を向けていけるようにする。

3) 自尊感情を高める援助

患者は自分に劣等感や自信のなさを抱えていることが多い。症状によって狭められた生活体験を豊かにし、不安以外に目が向けられるよう、患者が楽しめる健康的な活動を取り入れ、その活動への参加を支持する。また、患者への肯定的なフィードバックを行い患者の自尊感情が高められるようにかかわっていく。

4) 効果的なコーピング獲得への援助

患者との信頼関係が確立した後、生活上のストレス、心配ごとなどを自分の言葉で表現するよう促す。また、疾患についての知識を提供し、自分の思考や行動を患者がどう感じているのか、どのようなときに不安が強まるのかを話し合い、不安が軽減できるような対処行動をともに考えていく。この他、患者会、支援グループへの参加も治療効果が期待できる。

5) 家族への支援

家族は、患者の強迫行為を止めようと絶えず注意をして、患者を追い詰め、喧嘩になったり疲弊していることも多い。患者の強迫行動に怒りや苛立ち、無力感を抱く家族の思いを十分に受け止めながら、患者の不安の増大と強迫行為との関係を理解できるような教育的支援を行う。そして、患者の辛い気持ちを受け止めつつ、安心感がもてるようなかかわり方や、患者なりのコーピングが見つけられるよう、家庭内での支援をともに考えていく。また、患者と家族とで話し合う機会を設け、互いの生活をできるだけ脅かさないような環境の調整にも努めていく。

(3) PTSD をもつ患者への看護

治療は、SSRI による薬物療法、持続曝露療法や認知行動療法、リラクゼーションなどのストレス管理法、メンバーからの理解や支持が得られる集団療法が有効とされる。1989 年に発表された、**眼球運動による脱感作と再処理法**（Eye Movement Desensitization and Reprocessing：EMDR）は、心的外傷的出来事を想起しながら、専門的訓練を受けた治療者の指にあわせて眼球を左右に動かすもので、脳を直接的に刺激し、脳の情報処理プロセスを活性化でき、詳細な記憶を長時間語る必要がな

いため患者へのストレスが少ないとされている[4]。WHO は、2013 年に「Guidelines for the Management of Conditions Specifically Related to Stress」の中で、この EMDR と認知行動療法を、PTSD を有する小児、青年、成人に推奨している[5][6]。

1) 安心できる環境の提供

　患者は、防衛のために人とのかかわりを避けていたり、他者に脅威を感じるあまり医療者をも信頼できないことがある。看護師は、患者のペースにあわせ長期的な視点で関係をつくり、サポートしていくことが必要になる。また、患者の体験について理解を深め、安易な励ましを控え、脅威を与えない穏やかな態度で寄り添うようにする。さらに、性にかかわる患者の感情にも配慮し、最初は同一のスタッフがかかわるなどといった方法で、親密さや信頼の促進を図る。

2) 不足しているセルフケアへの援助

　悪夢により睡眠が妨げられている患者も多い。看護師は、患者の睡眠状況を把握し、睡眠を妨げる要因について患者が自ら話せるように働きかけ、明らかになった要因に応じて、リラクゼーションの活用や、主治医と連携して服薬を検討する。また、食事や運動などの日常生活上の困難にはソーシャルサポートを活用し、日中に適度な運動を促すなどしてセルフケアを整えていく。なお、患者が無力感を感じているときは、セルフケアに関する現実的で小さな目標を立て、患者が少しずつ実行していくことで行動へのコントロール感を高めていく。さらに、PTSD の症状はストレスがかかったときに憎悪しやすいため、本人と相談しながら仕事や学業を調整する。患者が強いストレスを受けた直後である場合は、身体的な傷を負っていたり、今までと違った生活スタイルを余儀なくされるなど、現実的な課題に直面していることも多い。そのような場合は、傷の手当てを行い、直面している課題の相談に乗ることが患者にとっても受け入れやすく、患者の安心にもつながる。

3) 心的外傷後反応への援助

　体験に関連した感情を表出することは、患者が現実を受け入れ、体験と向き合っていくうえで役立つ。患者が体験について語るときは積極的に傾聴する。一方で、患者は体験に恥辱感や自責の念を抱いていることがあり、二次的外傷も負いやすい。心的外傷について話すことを無理強いせず、患者のペースを尊重し、文字に書く、泣くなど、患者にとって苦痛の少ない方法で感情を表現するよう促していく。

4) 効果的なコーピングの獲得への援助

　患者は怒りや罪悪感を抱えていることが多く、その感情を、何かを叩く、物を壊すなどの攻撃的・破壊的な方法で表現することがある。感情を言語的に表現することが難しい場合は、安全な緊張緩和の方法であるスポーツ活動を促す。また、深呼

吸、リラクゼーションなどを活用し、患者がリラックスできる対処方法をともに考えていく。なお、患者によっては精神的鎮静を目的に物質を乱用する場合があるため、物質乱用についてもアセスメントが必要である。

5) 家族への支援

　患者も家族も、疾患についての知識が十分でないため不安になりやすい。疾患や治療について丁寧でわかりやすい説明が求められる。また看護師は、家族の役割をうまく果たせないことへの不安や悲嘆、罪悪感など、家族の感情を受け止め、必要な場合には適切な支援グループへの参加を促していく。支援グループへの参加は、サポートを受ける場を広げるという意味で有効である。

(4) 身体表現性障害をもつ患者への看護

　身体症状を主訴とするため、まずは身体症状の診察や検査が行われる。その後、身体症状の背景にある心理的要因に患者自身が気づけるよう、精神療法が行われる。治療には時間がかかり、すぐには改善が難しいことも多い。

1) 治療的関係の構築

　身体的な所見が見当たらない場合でも、患者が痛みや苦痛を感じていることを忘れてはならない。一方で、患者が身体症状に捉われてしまうことは望ましくない。看護師は、患者の辛さや苦悩を理解しながらも身体症状には過度の関心を示さず、明確で簡潔な言葉を用いて健康状態に関する情報を提供する。また、適宜、現状や治療経過などを主治医・病棟スタッフと共有し、チームで一致してかかわっていくことを意識する。

2) 自尊感情を高める援助

　看護師は、患者がこれまで好きだったことや趣味、関心のあることなど、患者本人に関心を寄せ、患者の健康的な側面に触れていくようにする。これにより、患者自身も自分の健康的な側面に意識を向け、身体症状から離れることが期待できる。また患者のポジティブな変化や努力には適宜肯定的なフィードバックを行い、患者が自分の肯定的な面を認識できるよう助ける。

3) 不足しているセルフケアへの援助

　患者の訴えを受け入れ過ぎてしまうと、自身でできることを看護師が介助することになりかねない。患者の自立を妨げることがないよう、治療目的や医療者の役割など、治療における枠組みを明確化し、具体的な援助は、患者が落ち着いているときに患者と話し合いながら決めていく。

4) 効果的なコーピング獲得への援助

　患者は、自分の心理的問題を認知することが難しく、心理的問題は身体症状を通

して表現される。最終的には患者自身がストレスや不安を見極め、適切な方法で表現できるようになることが望ましいが、無理強いは治療の拒否につながるため、患者のペースを尊重することが重要となる。看護師は，患者が思いを自由に表現できるような雰囲気をつくり、感情の言語化を促す。また、自らの健康問題をどのように受け止めているか、患者に尋ね、日常生活上の不満やストレスと身体症状に何らかの関係があり得ることについて話し合い、心理的問題と身体症状の関係について理解が得られるように支援する。

2.5.4 臨床検査および心理検査と看護

この包括群に含まれる疾患には、診断に直結する特異的な検査はない。しかし、症状の背景には特有の性格傾向が影響していることが多いため、性格傾向、行動パターン、症状の重症度などが心理検査によって把握される。看護師は、検査結果から患者の傾向を把握し介入に反映させていくことが求められる。なお、身体的な症状を訴える場合には、器質的な異常の有無など、症状に沿った検査が行われる。

心理検査として、ミネソタ多面人格目録（MMPI）という人格検査や、モーズレイ性格検査（MPI）、個人の典型的なストレス対処様式を測定するストレス状況対処行動尺度（CISS）などが用いられる。症状評価としては、主に不安および不安に関連する症状を評価する状態－特性不安検査（STAI）、ハミルトン不安尺度（HAM-A）、日本版精神健康調査票（GHQ）、CMI健康調査票などが用いられる。この他、パニック障害重症度尺度（PDSS）、リーボヴィッツ社交不安尺度（LSAS）、エール・ブラウン強迫尺度（Y-BOCS）、心的外傷後ストレス障害臨床診断面接尺度（CAPS）などの評価尺度が存在する。

2.5.5 薬物療法と看護

この包括群に含まれる疾患は、数カ月で自然軽快する場合もあれば長期化する例もあり、複数の症状が混在する場合も多い。治療では精神療法が重要な役割を果たし、多くは薬物療法と精神療法が併用される。

(1) 主な薬物療法と看護

主に使用される薬物はSSRIなどの抗うつ薬と抗不安薬である。この他、情動が不安定な場合には抗精神病薬が用いられることもある。

SSRIは、恐怖症性不安障害、全般性不安障害、強迫性障害、PTSDなどで有効とされる。抑うつ状態の改善や不安症状の緩和を目的に使用されるが、効果発現までに2～4週間を要し、段階的な増量も必要となるため、治療的用量に達するまでにある

程度の時間がかかる。そのため、治療初期には抗不安薬の併用もなされる。一方、SSRI の投与初期には一過性の消化器症状や眠気などの副作用を起こすことが多く、車の運転に注意が必要である。また、突然の中断により離脱症状を引き起こすため内服を中断しないように説明する。

　抗不安薬は、恐怖症性不安障害、強迫性障害など、不安を伴う病態で用いられ、不安や恐怖を引き起こす刺激に直面したときの頓服としても使用される。特にベンゾジアゼピン系抗不安薬は、長期投与による依存形成、認知障害、突然の中断による離脱症状が出現するため、緩やかな減量が必要となる。また、副作用に眠気、脱力、眩暈などがあるため、服用中の運転は控え、アルコールによる作用の増強を回避するため飲酒も控えるよう説明する。

(2) 主な精神療法

　精神療法とは、主に患者の精神面・心理的側面へ働きかける技法である。この包括群に含まれる疾患において効果が報告されているのは、広場恐怖と特異的恐怖では**曝露療法**、社交恐怖では**曝露療法**および**認知行動療法**、パニック障害と全般性不安障害では**認知行動療法**、強迫性障害では**行動療法**、PTSD では**持続曝露療法**と**認知行動療法**などである。また、解離性障害では催眠療法を用いて抑圧された感情の言語化などがなされ、強迫性障害や社交恐怖では森田療法[*1]が適用されることもある。なお、集団療法は、不安を軽減するための社会的な交流の場を提供するという意味で有益とされている。

2.6 生理的障害および身体的要因に関連した行動症候群
2.6.1 概念

　生理的障害および身体的要因に関連した行動症候群には、摂食障害や非器質性睡眠障害、性機能不全、産褥に関連した精神および行動の障害などがある。そのような疾患の代表として、摂食障害を取り上げる。

　米国精神医学会の DSM-5 によると、摂食障害は、**神経性やせ症／神経性無食欲症**

[*1] **森田療法**：1920 年ごろ森田正馬によって創始された精神療法である。伝統的な森田療法は入院治療であり、絶対臥褥期、軽作業期、作業期、生活訓練期から構成される。各時期を通して患者は、不安を抱く場面に遭遇しながらも、目の前のすべきこと、とるべき行動に努力の矛先を向けていく。このような中で患者は、不安が自然に収まっていくことを体験し、これまでとは違った不安との向き合い方を体得していく。森田療法はこれまで主に神経症（パニック症・不安症・恐怖症・強迫症・身体症状症等）に用いられてきたが、近年は治療対象が拡大され、外来での日記療法を取り入れた治療も行われるようになってきている。なお、森田療法を学びながら、神経症からの克服を支援するメンタルヘルスのボランティア組織として「生活の発見会[7]」がある。この組織は特定非営利活動法人として認定されており、全国 130 カ所で"集談会"とよばれる交流会・学習会を開催している。

（拒食症）や**神経性過食症／神経性大食症**（過食症）（**表 2.12**）、**過食性障害**（むちゃ食い障害）に分けられる。

表 2.12 DSM-5 による摂食障害の診断基準

---

1 神経性やせ症／神経性無食欲症の診断基準

A. 必要量と比べてカロリー摂取を制限し、年齢、性別、成長曲線、身体的健康状態に対する有意に低い体重に至る。有意に低い体重とは、正常の下限を下回る体重で、子どもまたは青年の場合は、期待される最低体重を下回ると定義される。

B. 有意に低い体重であるにもかかわらず、体重増加または肥満になることに対する強い恐怖、または体重増加を妨げる持続した行動がある。

C. 自分の体重または体型の体験の仕方における障害、自己評価に対する体重や体型の不相応な影響、または現在の低体重の深刻さに対する認識の持続的欠如。

〈摂食制限型〉
過去 3 カ月間、過食または排出行動（自己誘発性嘔吐、緩下剤や利尿薬、浣腸の乱用）の反復的なエピソードがないこと。

〈過食／排出型〉
過去 3 カ月間、過食または排出行動（自己誘発性嘔吐、緩下剤や利尿薬、浣腸の乱用）の反復的なエピソードがあること。

重症度の評価
軽　度：BMI $\geq$ 17kg/m^2
中等度：BMI 16〜16.99kg/m^2
重　度：BMI 15〜15.99kg/m^2
最重度：BMI $<$ 15kg/m^2

2 神経性過食症/神経性大食症の診断基準

A. 反復する過食エピソード。過食エピソードは以下の両方によって特徴づけられる。

（1）他とはっきり区別される時間帯に（例：任意の 2 時間の間に）、ほとんどの人が同様の状況で同様の時間内に食べる量よりも明らかに多い食物を食べる。

（2）そのエピソードの間は、食べることを抑制できないという感覚（例：食べるのをやめることができない、または、食べる物の種類や量を抑制できないという感覚）。

B. 体重の増加を防ぐための反復する不適切な代償行動。例えば、自己誘発性嘔吐；緩下剤、利尿薬、その他の医薬品の乱用；絶食；過剰な運動など。

C. 過食と不適切な代償行動がともに平均して 3 カ月にわたって少なくとも週 1 回は起こっている。

D. 自己評価が体型および体重の影響を過度に受けている。

E. その障害は、神経性やせ症のエピソードの期間にのみ起こるものではない。

出典）日本精神神経学会（日本語版用語監修）、高橋三郎，大野裕監訳「DSM-5 精神疾患の診断・統計マニュアル」p.332-343 医学書院　2014

　神経性やせ症の主な特徴として、身体像（ボディイメージ）の障害、強いやせ願望、肥満恐怖に基づく食制限、過食や嘔吐を繰り返すために著しいやせが認められる。

　神経性過食症の主な特徴として、体重は正常範囲内であることが多く、神経性やせ症ほど、やせを来さない。強迫的に多量の食物を摂取し続け、自制が困難な過食を繰り返し、嘔吐や下剤の乱用により体重増加を防ごうとする傾向がある。

　摂食障害にみられる精神症状として、太ることや食べることへの不安に伴うやせ願望、太ることへの恐怖に伴う肥満恐怖がある。さらに、常に太っていると感じるボディイメージの障害から明らかにやせていても太っていると感じ、病識が欠如していることが多い。行動の障害として、不食や過食による食行動の異常が認められる。また、自己誘発性嘔吐、下剤や利尿薬の乱用による排出行動が認められる。神経性過食症では、過食の後に嘔吐を自己誘発し排出することがある。嘔吐を繰り返し、下剤や利尿薬を乱用することにより、カリウムが体内から排出され、低カリウム血症になると不整脈を生じ、重症の場合には心不全を引き起こし死に至ることがある。

　身体症状として、神経性やせ症では、やせに伴う月経異常（無月経）や貧血、脱毛、うぶ毛が濃くなる、徐脈、低血圧、骨量減少、骨粗鬆症が認められる（表2.13）。摂食量の極端な低下にもかかわらず、カロリーを消費するために、運動を頻繁に行うなど過活動となることがある。摂食障害に共通した問題行動として、万引き、自傷行為、自殺企図、薬物乱用を起こすことがある。

　摂食障害の発症要因としては、心理的要因、社会・文化的要因、生物学的要因が複雑に相互に関連して発症する多次元モデルが用いられている。心理的要因では、自己肯定感が低く、完璧主義であったりするが、これは過干渉な養育環境が影響す

表2.13　摂食障害にみられる身体症状

---

1. 拒食、低栄養によるもの

1) バイタルサインや身体所見
　　低血圧、徐脈、低体温、意識障害
　　るいそう、便秘、イレウス、脱水、月経異常（無月経）、不妊、体毛増加、浮腫、皮膚の乾燥、柑皮症、吐きダコ

2) 検査所見
　　貧血、白血球減少、血小板減少、低血糖、低カリウム血症、低ナトリウム血症、低リン血症、高コレステロール血症、腎機能障害、肝機能障害、甲状腺ホルモン低値、ビタミン欠乏、骨粗鬆症

2. 過食や嘔吐、下剤乱用によるもの
　　エナメル質酸蝕、多発性う歯、高アミラーゼ血症、低カリウム血症、不整脈、肝機能障害

るとされる。さらに、成熟拒否や女性性拒否、母子関係や家族の問題、自己同一性の葛藤などの要因も関連する。社会・文化的要因では、ファッションモデルやバレエダンサーなどの専門的職業、ダイエットの流行などが影響するといわれている。生物学的要因では、セロトニンやノルアドレナリンの機能異常、神経内分泌学的な変化、遺伝的要素などが影響する。

2.6.2 症状

(1) 神経性やせ症／神経性無食欲症（拒食症）

　神経性やせ症の発症年齢は14〜18歳に最もよく認められ、青年期女性の0.5〜1%に起こるとされている。性差では男性より女性の方が10倍多い。経過として、単一の病型のもの、神経性やせ症から神経性過食症へ移行するもの、一旦回復した後に再発するものなどさまざまである。10年後の経過では、73.2%が回復し、8.5%が部分回復、13.7%が不良、9.4%が死亡したという報告がある。死因として、低栄養や低血糖発作、心不全、自殺などが報告されている。

　神経性やせ症では、身体面や心理面に対する治療が行われる。身体合併症を予防するために体重増加が必要であるが、体重の回復が治療のゴールではなく、体重増加による利点を患者が自覚できるよう動機づけを行っていくことが重要になる。強引な栄養療法の導入や急激な体重増加は患者との治療関係を悪化させることがあるため、本人と目標を確認しながら計画的に治療を行っていく必要がある。また、家族を交えた疾患教育や栄養指導のアプローチを行っていく。栄養療法の方法にかかわらず再栄養時には全身浮腫、肝機能障害、再栄養症候群に注意する。**再栄養症候群（リフィーディング症候群）**とは、低栄養状態にある患者が急激に栄養補給される際に生じる合併症であり、低リン血症による不整脈や心不全、痙攣、突然死が生じることがあるため、予防のためにリンを補うことがある。

(2) 神経性過食症／神経性大食症（過食症）

　神経性過食症は、神経性やせ症よりも有病率が高く、若年女性の1〜4%とされている。性差では男性より女性の方が多く、発症は思春期後期に認められる。治療では、過食や嘔吐以外にも目を向け、生活が不規則になっていることに気づけるようにかかわっていく。また、過食や嘔吐による合併症や目標とする体重について心理教育を行っていく。食行動を是正しながら、認知の修正を図る認知行動療法も行われる。

(3) 過食性障害（むちゃ食い障害）

　過食性障害は、何度も繰り返して短時間に大量の食物を摂取する障害である。性

差では男性より女性に多い。特徴として、通常よりも早く苦しいくらい満腹になるまで食べることや、空腹を感じていないときでも大量の食物を食べること、自分がどんなに多く食べているかを恥ずかしく感じるため一人で食べる傾向がある。過食に対して自己嫌悪、抑うつ気分、または強い罪悪感を感じることがある。過食は3カ月間にわたり、少なくとも週1回は生じる。治療として、認知行動療法や抗うつ薬による薬物療法が行われる。

2.6.3 臨床検査および心理検査と看護

神経性やせ症では、過食と排出を伴う場合、血清の電解質検査で低カリウム血症が見られる。やせている時期は空腹時血糖が低いことが多く、血清アミラーゼは嘔吐があると高くなる。心電図では、電解質異常によりST部分とT波の変化が見られる。

神経性過食症では、定期的に排出する患者の場合、脱水や電解質異常が見られ、低マグネシウム血症や高アミラーゼ血症を呈する。

2.6.4 薬物療法と看護

神経性やせ症の薬物療法では、対処療法として強い不安や抑うつ症状、強迫傾向が目立つ場合には、少量の抗不安薬や**選択的セロトニン再取り込み阻害薬**（SSRI）を使用することがある。しかし、エビデンスが確立された薬物療法はない。

神経性過食症の薬物療法では、抗うつ薬としてSSRIが過食、嘔吐を抑制する効果があるとされているが、長期の効果は不明である。

摂食障害の事例

18歳女性、両親と2歳年下の妹との4人家族。性格はまじめで責任感が強い。学校での成績は小学校、中学校とも上位で勤勉である。高校は第一志望校に入学した。高校1年生のとき、周りの生徒に足が太いと言われたことをきっかけに、体型を気にするようになった。徐々に上位であった成績は下がっていった。さらに、食事が偏り、一日に何回も体重を測るようになった。自分の部屋ではしきりに食事のカロリーを計算し、カロリーの低い食事を摂取するようになった。しかし、妹には栄養バランスの取れた食事を摂るように強要し、食事に対するこだわりが強くなった。高校では勉強に集中できなくなり、欠席が続いた。ある日、体のだるさやめまいを訴えたため、心配した両親と内科を受診し、精神科を紹介された。診察の結果、神経性やせ症と診断され、医療保護入院となった。入院時の身長は152.5cm、体重は34.6kg（3カ月で約15kg減少、BMI：14.9）であった。本人は「まだ太っているから、やせなければならない。自分は病気ではない」と話した。

2.7 パーソナリティ障害

2.7.1 概念

　パーソナリティ（personality）とは、その人の考え方や感じ方、振る舞い方など一貫性のある認知・感情・行動の特性をいう。似た概念に、人間の精神機能の情意面の特性を現す性格（character）がある。性格の基底にある感情面の先天的な特性は気質（temperament）とよばれる。

2.7.2 診断と症状

　米国精神医学会の DSM-5 によると、パーソナリティ障害とは、その人が属する文化から期待されるものから著しく偏り、広範でかつ柔軟性がなく、青年期または成人期早期に始まり、長期にわたり変わることなく、苦痛または障害を引き起こす内的体験および行動の持続的様式であるとされている。パーソナリティ障害は全般的診断基準（表 2.14）にあるように、その人のパーソナリティ特性の著しい偏りのために、自分や周囲の人々が困難を感じる疾患である。

表 2.14　DSM-5 によるパーソナリティ障害の全般的診断基準

A. その人の属する文化から期待されるものより著しく偏った、内的体験および行動の持続的様式。この様式は以下のうち 2 つ（またはそれ以上）の領域に現れる。

(1) 認知（すなわち、自己、他者、および出来事を知覚し解釈する仕方）

(2) 感情性（すなわち、情動反応の範囲、強さ、不安定さ、および適切さ）

(3) 対人関係機能

(4) 衝動の制御

B. その持続的様式は、柔軟性がなく、個人的および社会的状況の幅広い範囲に広がっている。

C. その持続的様式は、臨床的に意味のある苦痛、または社会的、職業的、または他の重要な領域における機能の障害を引き起こしている。

D. その様式は、安定し、長時間続いており、その始まりは少なくとも青年期または成人期早期にまでさかのぼることができる。

E. その持続的様式は、他の精神疾患の表れ、またはその結果ではうまく説明されない。

F. その持続的様式は、物質（例：乱用薬物、医薬品）または他の医学的疾患（例：頭部外傷）の直接的な生理学的作用によるものではない。

出典）日本精神神経学会（日本語版用語監修）. 高橋三郎，大野裕監訳「DSM-5 精神疾患の診断・統計マニュアル」p.636-637　医学書院　2014

　さらに、DSM-5 ではパーソナリティ障害を症状の類似性に基づいて 3 つの群（A、B、および C）に分類している（表 2.15）。パーソナリティ障害は異なる群の障害を併存することがしばしば認められる。特に、境界性パーソナリティ障害の有病率は一般人口の約 2％とされ、パーソナリティ障害の患者の 30〜60％を占めている。

(1) 境界性パーソナリティ障害

　境界性パーソナリティ障害は、対人関係、自己像、感情などの不安定および著しい衝動性の広範な様式で、成人期早期までに始まり、種々の状況で明らかになる（表2.16）。性差では男性より、女性に多い。発症要因として、患者の生活歴に身体的および性的虐待、養育放棄、敵対的な争い、小児期における親の喪失が認められる。また、他のパーソナリティ障害や抑うつ障害、双極性障害、物質使用障害、摂食障

表 2.15　DSM-5 によるパーソナリティ障害群の分類

> **〈A 群〉奇妙で風変わりに見える**
> ❖猜疑性パーソナリティ障害／妄想性パーソナリティ障害
> 　他人の言動を悪意あるものとして解釈する疑い深さがある。
> ❖シゾイドパーソナリティ障害／スキゾイドパーソナリティ障害
> 　孤立した生活様式と社会的交流への関心が欠如している。
> ❖統合失調型パーソナリティ障害
> 　奇妙で風変わりな行動と魔術的思考により社会性が欠如している。
>
> **〈B 群〉演技的、情緒的で移り気に見える**
> ❖反社会性パーソナリティ障害
> 　他人の権利の無視と無関心による反社会的行動を繰り返し、対人関係が侵害される。
> ❖境界性パーソナリティ障害
> 　対人関係と自己像が不安定で衝動性があり自傷行為や自殺企図を繰り返すことがある。
> ❖演技性パーソナリティ障害
> 　過剰な情動性があり、誘惑的な態度で他人の注意を引こうとする。
> ❖自己愛性パーソナリティ障害
> 　誇大性や自己尊重の肥大、他者から賞賛されたい欲求、共感の欠如がある。
>
> **〈C 群〉不安または恐怖を感じているように見える**
> ❖回避性パーソナリティ障害
> 　引っ込み思案で臆病であり、拒絶に敏感なため対人接触を回避しようとする。
> ❖依存性パーソナリティ障害
> 　依存的で服従しやすく、人生の重大な局面では他人に責任を負ってもらおうとする。
> ❖強迫性パーソナリティ障害
> 　完璧主義、秩序正しさ、頑固さ、感情の制限があり、優柔不断である。

出典）日本精神神経学会（日本語版用語監修）高橋三郎，大野裕監訳「DSM-5 精神疾患の診断・統計マニュアル」p. 635-636
医学書院　2014

表 2.16　DSM-5 による境界性パーソナリティ障害の診断基準

> 　対人関係、自己像、感情などの不安定性および著しい衝動性の広範な様式で、成人期早期までに始まり、種々の状況で明らかになる。次のうち 5 つ（またはそれ以上）によって示される。
>
> (1) 現実に、または想像の中で、見捨てられることを避けようとするなりふりかまわない努力（注：基準 5 で取り上げられる自殺行為または自傷行為は含めないこと）。
>
> (2) 理想化とこき下ろしとの両極端を揺れ動くことによって特徴づけられる、不安定で激しい対人関係の様式。
>
> (3) 同一性の混乱：著明で持続的に不安定な自己像または自己意識。
>
> (4) 自己を傷つける可能性のある衝動性で、少なくとも 2 つの領域にわたるもの（例：浪費、性行為、物質乱用、無謀な運転、過食）（注：基準 5 で取り上げられる自殺行為または自傷行為は含めないこと）。
>
> (5) 自殺の行動、そぶり、脅し、または自傷行為の繰り返し。
>
> (6) 顕著な気分反応性による感情の不安定性（例：通常は 2〜3 時間持続し、2〜3 日以上持続することはまれな、エピソード的に起こる強い不快気分、いらだたしさ、または不安）。
>
> (7) 慢性的な空虚感。
>
> (8) 不適切で激しい怒り、または怒りの制御の困難（例：しばしばかんしゃくを起こす、いつも怒っている、取っ組み合いの喧嘩を繰り返す）。
>
> (9) 一過性のストレス関連性の妄想様観念または重篤な解離症状。

出典）日本精神神経学会（日本語版用語監修）. 高橋三郎，大野裕監訳「DSM-5 精神疾患の診断・統計マニュアル」p. 654-658 医学書院　2014

害（特に神経性過食症）、心的外傷後ストレス障害、注意欠如・多動症を合併することが多い。予後はさまざまであるが、経過の中で境界性パーソナリティ障害と診断されなくなることもあり、社会的機能の改善も期待される。

　症状の特徴として、行動と思考の極端さと激しさがみられる。見捨てられ不安が強く、他人と一定の距離が取れず、些細なことで怒り、怒りの表現が不適切である。また繰り返し自傷行為を行い、操作的言動が認められるためしばしば周囲とトラブルを引き起こす。防衛機制として、自分と他者とを善と悪とに分割するため、感情および自己と他者についての認識に急激な反転が起きる（分裂）。自分が密かに抱いている信念を再認識する目的で、他者にも全く同じ信念をもっているかのように行動するよう働きかけることがある（投影性同一視）。また、あることがまるで起きていないか、起こらなかったかのように反応する（否認）。

　治療的対応として、面接やコミュニケーションの時間、治療構造を決めて限界設定をする。治療者を感情的に揺さぶろうとしてくることがあるが、反応せず、怒らず、冷静に対応し、できることとできないことを伝える。患者が何を言おうとして

いるのか、言葉の裏を読み取っていくことも必要になる。例えば「〜（怒っている）みたいですね。あなたはこんな風に感じているみたいですね」などと対応する。治療者は患者の言動に振り回されることなく、チームで統一した対応を取っていくことが何よりも重要である。また、患者と治療者の間で約束事を決め、何かしてあげるではなく、一貫した対応を保っていく。そのように医療者と接する中で、安定した人間関係の獲得も期待できる。患者が自傷行為を繰り返したり、操作的に振舞ったりする場合、すぐに入院や保護室への隔離などの行動制限を判断するのではなく、患者の訴えを受け止め現実的な対処を行っていく。患者が自身の気持ちを言語化できた際には、報告したことを肯定的に評価することも大切である。

境界性パーソナリティ障害の事例

　20歳女性、両親との3人家族。父親は出張のため自宅を留守にすることが多く、子育ては母親にすべてを任せていた。

　高校は母親の希望で地域の難関校を受験し、合格した。入学後は陸上部に入部したが、徐々にダイエットを始め食事を抜くようになった。心配した母親が食事を摂るように声をかけると、急に大声を上げて怒鳴り、暴力をふるうことがあった。

　卒業後は第一志望の大学ではなく、自宅から通える母親がすすめた第二志望校へ入学した。入学後はアルバイト先の先輩と交際を始め、夜遅くに帰宅することも増え、大学は欠席が目立つようになった。父親が注意すると突然興奮し、物を投げつけ自宅を飛び出して行った。次第に大学やアルバイト先での対人関係にトラブルがみられ、リストカットを行うようになった。ある日、家族と口論になった際、衝動的となり食器棚のガラスを割り、リストカットを行った。そのため両親に付き添われ、精神科を受診し、境界性パーソナリティ障害と診断された。

2.7.3 臨床検査および心理検査と看護

　パーソナリティ障害の検査には、知能検査や性格検査、発達検査が用いられる。検査の際には本人の言動や振る舞いのみならず、家族や周囲の人からの情報や評価も重要になる。パーソナリティ障害の治療としては、従来から精神療法が重視されてきた。具体的には、支持的精神療法、認知療法・認知行動療法、対人関係療法、力動的（精神分析的）精神療法、境界性パーソナリティ障害に対する弁証法的行動療法がある。治療の目標として、自己認識や内省の深化、感情や行動の抑制、直面する問題への対応などがあげられる。

2.7.4　薬物療法と看護

　境界性パーソナリティ障害の感情の不安定さや抑うつ、怒りに対して、抗うつ薬や気分安定薬が用いられる。衝動性や攻撃性に対して、抗精神病薬が有効とされている。薬物療法は有用であるが、慎重に使用する必要がある。治療者と患者との関係に大きな影響を及ぼし、薬物乱用や大量服薬、さらに自殺につながる危険性もあるため注意する。

2.8　習慣および衝動の障害

2.8.1　概念

　この「習慣および衝動の障害」のカテゴリーは、ICD-10 で病的賭博、病的放火（放火癖）、病的窃盗（盗癖）、抜毛癖、その他の習慣および衝動の障害などが分類されていた。特徴は、①明らかな合理的動機がないこと、②患者自身および他の人々の利益を損なうこと、③反復する行為であること、④統制できない衝動に関連づけられていること[1]である。DSM-IV-TR では「他のどこにも分類されない衝動制御の障害」が該当し、間欠性爆発性障害、窃盗癖、放火癖、病的賭博、抜毛癖、特定不能の衝動制御の障害が含まれていた。衝動行為は、しばしば嗜癖的な性格をもち、精神刺激物質なしの嗜癖行動と考えられる。これらの行為をする患者には、平素は明らかな人格の障害は認められず、また幻覚や妄想に基づいた行為ではない[2]。

　精神疾患名やカテゴリー分類は時代とともに変遷しており、病的賭博は ICD-11 では「ギャンブル行動症」に名称が変わり、「物質使用症群又は嗜癖行動症群」のカテゴリーに分類され（表 2.17）、また DSM-5 では「ギャンブル障害」として「物質関連障害および嗜癖性障害群」のカテゴリーへ、抜毛癖は「抜毛症」として「強迫症および関連症群（強迫性障害および関連障害群)」のカテゴリーへ移行している。

　一般的に、自分に不利益もしくは不健康な結果が生じてもやめられない病的な習

表 2.17　ICD-10 から ICD-11 の嗜癖行動症群の診断カテゴリーの変化[a]

ICD-10		ICD-11	
コード	カテゴリー	コード	カテゴリー
F63.0	病的賭博	6C50	ギャンブル行動症
—[b]		6C51	ゲーム行動症
F63.8	他の習慣および衝動の障害	6C5Y	嗜癖行動症、他の特定される
F63.9	習慣及び衝動の障害、特定不能のもの	6C5Z	嗜癖行動症、特定不能

a）表中のカテゴリーは ICD-11 のコード順に並んでいる。
b）表中の「—」は、ICD-10 に収載のないカテゴリー。

出典）樋口進：連載　ICD-11「精神，行動，神経発達の疾患」分類と病名の解説シリーズ各論⑲物質使用症又は嗜癖行動症群、精神神経学雑誌 124：877-884, 2022（https://journal.jspn.or.jp/jspn/openpdf/1240120877.pdf)

慣や行動のことを「嗜癖」といい、対象が薬物などの物質性ではない嗜癖や依存的行動を「行動嗜癖」とよぶ。具体的には、ゲーム、ギャンブル、インターネット、スマートフォン、SNS、買い物、セックス・自慰行為、性的逸脱行為、過食・嘔吐、窃盗、放火など人間の数多くの行動[3]が含まれる。窃盗や放火は明らかに犯罪行為で社会的に問題であるが、これらの習癖の一連の行為プロセスにおける高揚感や、不安、怒り、緊張などの不快感情が軽減することにより、一種の報酬効果となって反復化、習慣化し、問題を自覚しつつもその行動を止めることができない状態が形成されていく。

　嗜癖の定義としては、①ある行動への渇望がある、②そうした行動の制御困難がある、③離脱症状がある、④耐性がある、⑤その行動以外に対する関心の低下がある、⑥その行動に起因する障害があるにもかかわらず行動を継続する、といった物質依存の6つの特徴との共通点を見出すことができる[4]。

2.8.2　診断と症状

(1)　病的賭博（Pathological Gambling）：ギャンブル障害

　ギャンブル（賭博）は、「さらに大きな価値のあるものを得たいという希望のもと、価値のあるものを危険にさらすこと」を意味する（DSM-5）[5]。ギャンブル障害では、ギャンブル行為への強い精神依存があり、捉われ・渇望、制御困難、耐性、心理社会的状態の進行性の悪化が生じる。近年では、**報酬系**とよばれる**脳内ドパミン神経系回路**の関与など、物質依存症との類似性に関する知見が報告されている。

　わが国では、パチンコ、競馬、競輪、競艇などが賭博という違法行為ではなく、遊戯という合法行為として身近に存在しているため、海外の先進国と比して推定患者の割合が高いとの指摘がある。ギャンブルを純粋に楽しいと感じ、ゲームとして楽しむソーシャルギャンブリングの段階では問題ないものの、武勇伝を触れ回り、自分にはその才能があると思い込み、大当たりが待っていると錯覚するようになると要注意である。大金を失うリスクが高いにもかかわらず、当たることを前提にギャンブルで稼ごうとして負けが続き、負けを取り戻すためにギャンブルを繰り返すようになる。仕事や家庭のトラブルが表出し、借金を周囲に隠し、わずかな持ち金もギャンブルに注いで債務等が膨れ、家族や友人はおろか職をも失い、莫大な借金が残される。ギャンブル障害は自発的に治療を求めることはまれで、アルコール依存症より自殺企図が高率であることが知られている[6]。

1)　診断基準

　DSM-5のギャンブル障害の診断基準を**表2.18**に示す。

表 2.18 DSM-5 によるギャンブル障害の診断基準

A. 臨床的に意味のある機能障害または苦痛を引き起こすに至る持続的かつ反復性の問題賭博行動で、その人が過去 12 カ月間に以下のうち 4 つ（またはそれ以上）を示している。

(1) 興奮を得たいがために、掛け金の額を増やして賭博をする要求

(2) 賭博をするのを中断したり、または中止したりすると落ち着かなくなる、またはいらだつ

(3) 賭博をするのを制限する、減らす、または中止するなどの努力を繰り返し成功しなかったことがある

(4) しばしば賭博に心を奪われている（例：過去の賭博体験を再体験すること、ハンディをつけること、または次の賭けの計画を立てること、賭博をするための金銭を得る方法を考えること、を絶えず考えている）

(5) 苦痛の気分（例：無気力、罪悪感、不安、抑うつ）のときに、賭博をすることが多い

(6) 賭博で金をすった後、別の日にそれを取り戻して帰ってくることが多い

(7) 賭博へののめりこみを隠すために嘘をつく

(8) 賭博のために、重要な人間関係、仕事、教育、または職業上の機会を危険にさらし、または失ったことがある

(9) 賭博によって引き起こされた絶望的な経済状況を免れるために、他人に金を出してくれるように頼む

B. その賭博行動は、躁病エピソードではうまく説明されない

該当する数が 4〜5 つは軽度、6〜7 つは中等度、8〜9 つは重度と判断される

出典）日本精神神経学会（日本語版用語監修）. 高橋三郎，大野裕監訳「DSM-5 精神疾患の診断・統計マニュアル」p.578
　　　医学書院　2014

2) 治療

　「ギャンブル等依存症対策基本法」が 2018（平成 30）年に公布され、専門医療機関、支援相談機関、自助グループなどの支援に資する情報は以前より得られやすくなった。アルコールや薬物依存の自助グループと同様に、精神療法と家族支援、社会支援に加えて当事者同士の支え合いの力は大きい。**ギャンブラーズ・アノニマス（GA）**などのミーティングが各地で開催されている。自分とギャンブルの関係がどのようであったか、何が起こったか、今どのようであるかを見つめ、回復に向けた取り組みが継続される。

(2) 放火症・病的放火（Pyromania）

　純粋に火をつける行動への強迫的な欲求や衝動が特徴で、計画的で意図的な放火が繰り返される。行為の前に緊張の高まりがあり、放火行為のすぐ後で強い興奮を伴うとされる。

　放火行為は、精神遅滞、統合失調症の幻覚妄想、物質中毒、反社会性パーソナリティ障害によることが多く、小児期や青年期の放火は、注意欠如・多動症や適応障

害と関連しているとの報告もある。定義上はこれらの障害による場合は病的放火とは診断しない[7]。

　現在の操作的診断基準において、完全な除外診断を行った放火症は存在しないとも言われるが、フロイト（S. Freud）による火の中にセクシュアリティの象徴を見出す主張もあり、精神医学にとって探究すべき重要な疾病概念であることには違いない。ホモサピエンスが生活の中で火を扱うことができる唯一の種であることや、狂気の代表的呼び名であったマニー（mania）を含む「Pyromania パイロマニア」という病名が現代まで消滅することなく受け継がれていることなど、人間の文明と切り離せないテーマなのである。

　放火症という病態に該当はしないが、いくつかの文学において、火に魅了され、社会的影響を顧みることなく放火行為に至る人の精神の奥底に、鬱屈するエネルギーが潜んでいることが著わされている。三島由紀夫による『金閣寺』は、大学生の僧侶見習いが放火に至った心理を描いた文学作品としてあまりにも有名であるが、池波正太郎の人気シリーズである『鬼平犯科帳』にも放火魔が登場する。作中に登場する船頭は、妻の浮気相手に抗えない屈折したマグマのようなエネルギーを放火により発散させたところが火付けの始まりであったが、その浮気問題が解決した後も、憂さ晴らしについ火を見たくなって行為に及ぶのである。普段の仕事ぶりは実直で人柄もよいが、この時代の放火は死罪であり、その罪は免れないという取り締まり側の葛藤も表現されている。

　現在の精神科医療において、放火は司法との絡みで取り扱われる機会が多く、「放火症」の診断基準が精緻化されてきてはいるが、今後もこの疾病概念は変遷していく可能性がある。しかし、臨床的には診断概念に拘泥するより種々の精神医学的障害の 1 症候として病的放火を広く問題にすることに意義がある[8]といえる。

　条件反射制御法（CRCT）を、物質使用障害だけでなく放火をも対象としていく取り組みがあり[9]、治療ガイドラインの確立に向けて、今後のエビデンスの蓄積が待たれる。

1）診断基準

　DSM-5 の放火症の診断基準を**表 2.19** に示す。

　放火症の本質的特徴は、意図的で目的をもった放火のエピソードが複数回見られることである（基準 A）。わが国の放火症の有病率などに関する信頼できるデータはないが、通常何らかの併存症をもっており、純粋な放火症はまれである。

表 2.19　DSM-5 による放火症の診断基準

A. 2 回以上の意図的で目的をもった放火

B. 放火の行為の前に緊張感または感情的興奮

C. 火災およびそれに伴う状況（消化設備、その使用法、結果）に魅了され、興味をもち、好奇心をもち、惹きつけられること

D. 放火したときの、または火事を目撃したり、またはそこで起こった騒ぎに参加するときの快感、満足感、または開放感

E. その放火は、金銭的利益、社会政治的イデオロギーの表現、犯罪行為の隠蔽、怒りまたは報復の表現、生活環境の改善、幻覚または妄想への反応、または判断の障害の結果（例：認知症、知的能力障害、物質中毒）によってなされたのではない

F. その放火は、素行症、躁病エピソード、または反社会性パーソナリティ障害ではうまく説明されない

出典）日本精神神経学会（日本語版用語監修）．高橋三郎，大野裕監訳「DSM-5 精神疾患の診断・統計マニュアル」p.467
　　　医学書院　2014

(3) 窃盗症・病的窃盗 (Kleptomania)

　病的窃盗は、衝動的な盗みの行動が特徴で、物を盗む衝動を抑えることに何度も繰り返し失敗する。「クレプトマニア」は DSM-5 で「窃盗癖」から「窃盗症」と改称され、（秩序破壊的・衝動制御・素行症群）の章に移され分類された。お金があるのに万引きしてしまい、お金を払って買い物しようと思って店に入ってもいつの間にか万引きしてしまう、警察に捕まっても万引きが止まらないなどの行動があれば、窃盗症が原因であることが疑われる。窃盗症の一般人口中有病率は、DSM-5 では 0.3〜0.6％とされており、これは DSM-5 に報告されているギャンブル障害の障害有病率 0.4〜1.0％に匹敵するほどの高率である[10]。

　摂食障害にクレプトマニアが併存することが知られている[11]。元マラソン選手が手記を公開している[12]が、自身で「もう万引きはしない」と決意しても、またその行為を行なってしまう。その盗品の価格は決して高価なものではなく、数百円のもので実用価値や金銭的利益を追求するためではなく、衝動や欲求の充足のために行われる。通常、行為の前には緊張感の高まりを意識し、行為の最中および直後には満足感を伴うとされ、男性はギャンブルに、女性は万引きに走るとも言われる。窃盗行為の後で強い罪悪感から留置場で自殺を考えるなど後悔を経験することも少なくなく、社会的孤立から重症化する。

1) 診断基準

　DSM-5 の窃盗症の診断基準を**表 2.20** に示す。

表 2.20　DSM-5 による窃盗症の診断基準

A. 個人的に用いるものでもなく、またはその金銭的価値のためでもなく、物を盗もうとする衝動に抵抗できなくなることが繰り返される

B. 窃盗に及ぶ直前の緊張の高まり

C. 窃盗に及ぶときの快感、満足、または解放感

D. その盗みは、怒りまたは報復を表現するためのものではなく、妄想または幻覚への反応でもない

E. その盗みは、素行症、躁病エピソード、または反社会性パーソナリティ障害ではうまく説明されない

出典）日本精神神経学会（日本語版用語監修）．高橋三郎，大野裕監訳「DSM-5 精神疾患の診断・統計マニュアル」p.469　医学書院　2014

2）治療

　回復には専門的な治療が必要で、専門治療を行う精神科医療センターなどでの入院治療と地域での継続的な自助グループへの参加などがある。時間を要するが、回復に向かっている当事者には、治そうという本人の意思とともに新たな環境が大切である。精神看護の立場からは、病的窃盗を精神疾患として捉え、治療により回復するということを理解したうえで、その人を犯罪者として捉えるのではなく、辛さに寄り添い、治療意欲を支えていく姿勢が求められる。

(4) 抜毛症（トリコチロマニア・Trichotillomania）

　抜毛行為は、通常、緊張や不安を軽減するために行われ、抜毛したときに安心感を得られる場合がある。ICD-11 では、「衝動制御群」ではなく「強迫症または関連症群（OCRD）」に移行した。DSM-IVでは「衝動制御障害」に、DSM-5 では「強迫関連障害」に分類されており、強迫スペクトラムのひとつとして、衝動性の障害があるとされる。

　この疾患は、自身の体毛（頭髪、まつげ、眉毛など）を強迫的に抜く行為が習癖になったもので、それにより体毛の一部がなくなってしまう状態である。抜いた毛を口に入れて食毛がみられる場合もある。

　男性よりも女性に多くみられ、好発年齢は学童期から思春期であるが、成人後も辞められなかったり、他の精神疾患を併発することもある。最初のきっかけは無意識的なもので、強迫性障害（OCD）の強迫観念のような先行する思考はなく、不安や緊張の一時的な反応として見られるか、子どもの心の葛藤表現とされている。

　抜毛の習癖に、早期から気づかれることは少なく、多くは家族が発見して受診に至る。体毛の喪失パターンは多様で、体毛が薄い領域と完全に脱毛している領域が生じ、円形脱毛症のように境界が鮮明ではない。

1）診断基準

DSM-5 の抜毛症の診断基準を**表 2.21** に示す。

表 2.21　DSM-5 による抜毛症の診断基準

A.　繰り返し体毛を抜き、その結果体毛を喪失する

B.　体毛を抜くことを減らす、またはやめようと繰り返し試みる

C.　体毛を抜くことで、臨床的に意味のある苦痛、または社会的、職業的、または他の重要な領域における機能の障害を引き起こしている

D.　体毛を抜くこと、または脱毛は、他の医学的疾患（例：皮膚科学的状態）に起因するものではない

E.　体毛を抜くことは、他の精神疾患の症状（例：醜形恐怖症における本人に認識された外見上の欠陥や傷を改善する試み）によってうまく説明されない

出典）日本精神神経学会（日本語版用語監修）．高橋三郎，大野裕監訳「DSM-5 精神疾患の診断・統計マニュアル」p.249　医学書院　2014

2）治療

　抜毛行為に気づいたとき親は、つい「やめなさい」と叱ってしまうことになるが、叱るのではなく、無意識にしている抜毛行為に気づかせるなど、動作を自覚させる指摘に留めるようにする。抜毛は一種の自傷行為とみなされ、子どもが言語化できないこころの現れと捉えられる。患児の性格として、自己主張が少ない大人しい子が多く、あるがままの自分を受け入れてもらえないことや、自分のペースを認めてもらえないことへの不満や怒りが強く抑圧されていることが問題の本質にある[13]と指摘されている。秘めた親への攻撃性をもつ場合、強迫的な傾向が強く、その面への積極的な心理的治療を行っていく。薬物療法が有効な場合もある。

　抜毛や脱毛などの小児の毛髪疾患の治療は、児童精神科医や、より日常的に患者にかかわる保護者、学校教諭、皮膚科医や小児科医による支持的かつ受容的なかかわりとストレス軽減への配慮が重要である[14]。このため、学校や家庭などの子どもの日常生活圏域での支援が望まれる。

2.8.3　行動嗜癖関連の健康問題に対する看護について

　行動嗜癖の本質的な理解としては、意思の力では対処ができず、本人の意思の問題に帰することなく、医療につなげていくことが第一のステップになる。しかし、わが国におけるアディクション問題は、社会問題の大きさに比して専門医療機関は不足しており、治療薬や診療報酬項目も未整備である。窃盗と放火は犯罪であり、被害者の人権擁護と救済がなされなければならないことは言うまでもない。ギャンブルも一般的には風紀の乱れとして歓迎されない行為であるため、表に見える行為

だけを取り上げると、当事者の責任や特性の問題という認識をもたれやすく、治療につながりにくい傾向にある。周囲の人が「本人の努力の問題ではなく、病気がそうさせている」と認識するためには、ある種の社会的寛容（tolerance）の態度が必要なのかもしれない。看護者には人を裁く立場ではなく、病気の回復を支援していく役割を与えられているため、司法の手に委ねる際にも、行動嗜癖は処罰で改善しないことを踏まえて、本人や家族にとっての最善策を考えながら、周囲の関係者の相互理解を得られるような姿勢を保つことが望ましい。

　例えば、高校の教員が、窃盗症で苦しむある生徒が万引きをした際、紋切り型に人の物を盗むことは悪いことだと指導するのか、「これは精神科的な病気の症状ではないか」との見立てでかかわっていくかで、子どものその後の人生が変わってくることもある。しかし多くの場合、前者が通常の反応であり、窃盗症という精神疾患があることは広く知られてはいない。ある精神科の看護師は、窃盗症の入院患者の万引き行為について、店主に謝罪と説明をしている。理解を得られる人もいれば、なぜ外出させるのかと怒りを看護師に向けられる方もいる。さらにいえば、違法薬物を所持・使用する大学生に対しても、精神科の治療機関につなげるよりも、警察通報を教育者側に求めるのが世間の感覚でもある。専門的学習を深めて、社会の軋轢や人々との狭間で絶望の淵にいる人の傍に看護者として存在するとき、アディクション問題は治療可能な病気であること、回復に向かう手立てがあること、仲間や支援者がいることを伝えていきたい。そのためには、支援機関への道を閉ざさず、機会を提供できる知識をもち、当事者との関係をつくり、共通の理念で対応できる仲間を増やして支援者とのネットワークを構築しておくなど、私たち一人ひとりができることを普段から少しずつ増やしていくこと、また看護者自身が自身のメンタルヘルスを保持していくことが大切である。

2.9 性別違和
2.9.1 セクシュアリティの概念

　セクシュアリティとは、生涯を通じて人であることの中心的側面[1]をなすものであり、人の性的な事柄を包括的に示す概念である。性的特徴（Sexual Characteristics）、性同一性・性自認（Gender Identity）、性役割（Gender Role）、性的指向（Sexual Orientation）、恋愛感情の指向（Romantic Attraction）などで構成される。また、性別もセクシュアリティの構成要素であり、生物学的な性別である「セックス（Sex）」と社会・心理学的な性別である「ジェンダー（Gender）」がある。

2.9.2　性別違和をもつ人の特徴

(1) 性別違和の臨床的特徴

　性別違和をもつ人は、その人が指定されたジェンダー（多くは、出生時に確認された性的特徴に基づき、助産師や医師などに割り当てられたジェンダー）と、その人が体験し、表出するジェンダーとの間に著しい不一致があることによって、苦痛や社会機能上の障害を引き起こすことを特徴としている[2]。ここで注意が必要なのは、その人にとっての苦痛の中心は身体的な性別にあるのではなく、指定されたジェンダーによって「男として生きなければいけない」、「女として生きなければいけない」といった社会役割的な側面にあると言うことである。

　性別違和をもつ人の臨床的特徴としては、性別違和に伴う苦痛や不快感に加えて、性別に関する社会規範に沿わないことによる対人関係上の困難が広く見られ、差別、身体的・性的暴力、ハラスメント（いじめや嫌がらせ）の対象となりやすい。また、家族内の不適切な態度や拒絶、学校での不適応や登校拒否、就労困難など、日常生活における機能障害に発展するおそれがある。さらに、精神健康上の問題を抱えて、何らかの精神疾患を併存することがあり、うつ病、不安障害、適応障害、摂食障害、物質関連障害などの割合が高いことが報告されている。自殺念慮および自殺企図を経験する割合が性別違和をもたない人に比べて高いという報告から、自殺のリスクを評価して自殺を予防する介入が必要になることもある。

　ここでの注意点として、指定されたジェンダーと体験しているジェンダーが一致しない人すべてが上記のような困難を経験するわけではなく、周囲からの理解やサポートが得られるなど、個別性が尊重される環境において、「その人らしさ」をもって生活している人もいることを添えておく。

(2) 性別違和の発症時期

　発症時期として、2歳ほどの幼少期から性別違和を示すこともあれば、青年期以降に明らかになることもある。小児期と青年期・成人期など、発達段階によって臨床像が異なることも特徴である。

(3) 性別違和の疫学と発症メカニズム

　有病率は、出生時が男性の成人では0.005〜0.014％、出生時が女性の成人では0.002〜0.003％である[2]。ただし、疫学研究における推計に含まれる人は、専門外来を受診して性別違和の診断基準を満たした人に限定され、専門外来を利用できない人や治療を求めていない人は含まれていないことから、実際の有病率は実際よりもはるかに高い可能性がある。

　性別違和の発症メカニズムは解明されておらず、生物学的、心理社会学的要素が

複雑に影響し合うことによると考えられている。

(4) 性別違和をもつ人の性別の表現

　性別違和をもつ人の性別について、指定されたジェンダーが女性、その人が体験し、表出するジェンダーが男性であり、性的特徴や性役割をより男性的に変えようとしている、あるいは変えた状態にある人を「FTM（Female to Male）」や「トランス男性」と表現し、指定されたジェンダーが男性、その人が体験し、表出するジェンダーが女性であり、性的特徴や性役割をより女性的に変えようとしている、あるいは変えた状態にある人を「MTF（Male to Female）」や「トランス女性」と表現する。その人が体験し、表出するジェンダーが女性または男性どちらにも規定できない状態にある人については、「FTX（Female to X）」や「MTX（Male to X）」、「Xジェンダー」と表現することもある。

2.9.3 性同一性障害からの名称変更

(1) 性別違和への変更（DSM-IV-TR から DSM-5 へ）

　米国精神医学会による精神疾患の診断・統計マニュアルのDSM-IV-TR[3]では、診断名を**性同一性障害**（Gender identity disorder）として、診断基準を「反対の性に対する強く持続的な同一感」、「自分の性に対する持続的な不快感、またはその性の役割についての不適切感」、「その障害は、身体的に半陰陽を伴っていない」、「その障害は、臨床的に著しい苦痛、または社会的、職業的、または他の重要な領域における機能の障害を引き起こしている」と規定していた。DSM-IV-TRでは、性別を「男性」か「女性」のどちらかであり、人生において一貫したものであるとする二元論的な捉え方を前提としていた。しかし、性同一性・性自認のあり方は「男性」、「女性」、「中間」、「どこにもあてはまらない」など多様性があること、ジェンダーのあり方そのものは精神疾患ではないこと、精神疾患に分類されることによるスティグマ化の指摘など、脱病理化の世界的ムーブメントがあり、2013年改訂のDSM-5[2]では、性同一性障害から**性別違和**（Gender Dysphoria）に名称と診断基準が変更された。

　DSM-5においては、性別違和の診断基準を「その人が体験し、または表出するジェンダーと、指定されたジェンダーとの間の著しい不一致」、「その状態は、臨床的に意味のある苦痛、または、社会、学校または重要な領域における機能の障害と関連している」ことを規定している。さらに、性分化疾患がある場合は併記することになっており、性分化疾患を内包する疾患概念となっている。

(2) 性別不合への変更（ICD-10 から ICD-11 へ）

　世界保健機関（WHO）による疾病及び関連保健問題の国際統計分類（International

Statistical Classification of Diseases and Related Health Problems : ICD)においても、脱病理化の流れに沿って大きな転換があった。

　国際疾病分類第 10 版（ICD-10）[4] では，性同一性障害（Gender identity disorder）が「精神および行動の障害（Mental and behavioural disorders）」に精神疾患として分類されていた。しかし、2018 年に公表され、2022 年 1 月から施行された ICD-11[5] では、性同一性障害から**性別不合**（Gender incongruence）に名称と診断基準が変更され、「性の健康に関連する状態（Conditions related to sexual health）」に分類されることになった。

　精神疾患の分類からは外れることになったものの、ICD のリストに残ることで、身体的治療を希望する人は医療を受けることができる方向で議論が進められている。

2.9.4　性別の取り扱いの変更

　性別違和をもつ人にかかわる日本の法制度として、平成 15 年 7 月 16 日法律第 111号「性同一性障害者の性別の取り扱いの特例に関する法律[6]」（施行日：令和 4 年 4月 1 日）がある。

　性別違和をもち、2 名の医師による診断が一致し、性別の変更を希望する（生物学的には性別が明らかであるにもかかわらず、心理的にはそれとは別の性別であるとの持続的な確信をもち、かつ、自己を身体的および社会的に他の性別に適合させようとする意思を有する）人が家庭裁判所に請求し、以下の要件を満たすことで審判を受けることができる。

1. 十八歳以上であること。
2. 現に婚姻をしていないこと。
3. 現に未成年の子がいないこと。
4. 生殖腺がないこと又は生殖腺の機能を永続的に欠く状態にあること。
5. その身体について他の性別に係る身体の性器に係る部分に近似する外観を備えていること。

　家事審判事件の司法統計によると、法律が施行されてから令和 5 年度までに 1 万2 千人を超える人の性別変更が認められている[7]。

2.9.5　性別違和の治療

　性別違和の治療目的は、性別違和に伴う苦痛をもつ人が自身の性同一性・性自認を模索し、しっくりする性役割を見出すこと、また本人の健康全般、心理的安寧、生活の質、ウェルビーイング、自己充足が最大化することである[8]。

　性別違和の治療を希望する人への治療は多様な選択肢があり、適用される介入の回数や種類、手順はそれぞれに異なる。治療の選択肢には大きく分けて、性別違和の問題を模索するとともに苦痛を緩和する方法を見出すための精神療法、性別違和を緩和するために身体を女性化あるいは男性化するためのホルモン療法、二次性徴を変える手術および/あるいは一次性徴を変える手術療法が存在する。

　国によって医療制度や法制度が異なることから、性別違和をもつ人が受けられる治療は国によって異なる。日本においては、前述の多様な治療から選択されたものが、本人の状況や治療環境が整えば受けることができる。なお、性別違和の治療を実施する医療者の治療指針として、学際的な専門職組織である世界トランスジェンダー・ヘルス専門家協会（The World Professional Association for Transgender Health）のケア基準[8]を参考に、日本精神神経学会・性同一性障害に関する委員会によって作成された「性同一性障害の診断と治療のガイドライン（第4版改）[9]」が広く用いられている。

　どのような治療をどのような順番で受けるかは、本人の自己決定に委ねられる。治療は画一的に精神療法、ホルモン療法、手術のすべてを受けなければならないというものでも、侵襲度の低い順番に段階的に受けなければならないというものでもない。ただし、本人が自己責任のもとで意思決定を行うために、治療に関する十分な理解が前提としてあり、診断の手続きと精神科領域の治療を省略することはできないことがガイドライン[9]に明記されている。

(1) 精神療法

　精神療法は性別違和をもつ人の性同一性・性自認を変えることや性別違和の緩和を意図して行うものではなく、ジェンダーに関連する問題を模索し、性別違和があるならば、それを緩和する方法を見出すための支援を行うものである。性別違和の治療を求める人に対して、主に精神科の主治医と心理の専門家が精神的サポートと実生活経験（Real Life Experience）を実施する。精神的サポートは、これまでの生活史の中で、性別違和のために受けてきた精神的、社会的、身体的苦痛について、十分な時間をかけて注意を傾けて聴き、受容的・支持的、かつ共感的に理解する。また、家族や職場にカムアウトを行った場合に、どのような状況が生じるかを具体的にシミュレーションしながら、カムアウトの範囲や方法、タイミングなどについて検討する。必要に応じて、家族面接で理解と協力を求める、職場や産業医などとの連携をとるなどの方法も検討する。実生活経験は、どのようなジェンダーで、どのような生活を送ることが自分にとって相応しいのか、既にどれだけ実現できているのかなどを検討させ、実現に向けての準備や環境作りを行っていく。その過程で、

本人が希望するジェンダーでの生活を揺るぎなく継続できるか、生活場面でどのような困難があるのかを明らかにしていく。特に実生活経験は、不可逆的な身体的治療（ホルモン療法、手術）の意思決定において非常に重要である。

(2) ホルモン療法

　精神療法の過程に基づき、性別違和を緩和することを目的に、身体を女性化あるいは男性化するためのホルモン療法が実施される。ホルモン療法によって、性ホルモンとしての直接的な効果と視床下部－下垂体系抑制による性腺刺激ホルモン分泌の低下を介した効果が期待される。

　MTF の場合、エストロゲン製剤やゲスタゲン製剤の投与を行う。その効果として、乳腺組織の増大、体脂肪の再分布、筋肉量の減少、皮膚の軟化、性欲減退、勃起力の低下、精巣重量の減少、精子形成の減少、体毛の変化などが起こり得る。

　FTM の場合、アンドロゲン製剤の投与を行う。その効果として、筋肉量の増加、体脂肪の再分布、月経の停止、陰核の肥大、声の低音化、体毛の変化などが起こり得る。ホルモン療法は本人が期待する効果だけでなく、ホルモン投与に起因する副作用（心臓血管系の疾患リスクの増加など）が出現する可能性があることから、利害を判断する能力の確認、医療的モニタリングの継続が必要である。

(3) 手術

　精神療法の過程に基づき、性別違和を緩和することを目的に、二次性徴を変える手術および/あるいは一次性徴を変える手術が行われる。性同一性・性自認により一致させるために、手術を必要とする人は多い。MTF の場合、二次性徴を変える手術として、豊胸手術、声の女性化手術、顔の輪郭形成術、甲状軟骨の縮小術などがあり、一次性徴を変える手術として、陰茎切除術、精巣摘出術、膣形成術、外陰部形成術がある。FTM の場合、二次性徴を変える手術として、乳房切除術、乳頭縮小術、男性型胸部形成などがあり、一次性徴を変える手術として、子宮/卵巣摘出術、膣閉鎖術、陰茎形成術、尿道延長術、陰嚢形成術がある。それぞれの治療法はニーズに応じて選択される。これらの手術によって明確な身体的変化を実感し、あらゆる生活場面（パートナーとの付き合い方、プールや入浴施設の利用、医療機関の受診など）で、より気持ちを楽に過ごすことができるようになり、心理的安寧、生活の質、ウェルビーイングが高まることが期待されている。なお、性器に関する手術を実施する際には、生殖機能を失う不可逆的な治療であること、合併症（不整形な輪郭、瘢痕など）のおそれがあること、期待に相応する効果が得られない可能性があることを念頭に、本人の十分な理解能力を前提とした説明と同意、手術後のケアと継続的な経過観察が必要である。

(4) 治療選択に関わる意思決定のプロセス

　性別違和を緩和するために、本人がどのような意思決定をし、どのような治療を選択するかは、多様な治療が選択可能であることから個別性が高い。例えば、性役割やジェンダー表現を変えるだけで十分という人もいれば、ホルモン療法が必要で、できる限り性役割上の変化を必要とするが、手術は必要ないという人、逆に手術は必要で、できる限り性役割上の変化を必要とするが、ホルモン療法は必要ないという人もいる。個別性の高さを前提として、本人が治療を希望して医療機関を受診した際に、医療者は、本人の性同一性・性自認を確認し、その性同一性・性自認に見合う表現方法の選択肢をともに模索し、性別違和を緩和するための医学的治療について十分な情報を得たうえで本人が意思決定できるように援助することである。

2.9.6 臨床場面に応じた性別違和をもつ人への看護

　性別違和の有病率は低く、国内の専門医療機関は少ないものの、看護師や助産師、保健師といった看護職は、医療機関の外来や入院病棟、訪問看護、相談機関、学校などさまざまな場で性別違和をもつ人とかかわる機会がある。

　ジェンダークリニックなど性別違和を主な対象疾患とする医療機関においては、専門的な性別違和の治療にあたる医療チームの一員として、看護師がその専門性をもって役割を果たしていく。また、専門医療機関以外でも、精神科、産婦人科、泌尿器科、形成外科、内科、その他の診療科において、性別違和をもつ（もしくは併存する）患者に看護を提供する。また、訪問看護を利用する患者の自宅、保健所や保健センターなどの相談窓口においても当事者とかかわる可能性がある。性別違和の治療や相談業務に携わる頻度にかかわらず、看護職が性別違和をもつ人に看護を提供する場面は少なからず存在している。

(1) 外来診療における看護

　患者の多くは、病院を受診するまでにさまざまな葛藤を抱えている。相当な覚悟をもって受診した患者が外来におけるスタッフの対応や設備上の不備によって不快な思いをしたり、受診を躊躇・断念したりすることのないように、患者が不安や恐れ、苦痛を感じている可能性があることを理解し、患者の思いに十分に配慮した対応が求められる。患者が尊厳を保ち、安心して、なおかつ快適に受診できるように治療環境を整えることは看護師の重要な役割である。

1) 性別違和への配慮

　性別違和をもつ人の違和感の程度はさまざまであるように、治療の有無、氏名や性別の戸籍変更の有無、振る舞い方はさまざまである。例えば、受付などで健康保

険証や診察券、カルテに表記される戸籍上の名前に準じてフルネームでよぶ場合には、患者の性同一性・性自認と一致しない名前（特に「下の名前」）を使用することで、性別違和を強めたり、周囲の視線を感じたりなど苦痛を感じさせるおそれがある。そのため、姓のみを用いる、通称名を用いるなど本人が苦痛を感じないように工夫する必要がある。姓だけでは本人確認ができない場合には生年月日をあわせて用いるなど、状況に応じた、名前の確認にこだわらない方法を検討していく。患者の服装や態度は性同一性・性自認と明らかに一致している場合もあれば、それらが曖昧で不明瞭な場合もある。いずれの場合も患者の思いが尊重され、安心して治療に専念できるように、プライバシーが保たれる状況で患者の希望を聴き、話し合う機会をもつことが大切である。

　なお、厚生労働省から「被保険者の性別表記について」、「被保険者の氏名表記について」の通知が出ている（表2.22）。既に健康保険証に関する配慮に加えて、診察券の性別表記をなくす、問診票の性別欄を見直す、呼び出しの際には個別対応を行うなど、組織全体で取り組んでいる医療機関が増えてきている。

　また、性別違和をもつ患者が外来の診療科（特にFTMの患者が産婦人科を受診する場合など）の待合室で過ごす際に、違和感や嫌悪感、いたたまれなさを感じ、患者の強い不安が戸惑いや頑なな態度として表出されることもある。看護師は患者の思いを受け止め、丁寧に対応するとともに、施設内で調整のうえ、患者にとって違和感が少なくて済む診療科の診察室や待合室を使用してもらうこともひとつの方法として考えられる。

　患者との会話の際に、患者が自分の声（性別特有のピッチ）に嫌悪感を抱き、周囲に聴こえることを避けたいと感じている場合がある。このような場合でも、ある程度まとまった会話が必要なときにはプライバシーの保たれる場所に移るなど、患

表2.22　被保険者の性別氏名表記について

「国民健康保険被保険者証の性別表記について」　厚生労働省通知（平成24年9月21日）
・戸籍上の性別を記載してほしくない人を対象 ・保険者がやむを得ない理由があると判断した場合 ・被保険者証における性別の表記方法を工夫してもよい
「被保険者証の氏名表記について」　厚生労働省通知（平成29年8月31日）
・性同一性障害をもち、通称名の記載を希望する人を対象 ・保険者がやむを得ないと判断した場合 ・被保険者証における氏名の表記方法を工夫してもよい ・裏面を含む被保険者証全体として、戸籍上の氏名を確認できるようにする

者の思いに配慮した対応をとることが望ましい。

　さらに、病院内のトイレについて、男女が明確に分かれていることや入口が人目につきやすいことで使用しづらいと感じることが多いため、男女共用のトイレ（多目的トイレなど）を使用してもらうなど配慮が必要である[10]。トイレ以外でも性別によって分けられる設備は病院内に多数存在するため、本人の意向を確認しながら、個々のケースにあわせた実際的な対応をとることが求められる。同時に、組織として性別に関係なく使用できる設備を増やすなど療養環境の整備を行なっていく。

2)　公平な看護の提供

　以上のように、患者の思いに配慮した対応が必要となる一方で、「特別扱いされたくない」、「普通にしてほしい」という意見も存在する。診療に関する専門的なケアを提供しながらも、他の疾患同様、分け隔てなく、質の高い看護を通常通りに、公平に提供されることが望ましい。公平に看護を提供するということは、性別違和の患者を一律に特別に対応することではなく、患者の希望する対応はそれぞれ異なることを認識し、個別性を尊重し、個々のニーズを把握しながら看護を提供するということである。

3)　患者の思いを受け止めること

　バイタルサインのチェックや採血などの処置の際に、診察室や面接室では語られなかった不安や気掛かりを看護師にぽつりと話す場合がある。そのときには、即座に解決できないとしても、患者の思いをしっかりと受け止め、患者と話し合い、必要に応じて具体的な方法をともに検討していくことが大切である。また、内容によっては患者の了解を得て、主治医をはじめとする医療チーム内で情報を共有し、対応を検討していく必要がある。

　患者の思いに寄り添い、きちんと配慮される開かれた組織であることが伝わるように、組織全体での雰囲気づくり、仕組みづくりが求められる。

(2)　身体的治療における看護

　精神療法と実生活体験を踏まえて、ホルモン療法や性別適合手術を含む手術療法といった身体的治療を希望する患者に対して、看護師は身体的治療による身体的および精神的影響を理解したうえで、患者の意思決定を支援するため、医療チームの一員として治療の説明や検査、処置などを実施していく。

(3)　入院病棟における看護

　性別適合を目的とした入院に限らず、性別違和をもつ人が入院治療を必要としたときに、患者の尊厳を保ち、快適な療養環境を整えるために看護師は重要な役割を果たす。

1) 性別違和への配慮

　病棟ではトイレや浴場といった設備のみならず病室そのものも性別で分けられているため、性別違和への配慮を要する場面は多岐にわたる。トイレは男女共用のトイレ（多目的トイレなど）を使用してもらい、浴場に個室がない場合は一人で入れるように時間調整を行うなどの配慮を行う。病室はベッドコントロールの難しさはあるが、可能であれば個室を使用し、大部屋であれば実現可能な範囲で、周囲（他患や面会者など）とのかかわりによって苦痛を感じないように調整を行う。プライバシーが保たれるようにカーテンなどで工夫する。患者がデイルームなど病室の外に出るのが難しい場合には、配膳するなどベッドサイドでの対応を検討する。

　ここで注意すべきは、個別対応が目立つことで、かえって患者が特別な存在であると他患もしくは本人から認識されないようにすることであり、患者が孤立しない、孤独を感じない配慮も同時に必要である。いずれの対応も、患者本人の希望を確認しながら行っていく。

　また、患者の名前の呼び方については、姓のみや通称名など本人の希望する呼び方を用いる。事故防止に十分に留意したうえで可能であれば、患者の病室や食事の配膳時に用いられるネームプレートなども対応させることで、呼び方による苦痛や不快感を回避することができる。

2) 生活の質を高める支援

　患者の希望に応じて、話し方や声の出し方、振る舞い方、MTFの場合は化粧や整髪の仕方、服装や下着の選び方などについて、実施可能な範囲でアドバイスや情報提供を行うことで、患者の生活の質を高める肯定的な支援となり得る。

3) スタッフ間の調和

　入院病棟においては、患者にかかわるスタッフの構成が外来より複雑となるため、病棟でかかわるスタッフ間で患者への対応に調和がとれていることが重要である。その際に、看護師はコーディネーターとして重要な役割を果たすことになる。

2.10 知的障害（精神遅滞）

2.10.1 概念

　知的障害（精神遅滞）は単一疾患ではなく、人生の早期における知的能力の遅滞であり、適応能力に障害があることを主徴とする状態である。ICD-10によると、精神遅滞（mental retardation）は、「精神の発達停止、あるいは、発達不全の状態であり、発達期に明らかになる全体的な知的水準に寄与する能力、例えば、認知、言語、運動、および社会的能力の障害によって特徴づけられる」[1]と定義されている。

　有病率は一般人口の約 1 ％であり、年齢によって変動する。男女比はおよそ 1.6 ：1（軽度）〜1.2 ：1（重度）である[2]。2016（平成 28）年の調査によると療育手帳所持者（知的障害）は、5 年前と比較すると 30 万人以上増加し、全国で 96.2 万人と推計されている。年齢別に見ると、18 歳未満の者が 21.4 万人、18 歳〜65 歳の者が 58.0 万人、65 歳以上の者が 14.9 万人となっている[3]。

　知的障害の原因は多岐にわたる。主な原因として、遺伝子の病気・先天性代謝異常（フェニルケトン尿症など）・脳形成異常といった出生前の要因のものと、低酸素性虚血性障害・外傷性脳損傷・感染・中毒性代謝症候群や中毒（例：鉛、水銀）などの出生後の要因のものがあるが、原因が特定されないものも少なくない。

　生まれつき知的に障害がある場合は、幼年期は同年齢の子どもと一緒に遊ぶことができても、就学前くらいになると数字や文字を用いたカード遊び、スポーツやゲームなど複雑なルールが理解できず一緒に遊ぶことが難しくなる。しかし、知的に障害はあっても学習能力は保たれているので中等度以下であれば仕事につくことは可能である。単純な作業に黙々と取り組んだり、言語を用いない特殊な技能を身につけて働く、工芸や絵画の分野で卓越した才能を発揮することもある。ただし、状況を十分に理解できない場合や、できないことをうまく質問することができないなどコミュニケーションに課題が生じることも少なくない。さらに、知的障害が原因というより、二次的に引き起こされる問題によって生活しづらくなるという影響もある。こうした体験の繰り返しの中で、自己肯定感の低下や、周囲の人から利用される、虐待の対象となる可能性すらあるので、あたり前の人としての尊厳を保ち、本人なりのペースで成長していることを支持的に見守る環境が必要となる。

2.10.2 分類

　知的障害は軽度から最重度までの 4 つに分類できる（**表 2.23**）。分類をする理由のひとつは医療的な側面である。現時点で知的障害を根治するような薬物療法は見つかっていない。そのため、周辺症状のコントロールができるよう医療提供につなげる。もうひとつは、福祉サービスの視点である。福祉サービスは支援の必要量と、

表 2.23　ICD-10 知的障害分類

カテゴリー	精神遅滞	IQ 範囲	精神年齢	割合*
F70	軽度	50〜69	9〜12 歳未満	85%
F71	中等度	35〜49	6〜9 歳未満	10%
F71	重度	20〜34	3〜6 歳未満	3〜4%
F72	最重度	20 未満	3 歳以下	1〜2%

＊DSM-Ⅳ-TR

限られた財源のバランスを図りながらサービスを提供するものである。判明するタイミングは、障害の程度により差はあるものの、中程度以上の場合、3歳児健診までに発見されることが多く、程度の軽い場合は、小学校入学時期にわかる場合や学習内容が高度化していく中で判明することも少なくない。

(1) 軽度知的障害

言語の使用と理解に遅れが見られたとしても、身辺の生活や日常生活には支障のない程度である。幼児期においてははっきりとした遅れを認めないことや、周囲が障害に気づかずに適応していることも少なくない。自閉症、その他の発達障害、てんかんなどを合併することもある。

(2) 中等度知的障害

幼児期からの発達の遅れが見られ、特に言語使用と理解に加え、身辺の行為や運動能力に発達の遅れが見られる。学力の達成速度は遅く、小学校中学年程度に留まる。さまざまなレベルが含まれるが、完全に自立した生活ができることは少ない。支援により人付き合いや伝達、単純な仕事はできるようになる。

(3) 重度知的障害

著しい運動障害やその他の合併する障害が見られる。顕著な中枢神経系の障害、あるいは発達不全の存在が見られる。

(4) 最重度知的障害

早期から全般的な発達の遅れが見られ、言語の理解と使用は制限される。てんかんや視覚、聴覚の障害、また、動けないか、動くことが著しく限られる移動の障害も見られる。自己の欲求を満たすことも難しく、常に他者の援助や管理を要する。

2.10.3　知能検査

知的障害を判定する指標のひとつに**知能指数**（Intelligence Quotient：IQ、100が平均値）がある。この指数は、病院や児童発達支援センターなどで知能検査を受けることによって明らかとなる。知能とは、単に記憶、学習した知識を応用するだけではなく、自分にとって新しい課題を解決するための合理的思考、効率的対処に関するものである。知能指数は実年齢に対する精神年齢の程度であり、知能指数＝精神年齢÷生活年齢×100で示される。検査をすることで、学校や家庭などでさまざまなつまずきの原因を把握し、その対処方法を模索することもできる。つまり、知能検査は早期診断を可能にし、本人、ご家族などが今後の生活における対応策や可能性を広げる側面がある。

(1) 田中ビネー式知能検査

　対象年齢は2歳〜成人である。精神発達の速さは、同じ年齢の子どもであっても個体差がある。そこで、特定の年齢の子どもが50〜70%回答できるテスト項目を作成し、発達水準（精神年齢）に達しているかを評価できる検査である。この検査の特徴は、概観的知能検査である。つまり、全体的な知能の発達度（IQ）はわかるが、知的機能の詳細についてはわからない。

　検査の一例として、4本足のうち1本足が足りないイラストを見せられて、それのどこがおかしいかを答えるといった絵の不合理の課題や、机や壁などを叩きそれを頭の中で数えられるかといった打数かぞえなどの課題、牛や金魚の絵を見て「これ何？」と聞かれる叙述言語能力を問われる課題などである[4]。

(2) ウェクスラー式知能検査

　ウェクスラー式知能検査には、年齢に応じて児童版のWISC（Wechsler Intelligence Scale for Children、通称**ウィスク**）、成人用のWAIS（Wechsler Adult Intelligence Scale、通称**ウェイス**）、幼児用のWPPSI（Wechsler Preschool and Primary Scale of Intelligence、通称**ウィプシ**）の3種類がある。年齢別に判定できるが、重度の知的障害は対象外である。日本語版では、WISC-V、WAIS-IV、WPPSI-IIIが最新である（2022年2月現在）。

　この検査の特徴は、複数のテスト（下位検査）の結果を総合した全検査IQの他に、知的機能の領域ごとの指標が算出できることである。例えばWISCであれば、言語理解、知覚推理、ワーキングメモリー、処理速度が算出される。言語理解は言語を用いて物事の概念を理解し、表現する力、視覚推理は、視覚的な情報を正確に捉え、理解し、表現する力、ワーキングメモリーは、視覚情報を短時間に記憶し、操作する力、処理速度は、視覚的に捉えた情報を理解し、表現する力である。IQ、各指標ともに平均が100となるように作られているため、得意、不得意の判断に使うことができる。

2.10.4 療育手帳

　療育手帳は知的障害のあることを証明する障害者手帳である。この制度は、療育手帳制度要綱によると、「一貫した指導・相談を行うとともに、これらの者に対する各種の援助措置を受け易くするため、知的障害児（者）に手帳を交付し、もって知的障害児（者）の福祉の増進に資することを目的とする」とある。つまり、取得することで就労や経済的なサポート、福祉サービスなどが受けられる制度である。制度は自治体によって異なるが、概ね18歳以前に知的機能障害が認められ、それが持

続していること、知的検査によって測定された知能指数が 75 以下（70 以下の自治体もある）であること、日常生活に支障を来していることや、医療、福祉、教育、職業面などを統合的に検討する。申請は各市区町村の担当窓口で行い、18 歳未満は児童相談所、18 歳以上は知的障害者更生相談所で判定、都道府県知事または指定都市市長が交付する [5]。

　障害の程度により等級の区分が分かれ、受けられるサービスの適用範囲も違いがある。基本的には重度「A」と重度以外の中軽度「B」の 2 つの区分に分けられる。重度は知能指数が概ね 35 以下で、食事、着脱衣、排便および洗面など日常生活の介助、異食、興奮などの問題行動を有する。または、知能指数が概ね 50 以下であって盲、ろうあ、肢体不自由などを有する者である。重度以外の者が B となる。以下にサービスの一部を紹介する。

　①就労支援：成人であれば、障害者雇用として、一般の求人以外に働く選択肢が増えたり、障害に応じた配慮や支援を受けやすくなる。

　②経済的な支援：各種手帳と同様、税金の優遇や手当て金の支給、バスや電車、美術館や映画などの料金が割引になるサービスを行っているところもある。

　③生活上の支援：外出の際のサポートや日常生活のサポート、訓練などの福祉サービスの他、入所施設やグループホームといった生活する場所の支援もある。

2.10.5　知的障害の特性と対応

　知的障害を抱える者の特性から彼らが置かれている状況を理解しようとすることが重要である。例えば、知的な遅れから、勉強を得意としないことで学業面からは達成感をもちにくく、あきらめ癖がつく、抽象概念の理解が苦手ということで同年代の遊びには入れない、言葉による表現が苦手で SOS が出せないこともあるだろう。さらに、音や光などの感覚の過敏さや先の見通しがもてない場合の不安の増大、睡眠障害、ひいては社会的に不適切な行動を叱られて養育された経験から自己肯定感の低下や、年相応の健全な成長発達がなされにくいことも考えられる。つまり、知的障害そのものに加え、孤立や精神疾患の併発などにより二次的な問題が生じて、生きづらさにつながってしまうこともある。二次的な問題として、不眠や過度な過敏、多動や衝動性などの症状、ときに自傷や他害行為、激しいこだわり、大声や奇声、粗暴行為に発展することもある。知的障害という特性を変えることはできないので、環境を調整したうえで改善が見込めない場合には薬物療法の対象となることもある。

2.10.6 知的障害における薬物療法

　知的障害に特効のある薬物療法はなく標的となる症状への対処療法であり、環境調整を含めた他の支援と並行して行う。それを踏まえたうえで薬物療法は、本人の生活に支障を来している症状の緩和、もしくは、社会的に不適切な暴力、自傷行為などの行動により本人の安全が守れない場合に行われる。ただし、症状や行動上の理由を査定するために感染症や内分泌異常、てんかんなどの可能性を除外することは必要である。

　知的障害における精神科の薬物療法は、各自の状況、症状にあわせて統合的に判断する。一例として、睡眠障害があるのであれば睡眠導入剤を、てんかんや青年期までの攻撃性と自傷行為であれば抗てんかん薬、衝動性であればコンサータなどの中枢神経刺激剤、成人の自傷行為、パニックなどには非定型抗精神病薬、反復する自己刺激行動には定型抗精神病薬、不安や抑うつには抗不安薬や抗うつ薬、強迫症状には抗うつ薬（SSRI）などの投与の可能性がある。注意することは、向精神薬の副作用である。何かしらの副作用が見られることが多く、言語化できれば調整の可能性は広がる。しかし、自らSOSを出すことを得意としない者であれば、支援者は言語的訴えのみに注目するのではなく、観察と確認を繰り返し、判断した抽象的な表現ではなく、5W1Hで現象を具体的に、かつ単文で伝えるよう配慮する。

2.10.7 知的障害の看護

　知的障害における生活上の問題は本人の知的能力と環境との相互作用によって引き起こされる。そのため、本人の生育歴や現病歴などの背景を把握し、これまで体験してきたことの語りを促し、理解しようとすると同時に行動を観察して表出された症状を捉えることが重要である。

　背景を知ることで本人の特性を踏まえたかかわり方が可能になる。知的障害を抱える人の個別性は多様であるが、一般的に、初めてのことや新たな環境に慣れるには時間を要したり、身体を上手く動かせず、どこかぎこちない態度や姿勢の人、手先が不器用で細かい作業を苦手とする人などもいる。なかには、人の気持ちを想像することが苦手で、思ったこと感じたことをそのまま言ってしまう、明確な理由がなければ集中できず、かつ、一度に記憶できる情報が少ない、自己決定が苦手、抽象的な質問をすると答えられないことなどもある。

　看護師として、彼らが苦手とすることのみに着目せず、得意な個性を認めて生きづらさを軽減することが支援の本質となる。そのため、相手をコントロールしようとせず、目標が達成できないときには高すぎた目標を再検討するなど、本人なりの

努力や工夫を承認して、可能な限り「あるがまま」を受けいれる姿勢が望まれる。そして、障害を抱える人の支援は中長期に及ぶため、継続性を担保することが重要である。

2.11 心理的発達の障害
2.11.1 概念

心理的発達の障害は、ICD-10 コードにおける F80－F89 に含まれる障害が該当する（表 2.24）。この群は、DSM-5 における神経発達症群（神経発達障害群）と多くの部分で重複している。

この障害群には次のような共通点がある。

❑発症は、乳幼児期あるいは小児期であること。

表 2.24　心理的発達の障害

Code	分類名
F80	会話および言語の特異的発達障害
F81	学力の特異的発達障害
F82	運動機能の特異的発達障害
F83	混合性特異的発達障害
F84	広汎性発達障害
F88	他の心理的発達障害
F89	特定不能の心理的発達障害

❑中枢神経系の生物学的成熟に深く関係した機能発達の障害あるいは遅滞であること。
❑寛解や再発が見られない固定した経過であること。

障害される機能としては、学習または実行機能の制御といった非常に特異的で限られたものから、社会的技能や会話および言語、協調運動まで多岐にわたる。これらの発達障害は、通常、女児よりも男児の方が多い。発達障害の特徴として、同様の障害あるいは類似した障害が家族歴に認められ、遺伝要因が強くかかわっていることがわかっている。しかし、多くの症例で病因は不明であり、それぞれの発達障害の境界は不明瞭であると同時にしばしば複数の障害が併発する。

2.11.2 分類と症状・検査・治療
(1) F80 会話および言語の特異的発達障害

この障害は、発達の初期の段階から言語習得の正常的な発達が損なわれる障害である。言語の発達が、標準化された検査の評価で 2 標準偏差以上の遅れを示すなら異常と見なされる。全般的な知能に比べて言語習得の特異的遅れが著しい場合に、会話および言語の特異的発達障害と診断される。先天的な聴覚障害がある場合には、言語習得は遅れるが、こうした場合は特異的発達障害ではない。DSM-5 においては、コミュニケーション症群とほぼ等しい。以下のような下位分類がある（表 2.25）。

表 2.25　会話および言語の特異的発達障害下位分類

Code	下位分類名	概　要
F80.0	特異的会話構音障害	話音の省略、歪み、あるいは置き換え等の症状があり、発音の誤りは、その小児の属する世界での日常の話し方と照らし合わせても明らかに異常である。構音障害の程度は、その小児の精神年齢の正常な変異の範囲を超えているが、非言語的知能は正常範囲内にある。表出性および受容性言語能力は正常範囲内にある。
F80.1	表出性言語障害	表出性言語障害は、正しく言葉を理解しているにもかかわらず、言葉を使う能力が同年齢の水準を著しく下回る障害である。語彙が乏しく、複雑な文章の作成や言葉の想起といった言語技能が、期待される水準より低下する。受容性言語能力は正常範囲内ある。
F80.2	受容性言語障害	受容性言語障害は、言語の理解が同年齢の水準を下回る障害である。事実上すべての症例で、表出性言語も著しく障害され、うまく話すことが困難となる。受容性言語における遅滞の重症度がその小児の精神年齢の正常範囲を超え、広汎性発達障害の基準がみたされていないときに診断される。
F80.3	てんかんに伴う後天性失語[症]（ランドウ・クレフナー症候群）	病前に正常な言語発達を示していた小児が、表出性および受容性言語能力の両方を失う障害である。全体的な知能は保たれており、聴覚障害はない。眠っている時の脳波検査で脳全体に拡がるてんかん性異常波が持続するという所見が認められ、多くの症例でてんかん性痙攣発作も伴う

(2) F81 学力の特異的発達障害

1) 症状

　この障害は、発達の初期の段階から学習技能の正常的な発達が損なわれる障害である。その障害は、学習機会の欠如のためではなく、後天的な脳損傷や疾患、知的能力障害によるものではない。学習能力の特異的発達障害は、下位分類の**特異的読字障害、特異的書字障害、算数能力の特異的障害**の3つが代表的なものであり、DSM-5においては**限局性学習症（限局性学習障害）**として統一された呼称となっている。限局性学習症には下位分類はないが、読字の障害を伴うもの、書字表出の障害を伴うもの、算数の障害を伴うものが該当する場合には、それぞれ特定することとされている。

（i）特異的読字障害

　特異的読字障害の症状は、文字をひとつひとつ拾って読んでしまう（逐次読み）、小さい「ゃ」「ゅ」「ょ」「っ」や音を伸ばす「ー」などが読めない、単語あるいは文節の途中で区切ってしまう（チャンキングの障害）、読み始めを誤る、なかなか読み出せない、文の中で読んでいる箇所を見失う、「ろ」や「る」など形の似ている文字を見分けにくい、読んだことを思い出せないといった、読むことに関する種々の困難さである。文字の読みの障害があると結果的に書字の障害も呈するため、「発達性

読み書き障害」とも称される。

(ii) 特異的書字障害

特異的書字障害の症状は、年相応の漢字を書くことができない、句読点を忘れる、書き文字がマスや行から大きくはみ出る、間違った助詞を使う、文字を書く際に余分に線や点を書くといった、文字や文章を書くことに対する困難さである。

(iii) 算数能力の特異的障害

算数能力の特異的障害の症状は、数の大小や順番がわからない、九九がいつまでも覚えられない、簡単な数字や記号が理解できない、暗算はできるのに筆算ができないといった、計算だけではなく数字を扱うことに対する困難さがある。

これらの困難さが、小児の年齢やIQに対して期待される水準から2標準誤差劣り、それぞれの能力を必要とする学業の成績あるいは日常生活に明らかな支障を来すのであれば、学習能力の特異的発達障害と考えられる。

努力しても学習能力は向上しないため、学習に対する意欲を失い、学習技能を要する活動に従事することを回避または抵抗するようになる。また、周囲から「努力が足りない」「怠惰である」と誤解されることで自責的になり、すべての事柄に消極的となることや抑うつ症状を呈することもある。

2) 臨床検査および心理検査

(i) 問診および診察

発達歴、養育歴、教育歴、家族歴、既往歴、病歴、学校での様子などを詳細に聴きとり、CTやMRIを行い身体学的ならびに神経学的所見から、環境的要因や情緒障害、視聴覚障害がないことを確認する。

(ii) 全般的知能検査

標準化された知能検査（**ウェクスラー系検査**；WISC-ⅣやWAIS-Ⅲ）を行い、全般的知能が正常範囲（IQ＞70）にあることを確認する。同時に他の神経心理学的検査も施行し、対象児の認知機能の特性をみる。

(iii) 各特性の検査

さまざまなアセスメント用の検査があるが、評価の方法として、「読み」「書き」「算数」に関する課題の実施結果を同年齢の健常児のデータと比較し、平均値から2標準偏差以上の差がある場合に異常と判定するものが多い。学習状況に関して、2学年以上の遅れがあることが基準となることもある。以下に代表的な検査を示す。

① ひらがな音読検査課題

かな表記の単音、特殊音節を含む単語（有意味単語）、非単語（無意味単語）、単文の4種類の音読課題について小学校1〜6年生の健常児データ（所要時間とエラー

数の平均値）と比較することによって評価する。

② 小学生の読み書きスクリーニング検査（Screening Test of Reading and Writing for Japanese Primary School Children：STRAW）

　ひらがな、カタカナの1文字と単語、漢字単語（2学年以降）の5種の課題からなり、学年別に各20問、それぞれ音読と聴写（口頭指示された文字・単語を聞き取って書くこと）を行う。課題は当該学年の問題を使用する。

　算数障害の診断における標準化された学習評価検査は日本ではまだ確立されていない。認知機能評価として、図形の問題に限局している場合にはReyの複雑図形の模写や再生を施行し、数の量的概念に関する検査としては線分・円描写課題などを用いる。

3）治療

　発達障害の原因となっている脳機能の不具合を薬物などによって治療することはできないため、治療の中心は心理社会的治療と患児への教育的支援となる。心理社会的治療として、ペアレント・トレーニングや障害児・者が自らの障害特性を知ること、家庭や学校での環境調整がある。教育的支援としては、対象者が苦痛でなく楽しんで実施できるような学習方法を提案していく。その際、苦手なことを強要しないことが重要である。また、障害特性にあわせ、文字を大きくしたり、パソコンやタブレット端末などの読み上げなどを活用したりといった、補助的、代替的手段を考えていくことも必要となる。

4）看護の視点

　発達障害は、脳の機能障害であり、それだけで入院の対象となるものではない。主病は別にあり、学力の特異的発達障害が併存している形が主であると考えられる。看護としては発達障害の障害特性を把握し、障害特性にあわせた配慮（イラストを使った説明など）をしつつ、主病に対してケアを行う。発達障害のある人の多くは多大なストレスを抱えていることや自尊心が低下していることが多いため、心のケアも重要となる。また、注意点として、障害特性は単純に見てわかるものではないことや、発達障害は知的能力障害や他の発達障害が併発しやすいこと、障害特性には濃淡があることを踏まえる必要がある。そのため、診断のみに捉われるのではなく、対象者一人ひとりの障害特性をしっかりと理解することが重要である。

(3) F82 運動機能の特異的発達障害

　この障害は、全体的な知能の遅れや、先天的あるいは後天的神経障害によっては説明できない、協調運動の発達の機能障害である。障害が、主として含む微細あるいは粗大な協調運動の範囲はさまざまであり、運動障害の個々のパターンは年齢に

よって異なる。運動機能の発達は、標準より遅れ、構音障害の合併がみられることがある。症状として、歩き方全体がぎこちない、走る、跳ぶ、階段の昇降を覚えるのが遅いことや、靴ひもを結ぶこと、ボタンの掛けはずし、キャッチボールの習得に困難を来しやすい。DSM-5 においては、発達性協調運動症と呼称される。他の発達障害に併発することが多くみられる。

(4) F83 混合性特異的発達障害

この障害は定義が不完全であり、適切に概念化されていないが、F80〜F82 のうち 2 つ以上の診断基準を満たす機能異常がある場合に用いられる。

(5) F84 広汎性発達障害

広汎性発達障害は、相互的な社会関係とコミュニケーションにおける質的障害、限局した常同的で反復的な関心と活動によって特徴づけられる障害群である。この障害群には、以下の下位分類がある（表 2.26）。

これらの障害群は、いずれも「社会性の障害」「言語的コミュニケーションの障害」「こだわり行動への固執性」という特徴が見

表 2.26 広汎性発達障害下位分類

Code	下位分類名
F84.0	小児自閉症
F84.1	非定型自閉症
F84.2	レット症候群
F84.3	他の小児期崩壊性障害
F84.4	精神遅滞および常同運動に関連した過動性障害
F84.5	アスペルガー症候群

られる。そのため、障害を区別する臨床的有用性も科学的妥当性も薄いと考えられ、DSM-5 においては、**自閉スペクトラム症（自閉症スペクトラム障害）**として、レット症候群などの一部の例外を除いて下位分類を包括した単数形の診断概念となっている。ICD-11 においても、同様に自閉スペクトラム症としてまとめられている。現在では、広汎性発達障害やアスペルガー症候群の名称は、法律の中など、限られたところでしか使用されておらず、2019 年度の第 109 回看護師国家試験においては、「自閉症スペクトラム障害」の名称で問題が出題されている。よって、下位分類ごとの説明ではなく、自閉スペクトラム症（Autism Spectrum Disorder : ASD）についての解説を行うこととする。

1) 症状

ASD は、社会的コミュニケーションおよび対人的相互反応における持続的な障害と、行動、興味、または活動の限定された反復的な様式をもつ発達障害である。ウイングは、ASD を、社会性、コミュニケーション、想像力の 3 領域に、質的な違いが発達期から存在する障害であると特徴づけている（ウイングの三つ組み）。

① 社会的コミュニケーションおよび対人的相互反応における持続的な障害

相手との適切な距離感がわからない、話がうまくかみあわない、興味や感情の共

有が難しい、人の表情や話し方から感情を読み取ることが苦手、言葉の理解や使い方、イントネーションが独特、視線があわない、人の気持ちを察して話したり行動したりすることが難しい、暗黙のルールを理解できないといった、言語的・非言語的コミュニケーションの異質さや、他者への共感性の欠如を示す。

② 行動、興味、または活動の限定された反復的な様式

何かに没頭するとまわりが見えなくなる、物事の手順に強いこだわりがある、些細なことが気になって作業が進行しない、優先順位を判断することが難しい、手を反復的に動かしたりくるくる回ったりなど自己刺激的な常同運動、特定のものに限定された興味や執着といった特性をさす。これは、想像力の質的な偏りと考えられる。目に見えない概念をイメージして把握することが難しく、見通しがもてないことへの不安から、安心感を求め常同的なことへの固執となる。

③ 感覚刺激に対する過敏さまたは鈍感さ

その他の特性として、音、光、人との接触、においなどに対して敏感さや鈍感さをもっていることが多い。ちょっと触られただけでも痛みを感じたり、特定のにおいがとても苦手で、石鹸のにおいに苦痛を感じたりすることもある。反対にひどく鈍感な場合もあり、怪我をしていても痛がらなかったり、寒さや暑さを感じずに服装が気温にあっていなかったりすることがある。

これらの症状が、社会的活動に障害を引き起こす場合に ASD と診断される。

2）臨床検査・心理検査および診断

診断は、直接観察、発達歴、養育歴、教育歴、家族歴、既往歴、病歴、学校での様子などを詳細に聴きとり、診断基準に適合するかどうかの評価によって行う。また、知的能力障害などの併発がないか、知能検査や心理テストも行われる。診断にあたっては、障害特性の把握のために、診断・評価用アセスメント・ツールが用いられる。

自閉スペクトラム症の診断・評価用アセスメント・ツールのゴールド・スタンダードと考えられているのが、**自閉症診断面接改訂版**（Autism Diagnostic Interview-Revised：ADI-R）と**自閉症診断観察検査第 2 版**（Autism Diagnostic Observation Schedule, Second Edition：ADOS-2）である。いずれも DSM に対応している。ADI-R は親への半構造化面接で実施され、2 歳の幼児から成人までの対象に使用でき、発達早期および現在の行動特性だけでなく、対象者の強みである能力など、支援に役立つ情報を得ることもできる。ADOS-2 は本人の直接観察による検査であり、対象は1 歳の幼児から成人まで使用できる。年齢と言語水準によって 5 つのモジュールに分けられ、標準化された検査用具や質問項目を用いて半構造化された場面を設定し、

対人的スキル、コミュニケーションスキルを最大限に引き出すように意図されており、行動観察の結果を数量的に段階評定できる。

3）治療

　ASDの特性は、脳の機能障害であり、現在のところ治すことはできない。そのため、療育と心理社会的治療が中心となる。療育とは、治療と教育をあわせた言葉であり、障害のある子どもの発達を促し、自立して生活できるように援助する取り組みをさす。脳機能の問題によって引き起こされる不適応行動や認知の困難さは、適切な対応を指導し、認知しやすい環境を整えることで改善されていく。自閉スペクトラム症児・者への支援として、よく行われるものに、**応用行動分析**（Applied Behavior Analysis）、**構造化**、**感覚統合訓練**がある。

4）応用行動分析

　オペラント条件づけの理論を背景とした、学習による行動修正を行う支援方法である。オペラント条件づけとは、自発的な行動の後に報酬（罰）を与えることによって、その直前の行動をする頻度が高くなる（低くなる）現象のことをさす。原則としては、罰は与えず、報酬を与えることによって、望ましい行動の出現を促していく。この支援方法は、ASDのみならず、その他の発達障害、後述する多動性障害などに対しても有効である。

5）構造化

　構造化は、主に自閉スペクトラム症児やその家族の支援を目的として開発された包括的なプログラムである**TEACCH**（Treatment and Education of Autistic and related Communication handicapped Children）で用いられている、特徴的な手続きである。自閉スペクトラム症児・者は「いつから」「いつまで」「どこで」「なにを」「どのように」するのかの見通しが立たないと不安を感じる。構造化はそれらの情報を写真、イラスト、文字、色分けなどを使って視覚的にわかりやすい環境をつくることである。例えば、時間の構造化は、いつからいつまでに何をすればよいかがわかる一日のスケジュール管理表、週間予定表、時間割表などがあてはまる。

6）感覚統合訓練

　感覚統合とは、適切な行動をとるために感覚情報を処理したり組織化したりしていくことである。この感覚統合の働きが不十分な場合、感覚過敏や感覚鈍麻だけでなく、言葉の遅れや、落ち着きのなさ、協調運動の障害などが出現する。感覚統合訓練とは、さまざまな遊びや運動を通して感覚刺激を提供する中で、それらの感覚を意識・自覚させ、感覚統合を促していくリハビリテーション方法である。

　心理社会的治療としては、SST（Social Skills Training）や認知行動療法を行い、

社会への適応方法や感情のコントロール方法が学べるよう支援していく。

2.11.3 看護

　ASD は、脳の機能障害であり、それだけで入院加療となることはない。看護の対象となるケースには、発達障害に加え、何らかの併存症がある。自閉スペクトラム症がある場合、聴覚や臭覚過敏から他患者がいる病院環境に苦痛を感じやすい。また、触覚過敏から治療や検温が苦痛に感じることがあったり、こだわりから検査スケジュールが変更になるとストレスを感じてしまったりということがある。さらには、コミュニケーションの食い違いも起きやすく、入院環境は多大なストレスとなる。そのため、障害特性やこだわりを把握し、静かな落ち着ける環境を用意するなどの環境調整を行っていくことが重要である。また、上述した構造化の手法を取り入れ、説明やスケジュールは紙面で図示するなど視覚化していくこと、あたり前だと思うようなことであっても丁寧に説明していくことが必要となる。ASD があると、生きづらさを感じ、自尊心が低下していることが多い。自尊心の低下は、気分障害や不安障害といった二次障害を引き起こす原因となる。こうした二次障害を予防するためには、障害特性を把握して対応すればよいというだけでなく、対象者がどのようなことを思い、どのようなことに悩んでいるかを知る必要がある。そのうえで気持ちに寄り添い、自尊心が向上していくようなかかわりをする。

2.12 小児期および青年期に発症する行動および情緒の障害

2.12.1 概念

　この「小児期および青年期に発症する行動および情緒の障害」に含まれる障害群を表 2.27 に示す。この障害群は DSM-5 と大きく分類が異なっている部分であり、DSM-5 には、「小児期および青年期に発症する行動および情緒の障害」に該当する障害・疾患の分類はない。ICD-11 においても大きな見直しが加わり、分類自体がなくなっている。この障害群の概要は、心理的発達の障害よりも発症時期が遅く、小児期および青年期に現れると考えられる行動と情緒に関する障害・疾患を、雑多に集めたものといえる。

表 2.27　小児期および青年期に通常発症する行動および情緒の障害

Code	分類名
F90	多動性障害
F91	行為障害
F92	行為および情緒の混合性障害
F93	小児期に特異的に発症する情緒障害
F94	小児期および青年期に特異的に発症する社会的機能の障害
F95	チック障害
F98	小児期および青年期に通常発症する他の行動および情緒の障害

2.12.2 分類と症状・検査・治療

(1) F90 多動性障害

この障害は、早期の発症、著しい不注意と持続した課題の遂行ができないことを伴う調整できない多動を特徴とする。下位分類として、活動性および注意の障害 (F90.0)、多動性行為障害 (F90.1) の 2 つと、その他分類不能の多動性障害 (F90.8, F90.9) がある。多動性行為障害は、活動性および注意の障害に F91 の行為障害が合併しているものである。この障害は、DSM-5 においては、神経発達障群に分類されており、**注意欠如・多動症**（注意欠如・多動性障害）(Attention Deficit/Hyper-activity Disorder：**ADHD**) と呼称されている。なお、看護師国家試験においては、ADHD として出題されているため、ここでは ADHD について解説する。

1) 症状

ADHD の特徴は、集中力が続かず注意力が散漫な「不注意」と落ち着きがなく行動をコントロールできない「多動性」、衝動を止めることができない「衝動性」である。不注意症状としては、不注意な間違いを何度もする、課題を集中して続けられない、活動を計画立てて行うことが難しい、もの忘れをよくする、外的な刺激ですぐに気が散ってしまうなどがある。多動性と衝動性は、言葉の通り、手足をそわそわ動かしたり、しゃべり過ぎたりする落ち着きのなさと、自分の順番を待ったりすることが苦手で、相手の話を遮ってしまうような衝動的な行動をさす。これらの症状が、6 カ月に渡り存在し、社会的活動に悪影響を及ぼす場合に ADHD と診断される。ADHD には、不注意優勢タイプ、多動性－衝動性優勢タイプ、不注意＋多動性および衝動性が混じった混合タイプの 3 種類ある。

2) 臨床検査・心理検査および診断

診断は、ASD と同じく、直接観察、発達歴、養育歴、教育歴、家族歴、既往歴、病歴、学校での様子などを詳細に聴き取り、診断基準に適合するかどうかの評価によって行う。また、知的能力障害などの併発がないか、他の器質性疾患がないか、知能検査や心理テスト、血液検査や CT なども行われる。診断にあたっては、障害特性の把握のために、診断・評価用尺度が用いられる。

ADHD の評価尺度として、有名なものは「**ADHD-RS** (ADHD-Rating Scale)」「**Conners 3**」「**CAARS** (Conners Adult ADHD Rating Scale)」がある。

(i) ADHD-RS

ADHD-RS は、ADHD の診断基準に沿った不注意、多動性-衝動性に関する 18 項目を 4 段階で評価していく評価尺度になる。これは学校版と家庭版に分かれており年齢別に基準となる点数も設定されている。

（ⅱ）Conners3

　この評価尺度は 1960 年代にジョンズ・ホプキンス病院のコナーズ博士が精神科を受診した青少年の問題を把握することを目的に両親や学校の先生が記入できる尺度を開発したことをきっかけに作成されたものである。この評価尺度は親用、教師用、本人用がありロングバージョンで親用 110 項目、教師用 115 項目、本人用 99 項目となっており、ショートバージョンはそれぞれ 41 項目で構成されている。

（ⅲ）CAARS

　上記のコナーズの成人版の評価尺度になる。日本語版があり、18 歳以上の成人を対象に本人用と家族用の 2 種類があり 66 項目の質問から構成されている。

3）治療

　ADHD の治療は心理社会的治療と薬物療法の 2 つがあげられる。治療の手順としては、まずは心理社会的治療を実施し、それでも対応が困難である場合に薬物療法が併用される。ADHD 薬は、ノルアドレナリンやドパミンの量を調節したり、作用を増強させたりして、脳内の情報伝達を改善することを目指したもので、その有効率は、70〜80％ともいわれている。覚醒度の向上や集中力の改善など不注意、多動性−衝動性に効果が認められる。しかし、ADHD の症状は、薬を飲んでも完全になくすことはできず、ADHD の症状を自覚して、それを克服する手段を自ら身に着けていくことが、治療の最終的な目標となる。現在、わが国で使用されている ADHD 治療薬を**表 2.28**に示す。

表 2.28　ADHD 治療薬

製品名	コンサータ	ストラテラ	インチュニブ	ビバンセ
一般名	メチルフェニデート	アトモキセチン	グアンファシン	リスデキサンフェタミン
発売年	2007 年	2009 年	2017 年	2019 年
種　類	中枢刺激薬	非中枢刺激薬	非中枢刺激薬	中枢刺激薬
主な作用	ドーパミン・ノルアドレナリンの再取り込み阻害	ノルアドレナリンの再取り込み阻害	アドレナリン α2A 受容体の刺激	ドーパミン・ノルアドレナリンの再取り込み阻害、遊離促進
適応年齢	6 歳以上	6 歳以上	6 歳以上	6〜18 歳
効果の持続時間	およそ 12 時間	終日にわたる効果	終日にわたる効果	およそ 12 時間
副作用	食欲不振・不眠・体重減少	頭痛・食欲減退・眠気	傾眠・血圧低下・頭痛	食欲不椎・不眠・頭痛

4）看護

　ADHD は、他の発達障害と同じく、それ単体では入院治療となることはない。ADHD も障害特性の強さが一人ひとり違うことや、発達障害が重複することがあるため、

画一的な対応はない。まずは対象者の障害特性を把握することが重要である。ADHDは障害特性として、不注意があるため、医師や看護師の説明を聴いていられないことや聴いても覚えていられないなどのことが起こる。そのため、何かを説明するのであれば、できるだけ静かで刺激の少ない場所で、端的にひとつずつ説明し、メモなどを取ってもらうようにするとよい。また、衝動性があるため、病気の不安からパニックになったり、迂闊な行動を取ったりしやすい。そのようなときは、静かな環境を用意し、クールダウンをしてもらった後に、安心させる声掛けを行い、不安の対処などについて一緒に考える。また、二次障害も非常に併発しやすいため、抑うつ状態はないか、行為障害はないかなど、観察が重要である。そして、二次障害を予防するために、自尊心を高めていくかかわりが必要である。

(2) F91　行為障害

この障害は、反復し持続する反社会的、攻撃的、反抗的な行動パターンを特徴とする。通常の子どもっぽいいたずらや青年期の反抗に比べてより重篤であり、6カ月間にわたって継続する。また、単発の反社会的、犯罪的行為だけでは、持続的な行動パターンを意味するこの障害の診断とはならない。行為障害にはさらに下位分類が存在する（表2.29）。

表2.29　行為障害下位分類

Code	下位分類名	概　　　要
F91.0	家庭限局性行為障害	この障害は、異常行動のすべて（反抗的、破壊行動のみならず）、あるいはほとんどが自宅や家族の中核的成員、同居者との相互関係に限られている。
F91.1	個人行動型（非社会化型）行為障害	この障害は、持続的な反社会的、攻撃的行動と、他の子どもとの関係で、うまく仲間に溶け込めないなどの相互的な関係の欠如から特徴づけられる。
F91.2	集団行動型（社会化型）行為障害	この障害は、持続的な反社会的、攻撃的行動はあるが、友達グループの中によく溶け込んでいる場合にF91.1と区別される。
F91.3	反抗挑戦性障害	この障害は、およそ10歳未満の小児に特徴的にみられる。きわめて挑戦的で挑発的な行動が見られるが、法を侵すような反社会的、攻撃的な行動が存在しない場合に診断される。

1)　臨床検査・心理検査および診断

行為障害、特に反抗挑戦性障害の診断の一番の問題点は、どうやって症状を認定するかである。子どもを病院に連れてくる親は、子どもの反抗に手を焼いており、親の見方だけで、きわめて挑戦的で挑発的な行動が多いか判断することは難しい。そのため、教師からも情報を得ることや、診察場面や心理検査場面での様子を観察することも必要である。また、診断にあたって以下の評価尺度が用いられる。

（i）PFスタディ（絵画欲求不満テスト）

　PFスタディとは、Picture Frustration Study の略で、まんが風の刺激図を利用し、欲求不満状況に対する反応のタイプから、その性格傾向を把握する尺度である。結果の分析は、攻撃性の方向（他責・自責・無責）と攻撃型（障害優位型・自我防衛型・欲求固執型）の組み合わせで行う。

（ii）HTPテスト（House-Tree-Person Test、家屋-樹木-人物画法テスト）

　3枚の画用紙にそれぞれ「家・木・人」の絵を描くことでクライエントの人格や心的状態を把握する描画テストである。家の絵は「家族との関係性と家族の捉え方」、木の絵は「葛藤や抑圧された感情といった個人の抱える問題」、人の絵は「対人関係の持ち方や防衛の仕方」が投影されやすいと考えられる。

（iii）CBCL（Child Behavior Checklist）

　幼児期から思春期にいたる子どもの情緒や行動を包括的に評価する質問紙として開発された一連の調査票であるASEBA（Achenbach System of Empirically Based Assessment）を構成するもののひとつである。この質問紙は、保護者が記載するもので、2〜3歳児用の幼児版（CBCL/2〜3）と4〜18歳用の年長児版（CBCL/4〜18）に分かれる。評価される症状群尺度は、「ひきこもり」「身体的訴え」「不安/抑うつ」「社会性の問題」「思考の問題」「注意の問題」「非行的行動」「攻撃的行動」の8つの軸からなり、さらに「ひきこもり」「身体的訴え」「不安/抑うつ」からなる内向尺度、「非行的行動」と「攻撃的行動」からなる外的尺度がある。

2）治療

　治療は、行為障害のある子どもを取り巻く家族や学校などの連携下で、本人の心理的な安定を図りつつ、行動の修正を進めていく対応が重要となる。本人が自己の居場所感をもてる受容的な環境でありながら、行動の結果が予測できるようなわかりやすく一貫した規則が通っている環境が、行動の修正に有効である。社会性や自己の感情統制に関する技能を習得させる教育や、ペアレント・トレーニングも重要である。激しい感情の頻回な発現や著しい攻撃性がみられる場合には、気分安定薬などの薬物療法が必要になることもある。

3）看護

　行為障害のある子どもは、自己評価が低く、自信がもてず、自己の存在感が希薄で、常に不安を抱えていることが多い。そのため、自尊感情を高める看護が必要となる。具体的には、達成しやすい指示をし、積極的にほめる機会をつくること、スモールステップで目標を定め、成功体験を得られるようにするといったことである。また、望ましくない行動をした場合、定めたルールに沿って一貫した対応をとるこ

とも重要である。

(3) F92　行為および情緒の混合性障害

　この障害群は、持続的な攻撃的、反社会的あるいは挑戦的行動と、明らかな抑うつや不安といった気分障害や神経症性障害の症状との結合によって特徴づけられる。

(4) F93　小児期に特異的に発症する情緒障害

　この障害群は、小児期に特異的に起こる神経症性障害（F40-F48）ともいうべきものである。特徴としては、下位分類として表2.30がある。

表2.30　F93　小児期に特異的に発症する情緒障害下位分類

Code	下位分類名	
F93.0	小児期の分離不安障害	
F93.1	小児期の恐怖症性不安障害	
F93.2	小児期の社会（社交）不安障害	
F93.3	同胞葛藤症	
F93.8	他の小児期の情緒障害	
	F93.80	小児期の全般性不安障害

　神経症性障害（F40-F48）に類似のものがない小児期の分離不安障害と同胞葛藤症について概要を述べる。

(5) F93.0　小児期の分離不安障害

　この障害は、愛着の対象（通常両親あるいは他の家族成員）から別れることを中心とした過度の不安であり、登校拒否と関連して現れることが多い。分離不安障害の不安とは、正常な発達の過程で経験し予想される分離に対する不安の程度をはるかに超えており、6歳以前に発症し4週間以上継続することで診断される。しかし、近年の研究では、成人の分離不安障害の存在も多数認められること、その半数程度が成人期で発症することから、ICD11およびDSM-5では、不安症群に分類されることとなった。

　治療としては、認知行動療法、家族精神療法などがあり、薬物療法としてSSRIが用いられることがある。

(6) F93.3　同胞葛藤症

　すぐ下の同胞に対する異常に強い陰性感情がある。その発症は、すぐ下の同胞が生まれてから6カ月以内であり、退行、不機嫌、反抗的行動、親の注意を引くような振る舞いなどの情緒障害が4カ月以上持続する。

(7) F94　小児期および青年期に特異的に発症する社会的機能の障害

　この群の障害は、発達期に始まる社会的機能の異常という共通点はあるが、発達障害と異なり素質的な社会的機能の欠如ではない。多くの例で深刻な環境の歪みが

共通しており、この歪みが病因として考えられる。表 2.31 のような下位分類があるが、この分類については異論があり、ICD11 および DSM-5 においては、小児期および青年期に特異的に発症する社会的機能の障害の分類自体がなくなっている。

表 2.31　F94 小児期および青年期に特異的に発症する社会的機能の障害下位分類

Code	下位分類名	概　　要
F94.0	選択性緘黙	この障害は、言語理解や言語能力は正常であるが、話すことを求められる学校などのある特定の状況において話すことができなくなる。
F94.1	小児期の反応性愛着障害	この障害は、保護者からの酷い無視、虐待などの深刻な養育過誤の結果として起こる。そのため、育て方を変化させることで反応的に変わる。抱かれている間とんでもない方向を見る、視線をそらしながら近づくなどの両価的な行動が特徴的で、励ましへの反応の欠如、無感情、みじめさや恐怖という形の情緒障害を伴う。
F94.2	小児期の脱抑制愛着障害	幼児期には誰にでもしがみつく行動がみられ、小児期の初期頃から、みさかいなく注意を引こうとする行動が現れる。仲間たちとの親しい信頼関係を形成するのは困難であり、注意を引こうとする行動は継続することが多い。養育者がしばしば変わる環境において発症しやすく、施設育児の子どもに多く認められる。

(8) F95 チック障害

　チックは、不随意的、急速で反復的、非律動的な運動あるいは発声であり、突発的に始まり明確な目的をもつ動きではない。運動性および発声チックの両方とも、単純型か複雑型かに分類でき、18 歳以前に発症する。単純運動性チックは、まばたきやしかめ顔、肩をすくめる動作などがあり、複雑性運動性チックには、自分を叩いたり、飛んだり跳ねたりするものがある。単純音声チックでは、せきばらい、鼻をすする、シューという音を出すなどがあり、複雑性音声チックには、特定の単語を繰り返すもの、社会的に受けいれられないような（しばしば、わいせつな）単語を発するものがある。この障害には、以下の下位分類がある（表 2.32）。

表 2.32　F95 チック障害下位分類

Code	下位分類名	概　　要
F95.0	一過性チック障害	4、5 歳頃に最も頻度が高くみられ、1 日に多数回、4 週間以上ほとんど毎日起こるが、12 カ月以上みられないチックである。
F95.1	慢性運動性あるいは音声チック障害	運動または音声チックのいずれか片方が、1 日に多数回起こり、12 カ月以上ほぼ毎日起こる。
F95.2	音声および多発運動性の合併したチック障害（ド・ラ・トゥレット症候群）	多発性の運動チックおよび音声チックが、同時ではなくとも、疾患の経過中にどちらも存在したことがあり、12 カ月以上ほぼ毎日続く。

(9) F98 小児期および青年期に通常発症する他の行動および情緒の障害

この障害群は、発症時期は共通しているものの、それ以外は異種のものである。この障害群に含まれるものを表2.33に示す。

1) 看護

小児期から発症するこれらの障害群は、子どもの自尊心を低下させてしまうことが多い。また養育環境が影響していることが多いため、ペアレント・トレーニングや家族療法を行い、療育環境を整えることが重要である。

表2.33 F98 小児期および青年期に通常発症する他の行動および情緒の障害下位分類

Code	下位分類名	概　　　要
F98.0	非器質性遺尿症	身体機能に異常がなく、排尿が自分でできる年齢（通常5歳以上）であるにもかかわらず、尿失禁を繰り返す。
F98.1	非器質性遺糞症	身体機能に異常がないのに、ふさわしくない場所（例：衣服の中、床）に反復して排便をする。あわせて、自分の身体や周囲に便をなすりつける行為を伴うこともあり、まれに肛門いじりや自慰を伴うことがある。4歳以上で診断される。
F98.2	乳幼児期及び小児期の哺育障害	6歳以前に発症し、適切な養育者がいて十分に食事が与えられ、身体の病気がないにもかかわらず、食べることを拒否したり、極端な偏食があったりする。吐き気や胃腸疾患がないにもかかわらず、吐き戻して再び噛む反芻を行うこともある。
F98.3	乳幼児期および小児期の異食症	少なくとも1カ月以上、栄養にならないもの（土、絵の具など）を食べることが持続する。知的能力障害に併発してみられることが多いが、独立した症状として現れたとき、暦年齢および精神年齢が2歳以上で診断される。
F98.4	常同運動障害	身体的受傷をもたらすほど、あるいは正常な活動を妨げるほどの常同性の運動を1カ月以上継続して行う。下位分類として、非自傷性（F98.40）、自傷性（F98.41）、混合性（F98.42）がある。
F98.5	吃音（症）	うまく話せず、単音、音節、単語を頻繁に繰り返したり、長く伸ばしたりする吃音が、持続的、反復的に出現し、会話の流れを明らかに断ち切るほど重度である。
F98.6	早口症	早口言語が、持続的または再発的であり、会話の明瞭さを著しく低下させる。

3 心理・社会的療法

3.1 心理・社会的療法

精神疾患は、心理的・社会的要因によって悪化したり改善したりすることがあり、**生物学的側面**（脳機能、身体的健康）だけでなく、**心理学的側面**（気分、考え方、行動など）、**社会学的側面**（人間関係、家庭・職場環境、経済的背景など）を含むさ

まざまな側面を総合的にアセスメントする必要がある。これらの側面は互いに影響し合い、症状の進行や治療効果にも影響するため、それぞれの側面における課題や強みに応じた治療が立案される。薬物療法は、**生物・心理・社会モデル**（Bio-Psycho-Social Model、図2.4）のうち生物にあたる部分、つまり脳に作用する。向精神薬は、脳内伝達物質や受容体に直接作用することで、うつ症状や不安症状などを改善させることは別章で学んだ。しかしながら、薬物療法はさまざまな症状に対する対症療法であって根本治療ではない。また、症状の改善に有効な治療薬が存在しない疾患もある。また、向精神薬による副作用により薬物療法が有用ではない場合や服薬中断に至る場合などがあり、薬物療法のみでは精神疾患の治療が十分ではないことが多い。

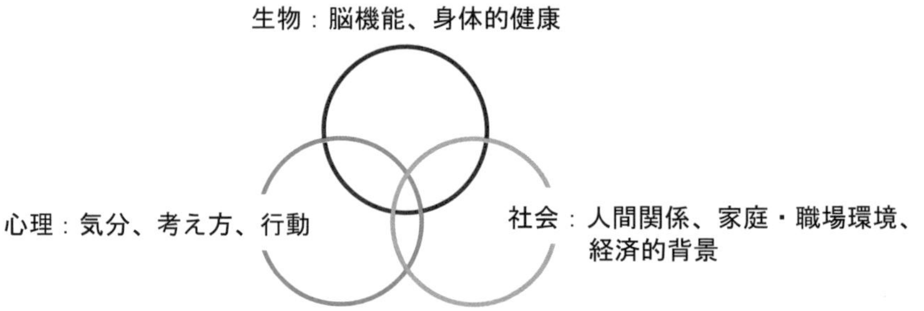

生物：脳機能、身体的健康

心理：気分、考え方、行動

社会：人間関係、家庭・職場環境、経済的背景

図2.4　生物・心理・社会モデル

　そこで、心理学的側面や社会学的側面からその人の症状にアプローチし、症状の改善を図る治療が必要となる。**心理・社会的療法**とは、これらの治療の総称である。心理・社会的治療は、ある特定の専門職が提供するというよりは、多職種（看護師、心理士、精神保健福祉士、作業療法士、医師など）がそれぞれの専門性を活かしつつ協働して提供されることが多い。特に、入院中に患者にかかわることが多い看護師は、心理・社会的療法の担い手として期待されている。また、外来においても複数の心理・社会的療法が提供されており、診療報酬算定の対象となる治療もある。看護師が特定の心理・社会的療法の提供者として参画する場合は、その治療の研修や十分なトレーニングを受ける必要があり、現場での実践を積みながら継続的な知識・スキルの向上が求められる。

　この節では、代表的な心理・社会的療法について概説し、看護師に求められる役割や知識・スキルについて解説する。なお、精神療法と心理療法は実質的に同義であるが、精神医学領域においては精神療法、臨床心理学領域においては心理療法という用語が用いられることが多い。

3.2 個人精神療法

　患者個人に対して提供される精神療法である。治療者は患者との対話を通して、患者個々の症状の背景にある心理学的側面（認知、感情、行動など）を把握し、それらをより適応的な状態に変化させるよう働きかける。患者は治療者との対話を通して、自身の症状や行動の問題を客観的に把握し改善する手がかりをつかむことができる。また、心身の苦痛を和らげたり、心理的成長を促進させたりすることができる。患者の心理学的側面を正確に把握するには、患者からの情報が頼りになるため、正直にありのままの感情や行動などについて話してもらうためには、患者・治療者間の信頼関係が重要となる。したがって、治療初期の段階では患者とのラポールを築くことが優先される。ラポールが形成されない段階では、限られた（ときに事実ではない）情報に基づいてアセスメントすることになるため、治療計画を立て助言をしたとしても的外れな内容になることが多く、効果的ではない。患者の心理状態や行動に変化が見られない場合は、必ずしも患者に原因があるとは限らず、信頼関係構築が不十分であることも原因として考えられるため、患者との対話を継続し、アセスメントを絶えず見直す必要がある。

　入院精神療法、通院・在宅精神療法が診療報酬算定の対象となっており（2023年3月時点）、精神科医が実施することと規定されている。看護師には患者が医師に自分自身の状態や考えを伝えられるようサポートしたり、医師の指示や助言をわかりやすく解釈して伝えるなど、精神療法の治療内容を患者自身のセルフケアに役立てられるようエンパワメントする役割がある。看護師は精神療法の中で患者がどのように話したか、治療方針についてどのように考えているかなどを確認し、患者の言動や感情などを観察しつつ、患者が治療内容を日常生活で活かせるように支援する。

3.3 集団精神療法 （概論 第4章3.3参照）

　集団精神療法では、同じ疾患や症状をもつ複数の患者がグループになり、同時に精神療法を受ける。治療の目的は個人精神療法と同じであるが、集団の中に生じる心理的な相互作用を活用する点が大きな違いである。このような集団の性質や他者との相互作用を明らかにしながら治療的に活用する考え方を**集団力動（グループ・ダイナミクス）**と言う。

　米国の精神科医**ヤロム**（Irvin D. Yalom、1995/2012）は、集団で行う治療的グループにおける「**グループが与える11の治療的因子**」をあげている（**表2.34**）。同じ体験や悩みをもつ人同士だからこそ共有できること・相談できることがあり、他の参加者の気持ちに共感したり助言したりする中で、自分自身の問題への洞察が深ま

表 2.34　Yalom の「グループが与える 11 の治療的因子」

1	希望をもたらすこと	他のメンバーがよくなるのを見て自分も大丈夫だと感じられ、「ここに来ると安心する」「何とかやっていけそうな気がする」など、将来への希望がもつことができる。
2	普遍性	さまざまな人と出会うことで「自分一人だけが悩んでいるのではない」という安心感が得られる。
3	情報の伝達	病気の症状や日々の生活上の困りごとへの対処法など、他のメンバーから自分に役立つ情報を得ることができる。
4	愛他主義	グループの中で自分の言動が他のメンバーの役に立ち、喜ばれることで、自分が必要とされている存在だと感じることができる。
5	原初的家族関係の修正的反復	自分の家族の中で体験したことを改めて体験し、現実の家族と異なる許容的なグループで、受け入れがたい感情すら受け入れられる体験を通し、過去の圧倒的な感情の陰に隠されていた別の感情に気づくことができる。
6	社会適応技術の発達	安心感のあるグループの中で、人づきあいが上手になり、疑似的な社会体験を得て成長することができる。
7	模倣行動	生活技能や対人関係などにおいて、他のメンバーのやり方を参考にしたり、模倣して新しい対処法を得ることができる。
8	対人学習	グループの中で言語的・非言語的コミュニケーションが健全に機能することにより、安全な対人関係が体験できる。
9	グループの凝集性	グループのメンバーに受け入れられたという安心感によりコミュニケーションが活発化して、互いに影響を与えあう。
10	カタルシス	グループの中で受け入れられたと感じることで、心の奥底にしまっていた感情（特にネガティブな感情）に向き合い、それを語ることで心が癒される。
11	実存的因子	生きる意味や孤独、死などについて、ひとりではなくグループの中で探索することにより、次第に向き合っていけるようになる。

り、多くの学習効果があるとされている。グループの中に「治療者と患者」という関係を超えた互いに尊重し理解し合う人間関係が構築され、グループ内でのやり取りを通して、患者が自ら考え発言し答えを出すというプロセスをたどる。また、自身の発言や経験が他の参加者の役に立つという経験をすることで、自身の体験を肯定的に受け止めたり、障害や困難に新たな意味を見出したりするきっかけを得ることもある。

　入院集団精神療法、通院集団精神療法、依存症集団療法が診療報酬算定の対象となっている（2023 年 3 月時点）。それぞれ、治療を実施できる専門職、実施者の人数、1 回当たりの患者人数や時間、実施できる期間などが規定されている。看護師にはグループが治療的に機能するように参加者の相互作用を最大限に引き出すファシリテーター（司会者や板書係）としての役割がある。そのため、看護師がグループ内で課題となっている事柄について率先して解決策を出すというより、参加者同士が安心して話し合い考える場を維持したり、セッションの中でカタルシスを得られるようにサポートする役割がある。

3.4 心理教育的アプローチ

　心理教育とは、精神障害に関する正しい知識や情報を患者や家族の心理面に配慮をしながら伝え、精神障害によってもたらされる問題や困難に対する対処法を学習し習得してもらうことによって、主体的に療養生活を営めるように援助する方法である。精神障害に関する知識や情報がないと、自分の不調がどうして起こるのかわからず相談もできない状態に置かれることがある。また、周囲の人に正しい知識がないと「気持ちの問題ではないか」「怠けているだけではないか」などと言われたりすることがあり、自分の不調を周囲に隠したり、自分だけで問題を解決しようと一人で抱え込んでしまうこともある。当事者や家族に必要な精神障害に関する知識や情報を知ってもらう機会を広げ、どのように問題に対処するかを協働して考えることで、当事者や家族にとって問題への対処がしやすくなり、精神障害があっても何とかやっていけるという気持ちが回復することを目指している。代表的な心理教育として**疾病心理教育**、**服薬心理教育**があり、家族に対して実施される場合は、**家族心理教育**と言われる。統合失調症などの精神疾患を有する人を対象とした心理教育の効果として、治療アドヒアランスの向上、再発予防、社会的機能/全般的機能の改善、サービス満足度や生活の質が向上することが明らかになっている。

　医療機関（入院・外来）や地域の支援機関でさまざまな内容のプログラムが実施されており、通常複数のセッションで構成され、個人・集団精神療法の一環として実施されることもある。看護師は精神障害やその治療に関する正しい知識をもつことはもちろんのこと、当事者や家族には個別性があり、置かれている状況や困りごとは多様であることを認識しておく必要がある。一方的に知識や情報を提供するだけでなく、当事者や家族の受容性や理解度に応じて説明を工夫したり、わかりやすいパンフレットやオンラインの情報を紹介するなどして、当事者や家族自身が情報にアクセスできるように支援することも必要となる。

3.5 認知行動療法

　認知行動療法（Cognitive Behavioral Therapy: CBT）は、認知（ものの受け取り方や考え方）に働きかけ、感情をより楽にし、同時に身体の状態を改善し、健康的でその人が望む行動が増えるように働きかける心理療法のひとつである。認知行動療法では、ストレスを感じた具体的な出来事や場面を取り上げ、その出来事・場面が起きたときの「頭の中に浮かぶ考え（**認知**）」、「感じる気持ち（**感情**）」、「体の反応（**身体**）」、「振る舞い（**行動**）」といった4側面に注目する（図2.5）。

　認知には、出来事に遭遇したときに瞬間的に浮かぶ考えやイメージがあり、「**自動**

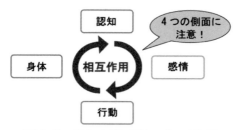

図2.5　認知行動療法の相互作用

思考」とよばれている。誰もが経験や環境の中で気がつかないうちに「自動思考」を身につけているが、「自動思考」が極端な内容になると物事の捉え方が偏りがちになり、辛い気分になったり、自分が望む行動が取れなかったりすることがある。「**認知再構成**」という技法を用いて、自分の考え方（自動思考）が自分の感情や行動にどのような影響を与えているか振り返り、現実にそった柔軟なバランスのよい考えに変えていくことによって、気分を楽にする方法を学ぶ。また、「**行動活性化**」の技法を用いて、生活リズムを整え、喜びや達成感がある活動を増やし、物事への回避や先延ばしを減らす練習を繰り返し行い、行動面にもアプローチする。

　入院中の患者以外のうつ病などの気分障害、強迫性障害、社交不安障害、パニック障害、心的外傷後ストレス障害、神経性過食症の患者に対する認知療法・認知行動療法が診療報酬算定の対象となっている（2023年3月時点）。医師が行う場合と医師および看護師が共同して行う場合により診療報酬点数が異なるが、いずれの場合も、一連の治療計画を策定し（一連の治療プログラムは計16回）、患者に対して詳細な説明を行ったうえで、当該療法に関する研修を受講するなど各疾患の認知行動療法に習熟した医師・看護師によって行われる必要がある。認知行動療法は、各疾患の症状改善への有効性が確認されており、世界各国の診療ガイドラインなどで実施が推奨されている。一方で、日本では診療報酬などの医療機関への経済的サポートが不足していること、トレーニングを受けた医師・看護師が少なくマンパワーが不足していることなどから、認知行動療法が医療現場に十分に普及していないことが指摘されている。そのような背景から、近年、治療者との対面を必要とせず、自宅のパソコンやスマートフォンで認知行動療法を受けることができる**コンピューター支援型認知行動療法**が開発されている。

　認知行動療法における基本姿勢は、**協同的経験主義**（collaborative empiricism）とよばれ、問題解決に向けて患者と治療者が一緒に考え、試し、取り組んでいくというスタンスが重視される。協同的経験主義においては、治療者は必要に応じて問題解決に向けた提案や助言を行うが、一方的に助言を押し付けたり、問題への答えを与えて解決したりすることはない。患者の考えや行動を批判せず受け入れ、共感

を示し、問題の整理を進めながらそれを患者と共有し、問題をどのような方向へどのように導いていくかを一緒に考えるプロセスを踏む。認知行動療法では、最終的に患者自身が自分で問題を乗り越えられるようになることを目指すため、認知行動療法が進行するにつれ治療者の役割は徐々に小さくなる。患者は認知行動療法で身につけたスキルを実行しながらバランスの取れた考え方を維持し、自分らしい生き方を送れるようになっていく。

3.6　生活技能訓練（SST）

　生活技能訓練（Social Skills Training: SST）は、社会で人と人とがかかわりながら生きていくために欠かせないスキル（ソーシャルスキル）を身につけ、社会の中でできることを増やし、より生活しやすくなることを目的とした介入である。対人関係におけるスキル（挨拶や自己紹介、人に何かをお願いする・断る、迷惑にならないように質問するなど）や日常生活に必要なスキル（決まった時間に服薬する・就寝する、金銭管理など）の幅広いテーマの中から、生活のために最低限必要なことや自分が今困っていることに注目して話題に取り上げ、トレーニングすることでスキルの獲得・向上を目指す。通常 SST セッションはグループワーク形式で実施され、ファシリテーター（司会者や板書係）が進行役を担う。ひとつのテーマについて参加者がひとつの目標を設定し意見を出し合いながら進められるが、参加者によって困っている原因や対処法が異なることもあるため、それぞれのやり方や目標を見つけることを重視する。

　また、セッションの中ではロールプレイを行うことが一般的であり、テーマとなっている課題を抱える人が「本人役」を演じ、参加者の誰かがコミュニケーション相手となる「相手役」を演じる。ロールプレイにあたっては、テーマを理解しやすくするために「どのような場面で発生する課題なのか」「どうしてそれが課題となっているのか」という詳細な場面設定を確認し、「誰が・何を・いつ・どこで・どのように行うのか」「目標は何か」を具体的に決めておく。ロールプレイが終わるごとにフィードバックが行われ、本人役の感想（難しかったこと・達成できたこと・気づいたことなど）、相手役からのフィードバック（できていたことなど肯定的な内容を中心に）、周囲からのフィードバック（よかった点・改善点・疑問など）について話し合う。ロールプレイで練習した内容を実生活で実践してみることが宿題として設定され、次回セッションで報告してもらうような流れとなる。重度の精神疾患をもつ人に対して SST を行うことで社会的スキルの向上、再発率低下、精神症状、全体的な状態や生活の質の改善などの効果があると報告されている。

　SST は医療機関や福祉施設、就労支援施設、学校、職場などさまざまな施設や場面で実践されているが、精神科においては**入院生活技能訓練療法**が診療報酬算定の対象となっている（2023 年 3 月時点）。経験のある 2 人以上の従事者が行った場合に限り算定でき、少なくとも 1 人は、看護師、准看護師または作業療法士のいずれかとし、他の 1 人は精神保健福祉士、公認心理師または看護補助者のいずれかとすると定められているため、看護師は SST を担当する機会が多い職種であるといえる。

4　修正型電気けいれん療法

4.1　概念

　電気けいれん療法（modified Electro Convulsive Therapy：m-ECT）は、かつては「電気ショック療法」とよばれ、**頭部に通電を行う**ことで人工的なけいれんを誘発し、治療効果を得ようとする精神科身体治療のひとつである。1930 年代にヨーロッパで始まり、その後、日本の精神科医療にも取り入れられるようになり、薬物療法が始まる前は、この電気けいれん療法が主流であった。1950 年代以降、電気けいれん療法に対する批判が高まり、一時は行われる機会が少なくなった。しかし、治療技術が改善され、即効性のある治療法として現在は再評価されている。

(1)　従来型 ECT から修正型 ECT への発展

　従来型 ECT（図 2.6）はけいれん発作やその後の朦朧状態による転倒、骨折や脱臼など、患者へ苦痛を与えてしまうという側面があった。そこで、麻酔科医と協働して麻酔管理下で静脈麻酔薬に加えて筋弛緩薬を併用する**修正型 ECT**（modified Electro Convulsive Therapy：m-ECT）（サイマトロン®）（図 2.7）が考案され、従来型 ECT に比べると精神的、肉体的に侵襲性の低い治療法が確立された。

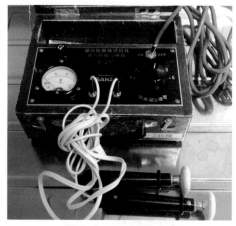

図 2.6　従来型 ECT

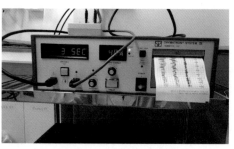

図 2.7　修正型 ECT

4.2 ECT の適応

(1) 適応となる診断

　基本的な考え方は、「ECT の適応となる診断」と「適応となる状態」を組み合わせたものである。適応となる診断は、主要なものとその他に分けられる。主要なものは**うつ病**、**躁うつ病**、**統合失調症**で、特に統合失調症は、急性発症、緊張病症状、感情症状を伴うものである。その他のものは、主要な診断以外の精神疾患（難治例の強迫性障害等）、身体疾患に起因する精神障害（自発性の重症緊張病性障害、感情障害等）、身体疾患（悪性症候群、パーキンソン病等）である。適応となる状態は、薬物療法に先立ち 1 次治療としての適応となるものと、薬物療法や他の標準的な治療が実施された後の 2 次治療としての適応である。1 次治療は自殺の危機や拒食・低栄養などによる身体衰弱のリスクが高い、もしくは昏迷、興奮などの精神症状が重篤で、迅速かつ効果的な改善が必要となる場合である。その他、高齢者や妊婦、身体合併により薬物療法のリスクが高いと判断された場合である。2 次治療は、薬物治療抵抗性や、忍容量が低く副作用のリスクが高い、薬物療法中に身体状態の悪化がみられた場合などである。診断と状態を統合的に判断して適応患者を決定する。

(2) 除外基準

　ECT を安全に施行するために除外基準についても留意する。まず、脳深部刺激療法（DBS）の症例は絶対的禁忌である。それ以外にも、最近起きた心筋梗塞、非代償性うっ血性心不全などの不安定で重度な心血管系疾患、血圧上昇で破裂する可能性のある動脈瘤または血管奇形、脳腫瘍その他の脳占拠性病変により生じる頭蓋内圧亢進、最近起きた脳梗塞、重度の慢性閉鎖性肺疾患、肺炎のような呼吸器疾患、麻酔危険度の高いものなどについては除外される。その他、昏迷や拘束に伴って下肢静脈血栓症を形成した場合などは D ダイマーを測定するなどの注意が必要である。

(3) 患者・家族への説明

　ECT も他の医療行為同様、患者本人の同意が必要である。同意に向けて、医療者による十分な情報提供、患者の理解と意思決定の支援は欠かすことができない。一方で、通常の治療と異なり、本人の理解力や決定能力が低下している状態であることから一時的に本人の同意が得られない場合も想定される。その場合、ECT を行う理由と本人の意思に基づき利益・不利益を考慮することになる。例えば、症状のため飲食ができない場合、ECT を行って飲食の開始が見込めるのであれば、家族等代諾者に説明し同意を得る場合もあるだろう。いずれにしても、本人への倫理的配慮について十分検討するため、看護師は**インフォームド・コンセント**の場に同席することが望ましい。

　情報提供では、患者の認知能力を考慮し書面を用いて口頭で情報提示する。内容は、ECT の推奨理由、代替方法、前日からの流れや回数、継続的な効果がないこと、併発する有害事象、施行中の緊急時対応、同意は撤回できることなどである。特に、リスクについては、**全身麻酔下で行われるもので安全な方法であること**、副作用として一過性の健忘症がみられるが数日から数週間で治ること、知能や記憶に与える長期的な影響はないことなど患者の視点に立ち不安の軽減に努める。

4.3 ECT を安全に施行するために

(1) 評価と検査

　ECT を安全に施行するために術前に、身体所見、術前検査、麻酔評価を行う。身体所見は、身長・体重、バイタルサイン、呼吸音や心音、口腔内の観察、気道確保に関する観察などである。呼吸音からは気管支喘息や肺水腫を、心音から弁膜症の有無などを確認する。また、精神疾患の患者は口腔ケアが十分行われていないことも多く、動揺歯や脱落の有無、義歯の使用などを確認しておく。そして、気道確保は、マスクのフィット性や頸椎の可動域などの確認も重要である。

　術前検査では、血液検査や、心電図、腹部 X-P、頭部 CT などのスクリーニング検査を行う。血液検査は、血算や電解質、腎機能、肝機能などの不整脈のリスク評価を行う。心電図により不整脈や虚血性心疾患の評価、抗精神病薬や抗うつ薬による QT 延長などについても評価することが望ましい。さらに、腹部 X-P からイレウス、頭部 C-T から脳出血がないか確認しておく。

　麻酔の術前評価として、上記の内容を麻酔科医と共有するとともに、麻酔や手術に関する本人歴、家族歴の確認、胃逆流、アレルギー、悪性高熱、偽コリンエステラーゼ欠損症、ポリフィリン症などを確認する。

(2) 薬物療法

　ECT を施行する際には、循環動態やけいれん閾値に影響する薬剤を整理することが必要になる。ただし、薬物療法は、減量、中止により悪化のリスクが高まらないように配慮して検討する。

　施行前は、精神症状を統合的に評価しながら、遅延性発作、発作不発などのけいれん閾値への影響、心停止や高血圧などの循環器系への有害事象を考慮する。施行中は、認知機能障害への影響や、精神・身体症状に応じた調整、終了後は、早期再燃予防やメンテナンス ECT と薬物療法の併用可能性を視野に入れて検討する。

(3) ECT の治療計画

　ECT は薬物療法と比較して、比較的効果が早いことが、一方で、継続療法を行わ

ないと高い再燃率を示すことも知られている。通常、週に 2、3 回の頻度で行い、一連の治療は 6〜10 回、最大 12 回程度が一般的である。完全な寛解が得られるか、過去数回の治療で効果が頭打ちになったところで ECT を中止する。

(4) ECT の事前準備

　ECT 施行前は、飲食制限は、嘔吐による誤嚥や窒息を予防するため、治療開始の少なくとも 6 時間前からの固形物の中止、少量の水と必要な薬物以外の 2 時間前からの中止が推奨されている[2]。ただし、精神症状により自己管理が難しい場合は看護師が管理する必要がある。通電に伴う有害事象に備えて、絶飲食の確認と排尿を促し、術衣に更衣してもらう。次に、眼鏡やコンタクトレンズ、補聴器、義歯、腕時計などは外し、頭部にピンなどの貴金属がないことを確認する。その他、髪の毛は乾いているか、口腔内に異物はないか、パルスオキシメーターの測定に影響がないようマニキュアがないことなどを確認する。もちろん、手術に準じた本人確認、ECT 同意書の確認をしてストレッチャーで治療室（**ECT 処置室**、ECT リカバリー室などが設置される）に搬送する。

　ECT 処置室に入室後は、静脈路を確保し、血圧計、心電図モニター、パルスオキシメーターを装着する。次に、ECT 治療器の脳波、点滴の入っていない側の上腕にタニケットと筋電図、心電図電極部位と頭部、胸部に刺激電極部位を準備し、電極を貼付する。その後、サイマトロンの刺激電極のインピーダンスが 2000〜3000 Ω以下であることを確認、通電プログラム、刺激用量（％）を確認して鎮静を開始する。

　鎮静が確認され、麻酔科医の指示でタニケットを稼動し、橈骨動脈の拍動が停止したことを確認、その後、**筋弛緩薬を投与する**。筋弛緩が完了したのを確認、バイドブロックを挿入して通電準備が完了となる。

(5) 通電

　通電時には脳幹への刺激により副交感神経が活性化し、血圧低下、徐脈、心停止が起きる。その後、交感神経が活性化し頻脈や血圧の上昇が起き、その後再び副交感神経が活性化される。さらに患者の覚醒とともに交感神経が活性される。なお、通電終了後、サイマトロンによる自動的な脳波記録が開始される。

　筋弛緩薬と静脈麻酔薬の効果が消失し、自発呼吸再開後、十分な酸素投与を継続し、バイタルサインの正常化、簡単な会話など意識レベルの回復を確認した後、リカバリー室へ移動し、交感神経、副交感神経反応による脈拍や血圧変化などの全身反応に対し必要な観察、処置を行う。意識レベルやバイタルサインが安定していることを確認した後に医師や看護師が付き添い酸素投与を継続しながら病棟に戻る。

(6) ECT 後

病棟帰棟後もバイタルサインと意識状態の観察を要すが、通常1時間程度で、酸素投与は終了し静脈留置針を抜去する。嚥下状態や歩行状態を確認し、問題がなければ、服薬や食事を再開し、ベッド上安静を解除する。その際、頭痛、筋肉痛、めまい、嘔気、嘔吐、記銘力の低下、せん妄、遅発性のけいれん発作などの副作用に注意しておく。ECT は治療前後を通して本人の不安や苦痛が緩和されるようなかかわりが重要である。

4.4 磁気刺激療法

反復経頭蓋磁気刺激（r-TMS）療法は、磁場による誘導電流で特定部位の神経細胞を繰り返し刺激して、うつ病によるうつ症状を改善させる治療法である（図2.8）。1日40分、週5日を3〜6週のクールで治療を行う。対象は18歳以上のうつ病患者で、抗うつ薬による薬物療法で十分な効果が得られない中等症以上の抑うつ症状を示していることなどである。ECT に比べて記憶障害などの副作用が少なく、外来治療の可能性も期待されているものである。

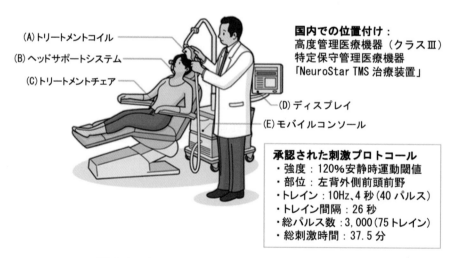

（A）トリートメントコイル
（B）ヘッドサポートシステム
（C）トリートメントチェア
（D）ディスプレイ
（E）モバイルコンソール

国内での位置付け：
高度管理医療機器（クラスⅢ）
特定保守管理医療機器
「NeuroStar TMS 治療装置」

承認された刺激プロトコール
・強度：120%安静時運動閾値
・部位：左背外側前頭前野
・トレイン：10Hz、4秒（40パルス）
・トレイン間隔：26秒
・総パルス数：3,000（75トレイン）
・総刺激時間：37.5分

図2.8　経頭蓋治療用磁気刺激装置（rTMS）

4.5 高照度光療法

高照度光療法は、2500〜3000ルクスの強い光を用いて体内時計のリズムを整える治療法である。朝方の1〜2時間高ルクスの光を浴びせることによってメラトニンの分泌が調整される。この際、常時光源を見る必要はなく、読書など自由に過ごしながら時折光源を見るものである。対象は、季節性感情障害（冬季うつ病といわれることもある）や、概日リズム障害の者、妊娠や身体疾患のために薬物療法が行えな

い者などである。抗うつ薬と比べ、副作用はほとんどが軽度もしくは一過性である。

4.6　作業療法

　精神科の作業療法は入院中に行われるリハビリテーションのひとつである。精神疾患により生活しづらさを感じている人に、遊びや趣味活動および日常生活に関する全般の作業を通してその人らしい生活を取り戻すものである。対象患者の状況によって目的や内容は異なり、例えば、生活リズムを整えるのであれば遊びや趣味活動、満足感や達成感を得るのであれば中長期的な園芸など、気分転換やストレス発散であればスポーツなどが行われる。その他、疾病教育やSST（生活技能訓練）やアンガーマネジメントなど多職種と協働しながら行う作業療法もある。

5　多職種連携と看護の役割

5.1　精神科における多職種連携

　多職種連携を円滑に進めるために、必要な能力に関する**多職種連携コンピテンシーモデル**が開発されている[1]（図2.9）。このモデルに基づき精神科における多職種連携を考えてみよう。精神科の多職種連携においても、コアとなるのは患者・家族である。患者の望む生活を共通の目標に掲げ、患者もチームの一員となり、医師、看護師、精神保健福祉士、作業療法士、臨床心理士、薬剤師など多くの他職種が連携・協働している（図2.10）。これほど多くの職種がチームを組み患者を支えるのは精神科の特徴である。入院早期または入院前から患者にかかわっている職種や機関で情報を共有（コアとなる職種間コミュニケーション）し、患者が抱える生活技能や社会的不利などのさまざまな困難に病期に応じて専門的な視点からアプローチし、健康的な部分や強みを引き出しながら患者のリカバリー、すなわち「病気によってもたらされた制限が生活の中にあったとしても、満足感のある希望に満ちた、人の役に立つ人生を生きようとする道のり（Anthony, W. A. 1993）」[2]を支援する。

　精神科医療では、「精神保健医療福祉の改革ビジョン」（2004年）により入院医療中心から地域生活中心へ向けた方策が推進されている。精神疾患は通院の中断や怠薬などによる再燃・再発から入退院を繰り返すことが多く、退院後いかに再入院を防ぎ、地域に定着していくか、また、入院していない者はいかに入院せずに過ごせるかが課題である。その解決には多職種での連携が必須であり、地域生活の継続ができるよう必要に応じて訪問支援を行う「**アウトリーチ（訪問）**」により、保健・医療・福祉サービスを包括的に提供し、丁寧な支援を実施することが推進されている。

また、本来なら入院が必要となるような重症患者が住み慣れた場所で安心して暮らしていけるように、多職種が支援を提供する **ACT**（Assertive Community Treatment；

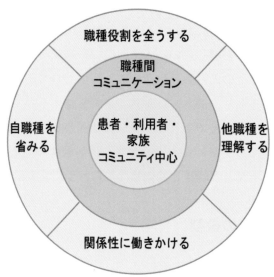

出典）「医療保健福祉分野の多職種連携コンピテンシー 2016年 第1版」p.11 図4 多職種連携コンピテンシー開発チーム

図 2.9　多職種連携コンピテンシーの対象者：医療保健福祉に携わる職種

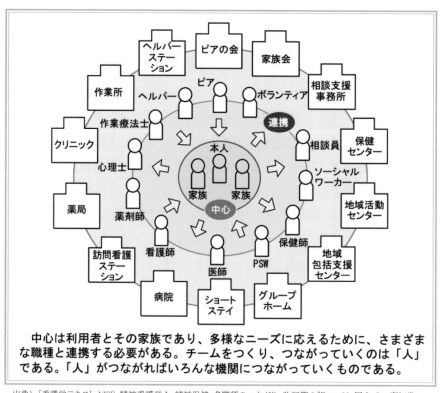

出典）「看護学テキスト NISE 精神看護学I 精神保健・多職種のつながり 改訂第2版」p.28 図I-5　南江堂

図 2.10　地域におけるチームと連携のイメージ

包括型地域生活支援プログラム）も 2003（平成 15）年より開始され、徐々に広がっ
てきている。

　療養の場の多様化や拡大、患者層の高齢化に伴い、患者の抱える問題やニーズも
多様化、複雑化しており、各専門職の役割と機能は拡大している。適切にニーズに
応えていくためには柔軟な姿勢で「患者にとっての最善」を考え専門職のもつ力を
それぞれが発揮し、支援していく体制が必要である。あわせて精神科で起こり得る
自殺、無断離院、自傷他害、転倒・転落等の事故など、危険を回避するための多職
種連携を基盤とした体制も欠かせない。

5.2　多職種連携における看護の役割

(1)　職種役割を全うする（共通の目標を設定できるよう調整する）

　早期より日々のかかわりから気づいた患者の思いはもちろん、患者の望む生活や
ニーズ、家族背景や受け入れ状況、抱えている問題、できていること（強み、健康
的な部分）やできていないところなど、得られたさまざまな情報を他職種に伝え、
目指すべき目標を共有していく。それにより、各職種が担う役割が明確になり、看
護のかかわりの方向性も定まり、役割を全うできるようになる。

　他職種が看護援助への理解を深められるよう、行っている看護を伝達することも
重要な役割となる。他職種の動きがお互いに可視化できることで、チーム全体で統
一した方向性に向かって患者を支援できる。

　看護師は患者の一番身近にいる存在であるがゆえに解決すべき問題を抱え込みや
すい。看護師が疲弊し、患者にとって必要な支援が行き渡らなければ、本末転倒で
ある。適切な役割分担は、チーム全体が問題解決に向かうことを推進する。

(2)　関係性に働きかける（他職種が適切に介入できるようサポートする）

　看護師はキーパーソンとして患者の治療・療養生活を総合的に支援するためのコー
ディネーターの役割を担う。退院支援に向けて入院前の生活環境や、入院前に服
薬を中断した理由など看護師がもつ情報と、作業療法士がもつ日常生活技能に関す
る情報、精神保健福祉士がもつ利用可能な制度やサービスに関する情報など、他職
種がもつ情報を共有し統合できる場として**多職種間カンファレンス**などを設定する。
他職種と患者の間の橋渡しも重要となる。病識が乏しかったり、客観的に自己の状
況を把握することが難しい患者が専門職に望む介入と、専門職が考える必要な介入
には、ズレが生じることも多い。患者の思いを伝えることはもちろんだが、他職種
の思いを患者に理解してもらうことで、患者と他職種がスムーズに連携できるよう
に相互に働きかけていく。また、ときには患者へのかかわり方のロールモデルとな

り、他職種と患者との関係構築を促す。

(3) 他職種を理解する（他職種が専門性を発揮でき、協働できる）

　各職種は専門性が高いゆえに、同じ目標に向かうためのアプローチはさまざまである。ときには職種間で方向性が違うように感じられることもあるだろう。適時・適切な支援につなげるためには各職種の思い、かかわり状況、捉えた患者像、必要となる介入など常に情報を共有し、互いを尊重したアサーティブで活発な意見交換ができるよう、イニシアチブをとっていくことが望ましい。他職種の役割を相互理解し、相互期待をもって協働する姿勢をチーム全体でもつことが鍵となる。多職種間カンファレンスの開催・運営も必須であるが、看護師は勤務が不規則であり、定期的な日程ではプライマリーナースが参加できないことがある。患者にとってよりよい支援が行き届くよう、職場の勤務体制や支援体制に応じて適切な開催を模索することも必要である。

(4) 自職種を省みる

　看護師は、自分のものさしで考えず、患者の思いや考えを大切にしながら問題解決に向けて支援ができているか、常に立ち止まり省察することが大切である。患者や家族の意思を表明できる機会が十分に与えられているのか、精神疾患を抱える患者の特徴として認知機能の低下から、適切な判断のもとに意思を表明できているかを考慮し、慎重に進めていくことが必要である。

5.3 他職種の理解と連携

(1) 医師、歯科医師

　患者の診断と治療方針の決定は医師の役割である。特に精神科では薬物療法、精神療法が中心となることが多く、情報の共有は欠かせない。各職種が得た情報は、適宜主治医に報告・連絡・相談し必要な支援を検討して進めていく。入院中の支援の現状は「医師主導型」で行われていることも多く、看護師はチームとして機能するよう、医師と他職種をつなぐことが求められる。

　精神疾患を抱える患者はセルフケア能力の低下だけでなく、清潔に対する概念の低下、活動意欲の低下などにより何年も歯磨きができていないことや、適切に磨けていないことがある。それに加え抗精神病薬には唾液の分泌を抑制するものもあり、口腔内の自浄作用の低下から、齲歯や歯周病、舌苔が発症しやすいなど口腔内のトラブルを抱える患者は多い。口腔内のトラブルが食欲低下や食事摂取量の減少を引き起こしたり、病状の不安定さにつながることがある。患者層の高齢化に伴い、誤嚥のリスクがある患者も増えてきており、歯科医師と連携をとり、口腔内の環境を

整える支援も重要である。

(2) 保健師

　保健師は保健所や市町村の保健センター、精神保健福祉センターなど自治体におけるサービスの提供の担い手として、また公的機関に所属する看護の専門職として個別のニーズに応じた相談やそれを施策に反映させることが求められる。

　複雑で困難な事例の相談や突発的な緊急事態に対する入院の対応、他職種や他機関との連携、地域の精神保健福祉の実態の把握など、支援内容は多岐にわたる。

　相談事業においては、患者本人からだけではなく、家族はもちろん、利用している施設の職員や市役所内の他課から受けることもある。必要に応じ、医療につなげるなどの調整が求められる。後述する精神福祉相談員として拝命を受け活動していることもある。

　患者の退院にあたっては、入院前の状態が悪化していたときの様子を見聞きしている近隣住民の、自宅に戻ることに対する受け入れ感情が悪かったり、居住する地域社会において精神障害者に対する偏見が存在していることも少なくない。精神疾患、障害を抱える対象の孤立や孤独を防止し、暮らしやすい地域を築く支援や仕組みづくりを担い、地域社会に働きかけていくことも役割のひとつである。そのためには医療・保健・福祉の領域を超えて切れ目ない健康づくりを推進するための連携が必要となる。

(3) 助産師

　周産期のメンタルヘルスは、妊産婦の自殺や養育不全、虐待につながることがあり、助産師の適切な介入が重要となる。妊娠中はホルモンのバランスが変化し、つわりなどの症状や体型の変化といった身体症状の出現、また妊娠・出産・育児への不安やパートナーとの関係性、妊娠の経緯や周囲の不十分なサポート環境などの心理的な負担が原因となり、うつ病など精神疾患の発症につながることがある。また、精神疾患を抱え治療中の患者が妊娠した場合や妊娠を希望している場合など、上記に加え向精神薬が減量されることで、安定していた精神状態が不安定になることがある。

　助産師は妊婦健診の際に、精神症状の把握に気を配り、睡眠状況や服薬のコントロール状況など気になることがあるときには精神科と連携し介入していく。また今後の育児をどのように行うのか、本人の希望と遂行能力、周囲のサポート状況などについてパートナーも含めて確認し、妊娠中から保健センターや母子健康包括支援センターにつなげ、必要時には医療ソーシャルワーカーとの連携も図りながら、情報提供し支援を行っていく。

　産後は特に精神的に不安定になりやすいため、必ず産後2週間健診を予約し状況の把握に努め、1カ月健診後は地域保健で円滑に支援できるよう保健師とも連携しながらかかわっていく。

　国立成育医療研究センターの厚生労働科学研究班グループと長野県須坂市の母子保健関係者が協働し、世界初の産後の母親のメンタルヘルスを向上させる母子保健システムとして、妊娠期から助産師や保健師、産婦人科医や精神科医などが切れ目のない支援を行う「**須坂モデル**」を開発した。このモデルにより、地域全体の産婦のメンタルヘルスを向上させ、多職種で親子をサポートするケースの数を著しく増加させるという効果が明らかにされており、今後このような多職種連携のシステムづくりが望まれていくだろう。

（参照 : 国立研究開発法人 国立成育医療研究センター HP : https://www.ncchd.go.jp/press/2019/suzaka.html）

(4) 精神保健福祉士

　精神保健福祉士は、精神保健福祉士法（平成9年法律第131号）に基づく国家資格であり、Psychiatric Social Worker（**PSW**）とよばれ、精神疾患や障害を抱える者のもつさまざまな生活上の問題の相談に応じ、解決のための援助や社会参加に向けての支援活動を通して、その人らしい社会復帰の実現に向けた支援を行う福祉の専門職である。

　精神保健福祉士はチームの中に福祉的支援の立場から参画し、①受診の相談、②心理社会的アセスメント、③入院中の相談支援、④集団支援、⑤日常生活支援、⑥経済的問題支援、⑦就労、就学、居住支援、⑧権利擁護、⑨地域の関連機関・サービスとの連携、⑨退院支援・調整など、内部調整と外部との「マネジメント」を行う中心的な役割を担う。対象者との対等な関係の中で、個別性と自己決定を尊重し、必要なかかわりや社会資源を調整する。病院では病棟担当の精神保健福祉士が配置されていることもあり、早期より情報を共有し、退院支援計画に基づき、計画的に進めていく。

　また病院内のみならず、保健所などの行政や障害者総合支援法に基づいた施設でも活動している。施設では、相談支援専門員やサービス管理責任者、生活指導員等として働くなど、地域生活に密着し、より細やかに本人の生活に沿った支援を行っている。（図2.11）

(5) 作業療法士

　作業療法とは、「身体又は精神に障害のある者に対し、主としてその応用的動作能力又は社会的適応能力の回復を図るため、手芸、工作その他の作業を行なわせること」（理学療法士及び作業療法士法第1章総則第2条2）と定義されており（図2.12）、

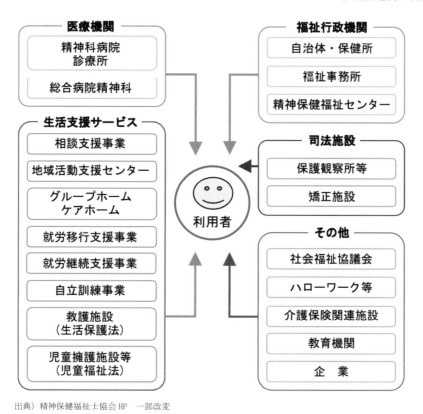

出典）精神保健福祉士協会 HP　一部改変

図 2.11　多職種連携システム図

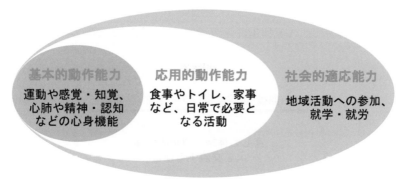

出典）日本作業療法士協会 HP より　一部改変

図 2.12　作業療法の目的

それを担うのが**作業療法士**（Occupational-Therapist：OT）である。精神疾患によって起こる生活上の困難に対し、具体的かつ現実的な作業を個別あるいは集団の中で利用することで、生活リズムや生活能力、対人関係の改善をはかり、よりよい生活が送れるように支援する。手工芸、カラオケ、卓上ゲームなどの創作・表現活動や、園芸や料理などの生活活動、体操やヨガなどの感覚・運動活動、パソコンや脳

トレ、計算などの仕事・学習活動、季節に応じたイベントなど、これらの作業内容をできるようにしていくという「目的」としての利用と、心身機能の回復・維持、あるいは低下を予防する「手段」としての利用がある。そのため、これらの作業が完璧にできるようになることが必ずしも目的・目標ではなく、適宜休息を取りながらも継続して参加できることや、作業に関して自己決定ができること、集中して現実検討能力を身につけることなど、個人の能力や精神症状にあわせて目的・目標を設定する。作業療法時の患者の姿は、日常生活のほんの一部の姿であり、病棟で普段見られる患者像と違うこともあり、他職種と連携してその人にあった目標を立ててアプローチする。

　入院中に行う作業療法の他、退院後のデイケアや訪問での作業療法など、障害と付き合いながら自分にあった生活を組み立てることを目指して、集団だけでなく個別に支援も行っている（図2.13）。作業環境や時間、構成、手順などを評価しながら、その人がする必要がある、したい、そしてすることを期待されている、その人にとって意味や価値のある活動（作業）ができるように、さらにより上手くできるように、ストレングスを強化しながらその人らしい生活の再構築にむけて支援していく。

(6) 介護支援専門員

　介護支援専門員は都道府県が認定する介護に関する知識を有し、ケアマネジメントを行う専門職で、一般的に**ケアマネージャー**とよばれる。利用者やその家族の相談に応じ、助言やサービス等利用計画（ケアプラン）の作成、各介護保険サービス

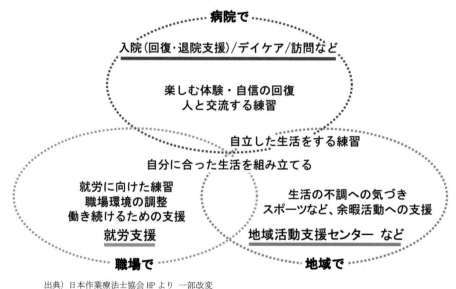

出典）日本作業療法士協会 HP より　一部改変

図2.13　自立に向けた支援

事業者との連絡調整などを行う。本人が望む生活ができるよう、ケアマネジメントすることでリカバリーを支援していくが、精神障害を抱える人は表面上の訴えや希望の背後に複数のニーズを抱えていることも多く、丁寧な対話を通して専門職の視点からも詳細にアセスメントしていくことが必要である。例えば、「働きたい」という本人の希望があるが、通勤に必要な交通機関の利用方法がよくわからないなど、希望やニーズをかなえるために生活の諸側面でどのようなニーズがあるのか把握し（表2.35）、必要なサービスの選択につなげることが求められる。その際に大切なことは本人の自己決定を尊重することであり、サービスの内容を本人が理解できる言葉と方法で説明し、本人が理解し、納得したうえで、サービスを開始できるようする。

2014（平成26）年に介護保険法が改正され、地域支援事業に在宅医療・介護連携推進事業が位置づけられた。医療・介護関係者間における円滑な協働・連携により、包括的かつ継続的な在宅医療・介護の提供を推進することが望まれており、訪問看護師などと適切に連携しながら、医療と介護の両側面から支援することがよりよいリカバリーにつながる。

表2.35　精神障害をもつ人のニーズの領域

①医療に関するニーズ	通院の状況・精神症状に対する対処・服薬管理・副作用・合併症など
②日常生活能力に関するニーズ	バランスのよい食事の摂取や栄養管理、清掃や洗濯・身だしなみ、生活リズムなど
③社会生活に関するニーズ	交通機関・公共機関の利用など
④住居に関するニーズ	住居の確保や家主などとの交渉など
⑤対人関係に関するニーズ	友人や職場、家族との関係、近隣との付き合いなど
⑥就労・教育に関するニーズ	就労・就学のための支援、継続のための支援など
⑦経済生活に関するニーズ	所得の保障、社会保障制度の利用、金銭管理など
⑧日中活動・社会参加に関するニーズ	社会参加場面の開拓、余暇活動の推進など

出典）精神障害者ケアガイドライン P24 より

(7) 精神保健福祉相談員

精神保健福祉相談員とは、精神保健福祉士その他政令で定める資格を有する者の中から、都道府県知事または市町村長が任命し（精神保健及び精神障害者福祉に関する法律第48条2項）、精神保健福祉センターや保健所などに配置され、相談に応じたり当事者やその家族を訪問して必要な指導を行う者のことである（精神保健及

び精神障害者福祉に関する法律第48条1項）。地域で暮らす精神疾患を抱えた者やその家族が、安心して生活できるように支援するのが役割であり、その内容は生活に密着している分、多岐にわたる。

　例えば、受療支援において、入院時に辛い経験があり入院に対する悪いイメージをもつ精神疾患を抱えた者は、病院受診＝入院させられると考えていることがある。加えて疾患に関連した認知機能の障害、コミュニケーションの不得手などから、意図的でなくても、自分の現在の状況（症状）を客観的に捉えて医療者に伝えることが難しく、よいことだけ伝えたり、数回できたことを継続してできているように伝えることがある。また、受診日が近づくにつれ精神状態が不安定になったり、さらには受診日に部屋から出ない場合もある。このような状況のもと、根気強く受診の必要性を説明したり、同行して正確な情報を医療者に伝達するなど補助を行うことにより、適切な医療につなげていく支援もその重要な役割の一端である。

　そのような受療支援（精神保健福祉法に基づく警察官通報等を通した危機介入を含む）から精神保健福祉関連の相談事業全般、計画立案、訪問指導、地域自立支援協議会への参画、家族支援、社会復帰支援などさまざまな職種や関係機関と連携しながら業務にあたっている。

(8) ピアサポーター

　Peer（ピア）とは英語で「同僚、仲間、同等の人、対等者」などの意味をもち、ピアの語源は、等しい・似たという意味をもつラテン語（par）に由来している。自ら障害や疾病の経験をもち、その経験を生かしながら、他の障害や疾病のある障害者のための支援を行うことをピアサポートといい、それを担う人を**ピアサポーター**という。ピアサポートによる支援の効果として①体験の共感・共有と適切なニーズの把握、②体験に基づく相談対応、③ロールモデル、④家族などの病気や障害の理解促進、⑤他の職員の病気や障害の理解促進が報告されており、精神障害の分野でも定着し始めている。

　同じような経験がないと共有しづらい部分がある障害や疾患に伴う苦悩や葛藤に関して、ともに歩める仲間（ピア）の存在により専門職による支援だけでは得がたい安心感や自己肯定感が得られ、患者にとって一歩を踏み出す大きな力になる。またピアサポーター自身も患者とのかかわりを通して自尊心や自己認識を高めることができるなどのメリットがあり、お互いが対等な、相互依存の関係にあるといえる。ピアサポーターの存在は、それぞれの人生や経験に、新たな価値をもたらし、支援システムや組織の中に、さらには地域や社会の中に、新たな人と人とのつながり方を生み出すものと考えられる（図2.14）。

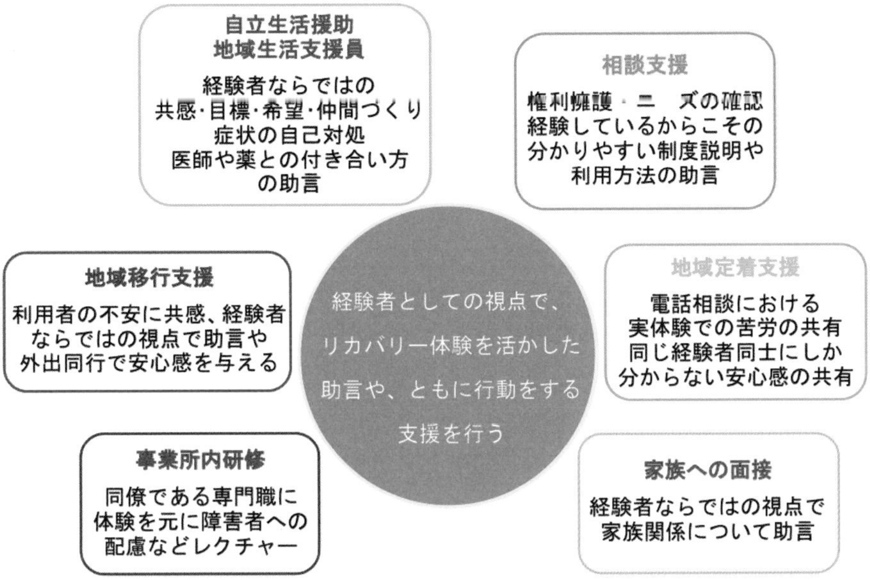

図 2.14 ピアサポーターの業務の一例

(9) 薬剤師

2007 年に日本病院薬剤師会が認定する**精神科専門薬剤師** (Board Certified Psychiatric Pharmacy Specialist：PPS)、**精神科薬物療法認定薬剤師** (Board Certified Pharmacist in Psychiatric Pharmacy：PPP) の認定制度が設立され、個々の患者にあった薬剤の提案や副作用の管理などを行う精神科医療に精通した薬剤師が活躍している。適切な薬物療法で精神症状の安定を図り、リハビリテーションの過程を通してその人らしい生活を取り戻していくことが求められる。患者は病識により服薬に対する思いはさまざまで、薬物の効果や副作用への理解が不十分であったり、精神症状（妄想や幻聴など）によって服薬を拒否することがあるなど、継続した服薬のためには個々に応じた対応が必要であり、薬剤師の丁寧なかかわりが鍵となる。適切な服薬は、入院中よりもむしろ退院後に継続できるかが重要である。効果や副作用の出方には個人差が生じやすく、患者の思いなどをともに丁寧にヒアリングしていく。看護師が患者の希望を聴き、薬剤師が適切な薬剤の情報を提供するといった円滑な情報交換のもと、治療の必要性や薬剤の効果、回復過程に対し患者が理解しやすいように働きかけ、患者も治療計画に参画していけるようにかかわっていく。

（10）臨床心理技術者（臨床心理士、公認心理師等）

　臨床心理士とは「臨床心理学に基づく知識や技術を用いて、人間の“こころ”の問題にアプローチする“心の専門家”」（日本臨床心理士資格認定協会）と定義されており、精神的な悩みを抱える人の相談相手となり、問題解決を支援するカウンセリングの専門家である[4]。活動の場は医療・保健分野では病院、保健所、精神保健福祉センターなどであり、それ以外にも教育センターや学校のスクールカウンセラー、企業の健康管理室、刑務所など広範囲に活躍する。

　対象者の多種多様な価値観を尊重しつつ、その人の自己実現を手伝う専門家であり、その専門業務は、①臨床心理査定、②臨床心理面接、③臨床心理的地域援助、④臨床心理に関する調査・研究である。心の問題で不適応に陥っている人へ、本人が自覚していない悩みや不安までを明らかにして援助の方向性を見定め、臨床心理学的な技法を用いて回復へ働きかけたり、他職種と協力して対象者を取り囲む環境へ働きかけたり、研究活動を行う。病院では、主治医の治療に役立てるために心理テストを行って患者の性格や考え方を分析したり、カウンセリングで患者の相談に乗ったり、さまざまな心理療法を用いて患者の心の負担を軽くすることも多い。また患者の退院後の生活を想定しながら、患者自身のストレスへの対処法や、退院後に相談できる人の確認、確保などを行う。

　公認心理師は2017（平成29）年の公認心理師法の施行に伴う、心理に関する初の新しい国家資格である。保健医療、福祉、教育その他の分野において、心理学に関する専門的知識および技術をもって、精神的な問題を抱えている人の状態を把握し、またその関係者に対しても解決に向けた相談、助言、指導、援助を行い、また心の健康についての知識の普及を図る教育や情報の提供を行うことを業とする者をいう。

　現在上記2つの資格の明確な境界線はなく、今後整備されていくであろう。

章末問題

> **1** 面接時の質問方法で open-ended question〈開かれた質問〉はどれか。
>
> 1.「頭痛はありますか」
> 2.「昨晩は眠れましたか」
> 3.「朝食は何を食べましたか」
> 4.「退院後はどのように過ごしたいですか」
> （第107回午前18問）

解説 （45〜46 頁参照）開かれた質問は「このことについては、どう思いますか?」など、自由にいろいろな答え方ができる聴き方である。閉じた質問は「悲しかったということですね」「どちらがいいですか?」など、はい/いいえで回答できる質問や返答の内容が限定される質問である。　1. はい/いいえの答えのため閉じた質問　2. はい/いいえの答えのため閉じた質問　3. 返答の内容が限定されるので閉じた質問　4. いろいろな答え方ができるので開かれた質問　　　　　　解答 4

---

2 認知症（dementia）の中核症状はどれか。

1. 幻聴　　2. 抑うつ　　3. 希死念慮　　4. 見当識障害

（第 105 回午前 16 問）

解説 （48 頁参照）認知症の症状には中核症状と周辺症状がある。中核症状とは記憶障害、見当識障害、言語障害、実行機能障害などの認知機能障害をさし、周辺症状とは幻覚、妄想、不安、抑うつなどの精神症状や攻撃性亢進、徘徊などの行動障害からなる随伴的症状をさす。　　解答 4

---

3 Alzheimer〈アルツハイマー〉病（Alzheimer disease）で正しいのはどれか。

1. 基礎疾患として高血圧症（hypertension）が多い。
2. 初期には記銘力障害はみられない。
3. アミロイドβタンパクが蓄積する。
4. MRI 所見では前頭葉の萎縮が特徴的である。

（第 106 回午前 33 問）

解説 （48〜49 頁参照）1. 高血圧症は、基礎疾患として特に多いものではない。　2. 記銘力障害は、初期に多くみられる症状である。　3. アルツハイマー病は、アミロイドβとよばれるたんぱく質の過剰沈着によりまず老人斑が形成され、これとともにタウ蛋白異常リン酸化による神経原線維の変化が引き起こされ、最終的には神経細胞の変性や消失が生じることにより発症する。　4. 脳全体の萎縮や、特に海馬の萎縮がみられる。　　解答 3

---

4 Lewy〈レビー〉小体型認知症（dementia with Lewy bodies）の初期にみられる症状はどれか。

1. 幻視　　2. 失語　　3. 脱抑制　　4. 人格変化　　（第 106 回午前 58 問）

解説 （51 頁参照）1. アルツハイマー病類似の認知症症状を示す一方、認知障害の動揺、幻視、パーキンソニズム、レム睡眠行動障害といった特徴的な臨床症状を呈する。幻視はありありとした具体的な小動物や人物が発症早期より繰り返し見られるもので、「家の中に人がいる」と家族に訴えることがある。2. 失語は、アルツハイマー型認知症やレビー小体型認知症の中期でみられる。　3. 脱抑制は、前頭側頭型認知症でみられる。　4. 人格変化は、前頭側頭型認知症でみられる。　　解答 1

---

5 Aさん（66 歳、女性）は、4 年前に前頭側頭型認知症（frontotemporal dementia）と診断され、介護老人福祉施設に入所している。時々、隣の席の人のおやつを食べるため、トラブルになることがある。この状況で考えられるAさんの症状はどれか。

1. 脱抑制　　2. 記憶障害　　3. 常同行動　　4. 自発性の低下　　5. 物盗られ妄想

（第 107 回午後 80 問）

解説　（51 頁参照）前頭側頭型認知症では、脱抑制、自発性低下、人格変化といった症状が病初期より出現する点が特徴的である。　1．隣の席の人のおやつを食べるという行為は脱抑制によるものである。4．の自発性の低下も前頭側頭型認知症の症状であるが、「隣の席の人のおやつを食べる」行為からは自発性の低下による行為とはいえない。

解答 1

6　アルコールを多飲する人によくみられ、意識障害、眼球運動障害および歩行障害を特徴とするのはどれか。

1．肝性脳症
2．ペラグラ
3．ウェルニッケ脳症
4．クロイツフェルト・ヤコブ病

（第 110 回午後 62 問）

解説　1．肝性脳症は、肝機能低下により血液中にアンモニアが増加することで生じる。　2．ペラグラは、ナイアシン欠乏症である。　3．（62 頁参照）アルコール長期使用に伴う栄養障害、特にビタミン B_1、ニコチン酸の欠乏により生じる。　4．クロイツフェルト・ヤコブ病は、脳に異常プリオンタンパク質が沈着し、脳組織を海綿状にすることで発症する脳機能障害である。

解答 3

7　A さん（23 歳、女性）。両親との 3 人暮らし。A さんは大学受験に失敗して以来、自宅に引きこもりがちになった。1 年前から手洗いを繰り返すようになり、最近では夜中も起き出して手を洗い、手の皮膚が荒れてもやめなくなった。心配した母親が付き添って受診したところ、A さんは強迫性障害と診断された。母親は、A さんについて「中学生までは成績優秀で、おとなしい子どもだった」と言う。A さんには極度に疲労している様子がみられたことから、その日のうちに任意入院となった。

入院後、A さんは主治医と話し合い、1 日の手洗いの回数を決めたが、毎日その回数を超えて手洗いを続けている。看護師が確認するといつも洗面所にいる。

　A さんが決めた回数を超えて洗面所で手洗いを続けているときに、看護師がとる対応で適切なのはどれか。

1．手洗いを続けてしまうことについて A さんと一緒に話し合う。
2．病棟は清潔であることを A さんに説明する。
3．主治医に A さんの隔離について相談する。
4．A さんと決めた手洗いの回数を増やす。

（第 107 回午後 109 問）

解説　強迫行為は合理的な説明や説得によって解消されるものではない。また、自殺や自己破壊的行動、他害の危険性が高い場合には隔離が検討されることもあるが、この事例ではリスクが高い状況とは読み取れない。さらに手洗いの回数を増やしても不安が解消するわけではない。患者との関係を構築したうえで、患者の思考や行動について話し合い、不安が軽減できるような対処行動をともに考えていくことは有効である。

解答 1

8 Aさん（37歳、女性、会社員）は、1人暮らし。11月に経理部へ異動となった。新しい人間関係と慣れない仕事で帰宅後も緊張が取れず、眠れない日が続いていた。異動から3週目の朝、会社のエレベーターに乗ると、息苦しさ、動悸からパニック発作を起こした。その後も不眠とパニック発作が出現したため、異動から2カ月後、精神科クリニックを受診し、パニック障害と診断された。主治医からは、短時間型の睡眠薬と選択的セロトニン再取り込み阻害薬〈SSRI〉が処方された。また、職場の協力を得て仕事量の調整をしてもらうことになった。受診から5日後、Aさんから「昨日の朝から気分が悪くなり、下痢をするようになった」と電話があった。受診後のAさんの状況に対する看護師のアセスメントで適切なのはどれか。

1. ストレスの増大　　2. うつ症状の悪化　　3. 睡眠薬の持ち越し効果　　4. SSRIの副作用（有害事象）

（第108回午前112問）

解説　SSRIの投与初期には一過性の消化器症状（吐き気・嘔吐、下痢など）を起こすことが多く、この事例ではSSRIの副作用が出現したものと考えられる。なお、この事例では職場の協力を得て仕事量を調整してもらっており、ストレスの増大やうつ症状の増悪を来す要因は読み取れない。また短時間型の睡眠薬の副作用は、脱力感、眠気、ふらつきなどであり、消化器症状が出現することは少ない。　　解答 4

9 統合失調症（schizophrenia）の幻覚や妄想に最も関係する神経伝達物質はどれか。

1. ドパミン　　　　2. セロトニン　　　　3. アセチルコリン　　　　4. ノルアドレナリン

（第107回午後60問）

解説　（65頁参照）アンフェタミンなどの幻覚妄想状態を発現させる覚せい剤はドパミン作動薬である。またドパミン受容体遮断薬が幻覚妄想を軽減させ、抗精神病薬の用量とドパミンD2受容体結合親和性に相関関係が認められることから、統合失調症ではドパミン機能の亢進が原因とするドパミン仮説が提唱されている。　　解答 1

10 典型的なうつ病（depression）の症状はどれか。

1. 幻　聴　　　　2. 感情失禁　　　　3. 理由のない爽快感　　　　4. 興味と喜びの喪失

（第107回午後13問）

解説　（75頁参照）1. 幻聴は、統合失調症でみられる。　2.（情動失禁ともいう）情動の抑制が働かず、喜怒哀楽が過度に発現する。脳血管性障害でみられることが多い。　3. 双極性障害の躁状態でみられる。　　解答 4

11 やせが顕著に認められ嘔吐を繰り返している神経性やせ症の患者に血液検査を行った。最も注意すべきデータはどれか。

1. カリウム　　2. 総タンパク　　3. 総コレステロール　　4. 尿酸　　5. 総ビリルビン　　（予想問題）

解説　（94頁参照）著しいやせ、自己誘発性嘔吐により低カリウム血症になりやすい。低カリウム血症は不整脈や心不全を起こし、心停止に至る可能性があり注意する必要がある。　　解答 1

---

12 パーソナリティ障害について正しいのはどれか。

1. パーソナリティ特性の偏りはない。

2. その人のパーソナリティで自分自身が悩むか社会が困るものをさす。

3. 幼少期から始まることが多い。

4. 青年期になると症状は消失する。

5. 社会的な障害を引き起こすことはない。

(予想問題)

解説 （97〜98頁参照）パーソナリティ障害は、その人のパーソナリティ特性の著しい偏りのために、自分や周囲の人々が困難を感じることを特徴とする。青年期または成人期早期に始まり、社会的あるいは職業的な領域における機能の障害を引き起こす。

解答　2

---

13 境界性パーソナリティ障害への対応について正しいものはどれか。

1. 問題行動がみられたら、すぐに保護室で隔離を行う。

2. 要求にはできるだけ応える。

3. 担当看護師が単独で対応する。

4. できることとできないことを伝える。

5. 自傷行為はしてはいけないことだと注意する。

(予想問題)

解説 （99〜100頁参照）パーソナリティ障害の著しい衝動性や操作性に対し、すぐに行動制限を行ったり、言動を注意するのではなく、訴えや要求を受け止めながら冷静に対応し、チームで一貫した治療を行っていく必要がある。

解答　4

---

14 成人期早期に、見捨てられることに対する激しい不安、物質乱用や過食などの衝動性、反復する自傷行為、慢性的な空虚感、不適切で激しい怒りがみられ、社会的、職業的に不適応を生じるのはどれか。

1. 回避性人格〈パーソナリティ〉障害

2. 境界性人格〈パーソナリティ〉障害

3. 妄想性人格〈パーソナリティ〉障害

4. 反社会性人格〈パーソナリティ〉障害

(第109回午後68問)

解説 （98〜99頁参照）1. 回避性人格〈パーソナリティ〉障害は、引っ込み思案で臆病であり、拒絶に敏感なため対人関係が制限される。　3. 妄想性人格〈パーソナリティ〉障害は、他人の言動を悪意あるものとして解釈する疑い深さがある。　4. 反社会性人格〈パーソナリティ〉障害は、他人の権利の無視と無関心による反社会的行動を繰り返し、対人関係が侵害されている。

解答　2

---

15 平成16年（2004年）に性同一性障害者の性別の取扱いの特例に関する法律が施行され、戸籍上の性別を変更することが可能になった。その変更の条件で正しいのはどれか。

1. 15歳以上であること

2. うつ症状を呈していること

3. 現に未成年の子がいないこと

4. 両親の同意が得られていること

(第108回午前63問)

解説　（111頁参照）性同一性障害者の性別を変更する要件は、①18歳以上であること、②現に婚姻をしていないこと、③現に未成年の子がいないこと、④生殖腺がないことまたは生殖腺の機能を永続的に欠く状態にあること、⑤その身体について他の性別に係る身体の性器に係る部分に近似する外観を備えていることである。　　　　　　　　　　　　　　　　　　　　　　　　　　　　　　　　解答　3

16　知的障害〈精神遅滞〉の原因となる疾患はどれか。

1. 統合失調症
2. フェニルケトン尿症
3. アルツハイマー病
4. クロイツフェルト・ヤコブ病　　　　　　　　　　　　　　　　　　　（第108回午後61問）

解説　（118頁参照）知的障害の原因は多岐にわたり、主な原因として、遺伝子の病気・先天性代謝異常（フェニルケトン尿症など）・脳形成異常といった出生前の要因のものと、低酸素性虚血性障害・外傷性脳損傷・感染・中毒性代謝症候群や中毒（例：鉛、水銀）などの出生後の要因のものがある。　1. 統合失調症は、知的障害の原因にはならない。　3. アルツハイマー病は、認知症の原因疾患であるが、認知症は知的障害ではない。　4. クロイツフェルト・ヤコブ病は中枢神経系疾患であり、知的障害の原因にはならない。　　　　　　　　　　　　　　　　　　　　　　　　　　　　　　　　　　　　解答　2

17　注意欠如・多動性障害〈ADHD〉（attention deficit hyperactivity disorder）の症状はどれか。

1. チックが出現する。
2. 計算を習得することが困難である。
3. 課題や活動に必要なものをしばしば失くしてしまう。
4. 読んでいるものの意味を理解することが困難である。　　　　　　　（第108午前67問）

解説　（131頁参照）注意欠如・多動性障害の特徴は、集中力が続かず注意力が散漫な「不注意」と落ち着きがなく行動をコントロールできない「多動性」、衝動を止めることができない「衝動性」である。不注意症状としては、不注意な間違いを何度もする、課題を集中して続けられない、活動を計画立てて行うことが難しい、もの忘れをよくする、外的な刺激ですぐに気が散ってしまうなどがある。　　　解答　3

18　生活技能訓練〈SST〉について正しいのはどれか。

1. 退院支援プログラムの1つである。
2. 診断を確定する目的で実施される。
3. セルフヘルプグループの一種である。
4. 精神分析の考え方を応用したプログラムである。　　　　　　　　（第105回午前60問）

解説　（139頁参照）生活技能訓練（SST）は、社会復帰後の日常生活に必要なスキルを習得するための方法であり、退院支援プログラムの一環として行われる。病院だけでなく、学校や就労支援施設、更生保護施設などでも取り入れられている。　　　　　　　　　　　　　　　　　　　　　　　解答　1

19　修正型電気けいれん療法について正しいのはどれか。

1. 保護室で行う。

2. 全身麻酔下で行う。

3. 強直間代発作が生じる。

4. 発生頻度の高い合併症は骨折である。

(第 107 回午前 58 問)

解説　(144〜147 頁参照) 従来型 ECT はけいれん発作やその後の朦朧状態による転倒、骨折や脱臼など、患者へ苦痛を与えてしまうという側面があった。そこで、麻酔科医と協働して麻酔管理下で静脈麻酔薬と筋弛緩薬を併用する修正型 ECT (サイマトロン®) が考案され、従来型 ECT に比べると精神的、肉体的に侵襲性の低い治療法が確立された。 1. ECT 処置室で行われる。　3. 4. 従来型に比べリスクは低くなっている。

解答 2

20　修正型電気けいれん療法について正しいのはどれか。2 つ選べ。

1. 磁気を用いる。

2. 局所麻酔下で行う。

3. 筋弛緩薬を用いる。

4. 発生頻度の高い有害事象は骨折である。

5. 薬物治療抵抗性のうつ病は適応になる。

解説　(144〜147 頁参照) 1. 磁気ではなく電気を流して行う。　2. 全身麻酔下で行われる。　4. 従来型 ECT に比べると精神的、肉体的に侵襲性の低い治療法が確立された。　5. 適応となる診断は、主要なものは大うつ病、躁病、統合失調症である。

解答 3. 5

21　チーム医療で正しいのはどれか。

1. 国家資格を持つ者で構成される。

2. リーダーとなる職種を固定する。

3. 他施設との間で行うことはできない。

4. メンバー間で情報を共有して意思決定をする。

(第 105 回午前 10 問)

解説　(149〜152 頁参照) 1. チーム医療では患者・家族を中心にして、国家資格をもつ者だけではなくピアサポーターやボランティアなど国家資格をもたない者なども加えてチームが編成される (図 2. 10 参照)。　2. リーダーの職種は固定されてはいない。　3. 複数の施設が連携して行われることもある 。

解答 4

22　A さん (60 歳、女性) は統合失調症で 10 年間入院していた。来月退院予定となったため、A さん、医師、看護師でチームをつくり、退院支援計画を立てることになった。A さんは「両親も亡くなってしまい、これからの生活費や住む場所がとても心配だ」と訴えてきた。退院支援を進めるにあたり、チームに加わるメンバーで最も適切なのはどれか。

1. 薬剤師　2. 精神保健福祉士　3. ピアサポーター　4. 臨床心理技術者 (臨床心理士・公認心理師等)

(第 108 回午後 64 問)

解説 （154頁参照）精神保健福祉士は、その人らしい社会復帰の実現に向けた支援を行う福祉の専門職であり、経済的な問題の支援や就労、居住に関する支援なども行うため、最も適したメンバーである。1.3.4も退院後のサポートも重要であるが、本人が心配している生活費や住居に関する支援に関しては専門外である。　　解答　2

---

23 都道府県知事の任命を受けて、精神保健福祉センターで精神障害者や家族の相談を行うのはどれか。

1. ゲートキーパー　　2. ピアサポーター　　3. 精神保健福祉相談員　　4. 退院後生活環境相談員

（第110回午前60問）

解説　1. ゲートキーパーは、悩みを抱えた人に気づき、声をかけてあげられる人のことで、公的に任命されるものではない。　2.（158頁参照）ピアサポーターは、自ら障害や疾病の経験をもち、その経験を生かしながら他の障害者のための支援をする人で、公的に任命されるものではない。　3.（157頁参照）4. 精神保健福祉士などの有資格者から精神科病院の管理者により選任され、医療保護入院の患者に対して、退院後の地域生活への円滑な移行が行えるよう調整をする。　　　　　　　　　　　　　　解答　3

---

24 同じ問題や悩みを抱えた人々が助け合う活動はどれか。

1. ケースワーク
2. ピアサポート
3. コミュニティワーク
4. コンサルテーション
5. アウトリーチ

（第102回午前32問一部改変）

解説　1. 問題を抱えた個人や家族を直接に援助する社会福祉援助技術のことである。　2.（p.158頁参照）　3. 地域の問題を解決するため、社会資源の開発などを支援する社会福祉援助技術のことである。4. 患者の問題解決のために専門家（コンサルタント）が、その事柄を解決するための知識や技術をもたない非専門家（コンサルティ）からの相談を受け、その事柄の改善のため、側面的な援助を行うことである。　5. 地域生活の継続ができるよう、必要に応じて医療従事者などの専門家が行う訪問支援のことである（p.149頁参照）。　　　　　　　　　　　　　　　　　　　　　　　　　　　　　　　　　　解答　2

---

25 精神医療におけるピアサポーターの活動について正しいのはどれか。2つ選べ。

1. 訪問活動は禁止されている。
2. 活動には専門家の同行が条件となる。
3. ピアサポーター自身の回復が促進される。
4. 精神保健医療福祉サービスの利用を終了していることが条件となる。
5. 自分の精神障害の経験を活かして同様の体験をしている人を支援する。　　（第106回午後88問）

解説　（158〜159頁参照）障害をもつ者同士が相互に支え合う活動であり、サポーター自身も支援を通して自己効力感や自己肯定感が向上するなど互恵性がある。　1. 訪問での生活支援もあり、禁止はされていない。　2. 専門家の同行は条件になっていない。　4. 精神保健医療福祉サービスを受けている者も、サポーターになることができる。　　　　　　　　　　　　　　　　　　　　　　　　　　　　　解答　3、5

引用・参考文献

2.1 参考文献

1) 融道男、中根允文、小宮山実監訳：ICD-10　精神および行動の障害－臨床記述と診断ガイドライン－、医学書院、2000
2) 大熊輝雄原著：現代臨床精神医学改訂第12版、金原出版、2019
3) 尾崎紀夫、三村将、水野雅文、村井俊哉編集：標準精神医学第8版、医学書院、2021
4) 大月三郎、黒田重利、青木省三著：精神医学第5版、文光堂、2021
5) 加藤温、森真喜子編集：看護学テキストNiCE　病態・治療論［12］精神疾患、南江堂、2018
6) 中島健二、下濱俊、冨本秀和、三村将、新井哲明編集：認知症ハンドブック第2版、医学書院、2020
7) 鈴木みずえ編集：多職種チームで取り組む認知症ケアの手引き、日本看護協会出版会、2019
8) 岡田佳詠編：認知行動理論に基づく精神看護過程　よくわかる認知行動療法の基本と進め方、pp12-21、中央法規、2016.
9) 石川かおり：精神看護学②精神障害をもつ人の看護、pp310-316、メジカルフレンド社、2021.
10) 水谷信子、水野敏子、高山成子、高崎絹子編：最新老年看護学改訂版、pp246-265、日本看護協会出版会、2011.
11) 権藤恭之編：朝倉心理学講座15 高齢者心理学、pp170-176、朝倉書店、2011.
12) 赤林朗、蔵田伸雄、児玉聡訳：第5版臨床倫理学　臨床倫理学における倫理決定のための実践的なアプローチ、新興医学出版社、2006.

2.2 参考文献

1) 融道男、中根允文、小宮山実監訳：ICD-10　精神および行動の障害－臨床記述と診断ガイドライン－、医学書院、2000
2) 大熊輝雄原著：現代臨床精神医学改訂第12版、金原出版、2019
3) 尾崎紀夫、三村将、水野雅文、村井俊哉編集：標準精神医学第8版、医学書院、2021
4) 大月三郎、黒田重利、青木省三著：精神医学第5版、文光堂、2021
5) 加藤温、森真喜子編集：看護学テキストNiCE　病態・治療論［12］精神疾患、南江堂、20186)
6) 日本精神神経学会　精神神経学雑誌編集委員会編著：精神神経学雑誌第123巻　第8号、475-505、2021
7) 『実践　精神科看護テキスト』編集委員会：実践　精神科看護テキスト第14巻　薬物・アルコール依存症看護、精神看護出版、2008
8) 成瀬暢也：精神作用物質使用障害の入院治療：薬物渇望期」の対応法を中心に　第105回日本精神神経学会総会：シンポジウム　精神作用物質使用障害の今日的状況　日本精神神経学会、p665-671、2010.

2.3 引用・参考文献

1) 融道男ほか監訳：ICD-10精神および行動の障害－臨床記述と診断ガイドライン、医学書院、2005.
2) 髙橋三郎・大野裕監訳：DSM-5　精神疾患の診断・統計マニュアル、医学書院、2014.
3) 忠井俊明：ようこそ精神医学へ　基礎と精神疾患13の物語、ミネルヴァ書房、2003.
4) 尾崎紀夫他 編：標準精神医学 第8版、医学書院、2021.
5) 大熊輝夫 著、現代臨床精神医学 第12版、金原出版、2013.
6) 吉浜文洋、末安民生編：学生のための精神看護学、医学書院、2016.

2.4 引用・参考文献

1) 尾崎紀夫編：標準精神医学　第8版、医学書院、2021.
2) 森則夫、櫻庭繁、瀧川薫編：生物学的アプローチによる精神科ケア、南山堂、2001.
3) 松下正明、白石洋子監修　五味渕隆志、藤野孝子編：エクセルナース（精神科編）、メディカルレビュー社、2004.
4) 日野原重明、井村裕夫監修　岩井郁子、北村聖監修協力　加藤進昌編：看護のための最新医学講座12　精神疾患、中山書店、2006.
5) ベンジャミンJ．サドック、バージニアA．サドック編　井上令一、四宮滋子監訳：カプラン臨床精神医学テキスト　第3版、メディカル・サイエンス・インターナショナル、2016.

6) 野嶋佐由美、南裕子監修：ナースによる心のケアハンドブック；現象の理解と介入方法、照林社、2000.

7) 太田保之、上野武治編：学生のための精神医学、医師薬出版、2014.

8) 根岸敬矩、土澤健一：保健・医療・福祉学生のための臨床精神医学、医学出版社、2016.

2.5 引用文献

1) 日本精神神経学会日本語版用語監修, 髙橋三郎, 大野裕監訳：DSM-5 精神疾患の診断・統計マニュアル. 医学書院, 2014.

2) アニタ W.O., シェイラ R.W. 著, 池田明子ら訳：ペプロウ看護論　看護実践における対人関係理論. 医学書院, 1996.

3) リンダ M.G., ドナ F.S., マーシャ L.R. 編著, 池田明子監訳：心理社会的援助の看護マニュアル　看護診断および看護介入の実際. 医学書院 MYW, 1998.

4) 日本 EMDR 学会：https://www.emdr.jp/emdr%e3%81%a8%e3%81%af/

5) WHO：releases guidance on mental health care after trauma　2013.
https://www.who.int/news/item/06-08-2013-who-releases-guidance-on-mental-health-care-after-trauma

6) WHO: Guidelines for the Management of Conditions Specifically Related to Stress
https://apps.who.int/iris/bitstream/handle/10665/85119/9789241505406_eng.pdf?sequence=1

7) 生活の発見会とは｜NPO 法人生活の発見会　https://hakkenkai.jp/about/

2.5 参考文献

1) 融道男, 中根允文, 小見山実, 岡崎祐士, 大久保善朗監訳：ICD-10 精神および行動の障害－臨床記述と診断ガイドライン－新訂版. 医学書院, 2005.

2) 中根允文, 山内俊雄監修, 岡崎祐士総編集：ICD-10 精神科診断ガイドブック. 中山書店, 2013.

3) ベンジャミン J. S., バージニア A.S., ペドロ R. 著, 井上令一監修, 四宮滋子, 田宮聡監訳：カプラン臨床精神医学テキスト DSM-5 診断基準の臨床への展開, メディカル・サイエンス・インターナショナル, 2016.

4) 尾崎紀夫, 三村將, 水野雅文, 村井俊哉編：標準精神医学　第8版. 医学書院, 2021.

5) 上島国利監修：精神科臨床ニューアプローチ3　神経症性障害とストレス関連障害. 株式会社メジカルビュー社, 2005.

6) Peplau, H. E (1963). A working definition of anxiety. In S. F. Burd & M. A. Marshall(Eds.), Some clinical approaches to psychiatric nursing. New York: MacMillan

7) Linda, C. C. 著, 岩瀬信夫監訳：DSM-IVに基づく精神科看護診断とケアプラン. 南江堂, 1999.

8) ジュディス M.S., シェイラ L.V. 著, 田崎博一, 阿保順子, 佐久間えりか監訳：看護診断にもとづく精神看護ケアプラン第2版. 医学書院, 2007.

9) キャサリン M.F., パトリシア A.H. 著, 北島謙吾, 川野雅資監訳：精神科看護ケアプラン. 医学書院 MYW, 1997.

10) ゲイル W.S., ミシェル T.L. 著, 安保寛明, 宮本有紀監訳：精神科看護－原理と実践　原著第8版. エルゼビア・ジャパン, 2007.

11) 稲田俊也, 岩本邦弘, 山本暢朋著：OPRS IV客観的精神科評価尺度ガイド　観察者による精神科領域の症状評価尺度ガイド　第4版. じほう, 2016.

12) 北西憲二：我執の病理, 白揚社, 2001.

2.6 引用・参考文献

1) 日本精神神経学会（日本語版用語監修）. 髙橋三郎, 大野裕監訳. DSM-5 精神疾患の診断・統計マニュアル. 東京, 医学書院, 2014.

2) 岩脇淳, 仙波純一監訳. カプラン臨床精神医学ハンドブック　第4版 DSM-5 診断基準による診療の手引. 東京, メディカルサイエンスインターナショナル, 2020.

3) 落合慈之監修. 精神神経疾患ビジュアルブック. 東京, 学研メディカル秀潤社, 2016.

4) 山内俊雄, 小島卓也, 倉知正佳, 鹿島晴雄編集. 専門医をめざす人の精神医学　第3版. 東京, 医学書院, 2011.

2.7 引用・参考文献

1) 日本精神神経学会（日本語版用語監修）. 髙橋三郎, 大野裕監訳. DSM-5 精神疾患の診断・統計マニュアル. 東京, 医学書院, 2014.

2)　岩脇淳，仙波純一監訳. カプラン臨床精神医学ハンドブック　第 4 版 DSM-5 診断基準による診療の手引. 東京，メディカルサイエンスインターナショナル，2020.

3)　落合慈之監修. 精神神経疾患ビジュアルブック. 東京，学研メディカル秀潤社，2016.

2.8　引用・参考文献

1)　狩野力八郎（2012）. パーソナリティーと行動の障害. 加藤進昌・神庭重信・笠井清登編. TEXT 精神医学改訂 4 版. 南山堂. 東京，p355.

2)　大月三郎・黒田重利・青木省三共著（2003）：精神医学第 5 版. 文光堂. 東京，p312.

3)　日本行動嗜癖学会：https://jssba.org/

4)　帚木蓬生（2004）. ギャンブル依存とたたかう. 新潮社. 東京，p41-43.

5)　日本精神神経学会（日本語版用語監修）. 高橋三郎・大野裕監訳（2014）. DSM-5 精神疾患の診断・統計マニュアル. 物質関連障害および嗜癖性症候群　非物質関連障害群. 医学書院. 東京，p579.

6)　山本由紀編著（2015）：対人援助職のためのアディクションアプローチ. 中央法規出版. 東京，p62-63.

7)　狩野力八郎（2015）. パーソナリティーと行動の障害. 加藤進昌・神庭重信・笠井清登編. TEXT 精神医学改訂 4 版. 南山堂. 東京，p357.

8)　中谷陽二（1996）. 病的放火とピロマニア. 臨床精神医学. 25(7)，p813-817.

9)　条件反射制御法学会：https://crct-mugen.jp/training/

10)　竹村道夫（2023）. 衝動制御症　各論　窃盗症. 担当編集：樋口進，編集主幹：神庭重信／監修：松下正明. 講座精神疾患の臨床, 8 物質使用症又は嗜癖行動症群　性別不合. 中山書店. 東京，p415.

11)　河村重実著，竹村道夫監修（2013）. 彼女たちはなぜ万引きがやめられないのか？窃盗癖という病. 飛鳥新社. 東京

12)　原裕美子（2021）. 私が欲しかったもの. 双葉社. 東京.

13)　水野智之（2009）. 15 抜毛症　Ⅳ小児のライフステージとこころの健康. 本城秀次編. よくわかる子どもの精神保健. ミネルヴァ書房. 京都.

14)　境 玲子，飯田 美紀（2016）：皮膚・毛髪への "身体集中反復行動 ―抜毛症，皮膚むしり症，皮膚の掻破行動―児童青年精神医学とその近接領域，57 (2)．p298-309.

2.9　引用文献

1)　WHO. Sexual and reproductive health.
https://www.who.int/reproductivehealth/topics/gender_rights/sexual_health/en/

2)　American Psychiatric Association. Diagnostic and statistical manual of mental disorders. 5th edition (DSM-5). Washington, D. C., 451-459, 2014.（髙橋三郎，大野 裕，染矢俊幸，神庭重信 訳. DSM-5 精神疾患の診断・統計マニュアル 新訂版. 医学書院，443-452，2014.）

3)　American Psychiatric Association. Diagnostic and statistical manual of mental disorders. 4th edition-Text Revision (DSM-IV-TR). Washington, D. C., 576-582, 2000. （髙橋三郎，大野裕，染矢俊幸 訳. DSM-IV-TR 精神疾患の診断・統計マニュアル 新訂版. 医学書院，551-558，2003.）

4)　International Classification of Diseases 11th Revision (Version：05/2021).
https://icd.who.int/browse11/l-m/en

5)　International Statistical Classification of Diseases and Related HealthProblems 10th Revision (Version：2019).https://icd.who.int/browse10/2019/en

6)　e-Gov ポータル.
https://elaws.e-gov.go.jp/document?lawid=415AC0100000111_20220401_430AC0000000059

7)　司法統計. 家事審判事件の受理、既済、未済手続別件数-全家庭裁判所「性同一性障害者の性別の取扱いの特例に関する法律 3 条 1 項の事件」. https://www.courts.go.jp/app/sihotokei_jp/search

8)　The World Professional Association for Transgender Health. Standards ofCare for the health of transsexual, transgender, and gender nonconformingpeople 7th ed. （中塚幹也，東優子，佐々木掌子 監訳. トランスセクシュアル、トランスジェンダー、ジェンダーに非同調な人々のためのケア基準第 7 版）. https://www.wpath.org/media/cms/Documents/SOC%20v7/SOC%20V7_Japanese.pdf

9)　日本精神神経学会・性同一性障害に関する委員会. 性同一性障害の診断と治療のガイドライン（第 4 版改）. https://www.jspn.or.jp/uploads/uploads/files/activity/gid_guideline_no4_20180120.pdf

10)　針間克己. メンタルクリニックにおける性同一性障害診療の実際. 精神医学. 53：749-753，2011.

2.10 参考文献

1) ICD-10 精神科診断ガイドブック. 中山書店. 2013.
2) 厚生労働省　e-ヘルスネット
https://www.e-healthnet.mhlw.go.jp/information/heart/k-04-004.html
3) 厚生労働省社会・援護局障害保健福祉部：平成28年生活のしづらさなどに関する調査.
4) 臨床現場のための心理検査入門：オーエムエス出版. 1999.
5) 愛の手帳について（愛の手帳 Q&A）
https://www.fukushihoken.metro.tokyo.lg.jp/shinsho/faq/techo_qa/qa.html

2.11-2.12 参考文献

1) Sandin, S., Lichtenstein, P., Kuja-Halkola, R., Larsson, H., Hultman, C. M., & Reichenberg, A. (2014). The familial risk of autism. Jama, 311(17), 1770-1777.
2) 稲垣真澄, 小林朋佳, 小池敏英他. (2010). 診断手順. 特異的発達障害の臨床診断と治療指針作成に関する研究チーム, 稲垣真澄（編）：特異的発達障害診断・治療のための実践ガイドライン―分かりやすい診断手順と支援の実際―. 診断と治療社.
3) 宇野彰, 春原則子, 金子真人他. (2006). STRAW 小学生の読み書きスクリーニング検査―発達性読み書き障害（発達性 dyslexia）検出のために―. 東京, インテルナ出版.
4) 融道男, 小見山実, 大久保善朗他（訳）. (2005). ICD-10 精神および行動の障害―臨床記述と診断ガイドライン. 東京, 医学書院.
5) 中根允文, 岡崎祐士, 藤原妙子, 中根秀之, & 針間博彦. (2008). ICD‐10 精神および行動の障害 DCR 研究用診断基準. 医学書院.
6) 熊谷恵子. (2007). 学習障害児の数量概念の理解度を測定する手法についての基礎的研究. LD 研究, 16(3), 312-322.
7) American Psychiatric Association. (2014). DSM-5 精神疾患の診断・統計マニュアル. 日本精神神経学会監修, 高橋 三郎他訳. 医学書院.
8) 市川宏伸編著, 柘植雅義監修. (2014). 発達障害の「本当の理解」とは. 金子書房.
9) Wing, L., & Gould, J. (1979). Severe impairments of social interaction and associated abnormalities in children: Epidemiology and classification. Journal of autism and developmental disorders, 9(1), 11-29.
10) Rutter, M., Le Couteur, A. & Lord, C. (2003). Autism Diagnostic interview-Revised. Los Angeles, CA:Western Psychological Services. [土屋賢治・黒田美保・稲田尚子. (2013)『ADI-R 自閉症診断面接 改訂版』, 金子書房.]
11) Lord, C., Rutter, M., DiLavore, P.C. et al. (2012). Autism Diagnostic Observation Schedule-Second Edition. Los Angeles, CA: Western Psychological Services.
12) 中山 和彦, 小野和哉. (2010). 図解 よくわかる大人の発達障害. ナツメ社.
13) 斉藤万比古. (2009). 発達障害が引き起こす二次障害へのケアとサポート. 学研.
14) Hallmayer, J., Cleveland, S., Torres, A., Phillips, J., Cohen, B., Torigoe, T., ... & Risch, N. (2011). Genetic heritability and shared environmental factors among twin pairs with autism. Archives of general psychiatry, 68(11), 1095-1102.
15) Still, G. F. (1902). Some abnormal psychical conditions in children. Lancet.
16) Conners, C. K. (2000). Attention-deficit/hyperactivity disorder- Historical development and overview. Journal of Attention Disorders.
17) 原田謙. (2010). 反抗挑戦性障害・素行障害診断治療ガイドライン. 子どもの心の診療に関する診療体制確保、専門的な人材育成に関する研究.
18) 北川明. (2019). 4 つのケースから発達障害の特徴をおさえる こんな困りごとありませんか? 発達障害の特徴（特集 当事者向け ともに働くスタッフ向け発達障害の理解と対応ポイント）. 月刊ナーシング Nursing, 39(2), 66-74.
19) 北川明編著. (2020). 発達障害のある看護職・看護学生支援の基本と実践. メジカルビュー社.

4節 参考文献

1) 日本精神神経学会、ECT・r TMS 等検討委員会：ECT グッドプラクティス 安全で効果的な治療を目指して. 新興医学出版社. 2020.

2)　公益社団法人日本麻酔科学会　術前絶飲食ガイドライン. 2012
　　http://www.https://anesth.or.jp/files/pdf/kangae2.pdf

5 節　引用・参考文献

1)　医療保健福祉分野の多職種連携コンピテンシー，多職種連携コンピテンシー開発チーム
　　http://www.hosp.tsukuba.ac.jp/mirai_iryo/pdf/Interprofessional_Competency_in_Japan_
　　ver15.pdf（2021.10.9 参照）

2)　日本心理教育・家族教室ネットワーク，公益社団法人全国精神保健福祉会連合会監修，統合失調症
　　を知る心理教育テキスト家族版　じょうずな対処　今日から明日へ　学び合い支え合いリカバリー
　　【全改訂第 1 版】，地域精神保健福祉機構，全改訂第 1 版第 4 刷，2018.12.19，p 18

3)　萱間真美，野田文隆編集，看護学テキスト NICE　精神看護学 I　精神保健・多職種のつながり（改
　　訂第 2 版），南江堂，2017，P15-30

4)　Benesse マナビジョン https://manabi.benesse.ne.jp/shokugaku/job/list/163/content/（2021.10.25 参照）

5)　末安民生編集，精神科退院支援ビギナーズノート　全訂新版，中山書店，2019，

6)　嶋澤順子（2016）：市町村に所属する保健師による精神障害者地域生活支援の内容，日本公衆衛生看
　　護学会誌，5（3），250-258.

7)　第 2 回精神保健福祉士の養成の在り方等に関する検討会. 平成 31 年 2 月 25 日.【資料 3】精神保健福
　　祉士に求められる役割について. https://www.mhlw.go.jp/content/12200000/000488342.pdf

8)　日本作業療法士協会 https://www.jaot.or.jp/files/page/kankobutsu/pdf/21_pamphlet.pdf

9)　日本臨床心理士資格認定協会 http://fjcbcp.or.jp/rinshou/about-2/

10)　精神保健福祉相談員（和歌山県 HP）
　　https://www.pref.wakayama.lg.jp/prefg/210100/shokushushoukai/seishinhokenfukushi.html

11)　相談支援ハンドブック（日本精神保健福祉協会）
　　https://www.jamhsw.or.jp/ugoki/hokokusyo/201403-gappon/2-PSWhandbook.pdf

12)　ピアサポートの活用を促進するための事業者向けガイドライン
　　https://www.mhlw.go.jp/content/12200000/000521819.pdf

13)　ピアサポートの専門性の評価について（障害者福祉サービス等報酬改定検討チーム）
　　https://www.mhlw.go.jp/content/12401000/000689218.pdf

精神障がいをもつ
人への看護

第3章

1 精神を病むことと生きること

1.1 病いの経験への理解

　精神障害をもつ人を看護するうえで、その人をどのように理解するか、という看護者側の視点は重要である。その際、理解の仕方として、精神疾患を医学モデルである「**疾患**」としてみる場合と、当事者である患者本人が経験した主観的な「**病い**」としてみる2つの視点がある。

　下記の**事例Ⅰ**と**Ⅱ**をみてみよう。

事例Ⅰ

　40歳女性。統合失調症（ICD-10）。25歳のとき、就職先の職場の人間関係になじめず被害妄想、幻聴が出現し精神科を受診、統合失調症の診断を受ける。以後、精神科への入院歴があるが、副作用を理由に内服しなくなり、精神科への入退院を繰り返している。今回も、昼夜逆転、内服中断に伴う被害妄想、幻聴の悪化、不安、焦燥感の出現により、家族が心配し受診、そのまま入院となる。

　この事例の描かれ方は、精神疾患という疾患ならびに疾患にまつわる症状について科学・論理的思考、つまり医学モデルに依拠した説明の仕方である。

　一方、「**病い**」モデルに依拠すると**事例Ⅱ**のような説明になる。

事例Ⅱ

　私は、初めての職場で、先輩や同僚との人間関係に苦労しました。挨拶しても、返事が返ってこなくて、自分は職場の人たちから嫌われいるんじゃないかと感じたり、パソコンでデータ入力作業をしようとUSBをPCに差したところ、ウイルス感染を起こしてしまったことがあって、その時、自分は職場の人に嫌がらせを受けているんだと確信しました。それ以降、些細なミスがあると職場の人の嫌がらせだと考えるようになり、周囲の人と話をしなくなりました。自宅にいても職場の人の怒鳴る声が聞こえて夜眠れなくなったり、人の目が気になって部屋のカーテンをずっと閉めて生活するようにしていました。いつも不安で落ち着かなかったので、心配した家族のすすめで病院を受診してお薬を出してもらいましたが、薬を飲むと、なんだか一日中ぼぉっとしてしまって仕事に集中できないので、嫌になり、薬を飲むのを控えるようになりました。今回も薬を飲んでいなかったのですが、男の人の声がうるさくて、家族が一緒に病院に行こうというので、受診して入院することになりました。

　この場合、「疾患」モデルにおいて被害妄想と名づけられていた事象は、「病い」モデルからみると、自分は職場の人達から嫌われているのではないかという不安感や被害的な感覚を抱いていたということが見えてくる。そして、些細なミスをすべて他者の嫌がらせによるものだと意味づけていたこと、カーテンを閉めるという行為は、他者の支援を遮ることで安心感を得たいという彼女なりの対処方法であったことが見えてくる。つまり、「病い」モデルに依拠した見方とは、「疾患」そのものを当事者本人がどのように意味づけて経験しているのか、主観的な立場から見る視点であり、このような見方が抜け落ちてしまうと、精神疾患という病がどのように経験されているのか、患者の立場になって理解することが難しくなる。

　こうした「疾患」と「病い」の区別は、アメリカの精神科医で医療人類学者でもあるアーサー・クラインマン（Arthur Kleinman, 1941-）が『病の語り』で用いた視点である。クライマンは、「疾患 illness」とは治療者側から見た視点であり、生物学的な構造や機能におけるひとつの変化として捉えている。一方、「病い disease」というのは、病者やその家族メンバーや、あるいはより広い社会的ネットワークの人びとが、どのように症状や能力低下を認識し、それとともに生活し、それらに反応するのかということを示すものであるとし、身体的な過程を監視し続けるという生きられた経験であるとしている。

　他にも、看護学者のパトリシア・ベナー（Patricia Benner, 1943-）が、『現象学的人間論と看護』において、「疾患」を細胞・組織・器官レベルでの失調の現れであるとし、「病い」を能力の喪失や機能不全をめぐる人間的経験であるとした。

　さらに、アメリカの認知心理学者のブルーナー（J. S. Bruner, 1915-）は、「疾患」モデルのような医学モデルに依拠した見方を「科学－論理的思考モード」とよび、「病い」のような個別・主観的なものの捉え方を「物語的思考」とよんだ。

　いずれも共通しているのは、「疾患」においては、身体の細胞や組織、器官に関する情報が科学的根拠に基づいて明らかにされているものをさし、「病い」においては、患者本人の主観的な生きられた経験のことをさしているということである。

　この2つの視点から当事者の病の経験を理解することは重要である。医学モデルである「疾患」という視点からの理解は、幻覚や妄想といった不確実な事象に言葉（ラベル）を与えてくれる。一方、主観的な「病い」という視点からの理解は、患者が経験している世界の意味づけを理解し了解可能なものとして共感的理解を生むだろう。

2 援助関係の構築

2.1 信頼関係の基礎づくり

　精神科における治療の基盤は身体科と同様に「信頼関係を形成すること」である。しかし、精神科での看護の特徴として、ケアの対象となる患者との関係形成が難しい場合があることがあげられる。ここでは、信頼関係の形成を阻害する要因として、「精神疾患・障害の特性」「精神科の入院形態」「医療者のもつ感情」の3点について述べていく。

(1) 精神疾患・障害の特性

　急性期には、幻覚・妄想などの症状が強く出ていたり、抑うつ気分に強く捉われていたりするなど、生活に影響を及ぼす症状が疾患によるものだと自分で理解できない場合がある。病識の欠如により、治療が必要な状態でも治療の必要性を理解できないことから、入院・治療の拒否につながる恐れがある。また、精神疾患患者は、対人関係が苦手な傾向にあることが多い。多くの精神疾患患者にみられる人間関係の特徴として、成瀬[1]は「自己評価が低く自信をもてない」「人を信用できない」「本音を言えない」「孤独で寂しい」「見捨てられる不安が強い」「自分を大切にできない」の6項目に集約している。こうした疾患・障害の特性や人間関係の特徴から、関係形成に困難が生じてしまう。

(2) 精神科の入院形態

　精神科における入院医療の特徴として、「非自発的な入院」の形態がある点があげられる。「精神保健及び精神障害者福祉に関する法律（略称：精神保健福祉法）」第20条において、精神科病院の管理者は本人の同意に基づいて入院が行われるように努めなければならないとされている。入院形態には、患者本人の同意に基づく任意入院の他に、家族等の同意により入院となる医療保護入院、自傷他害のおそれがあると精神保健指定医2名の診断が一致した場合に行われる措置入院などがあり、本人の同意ではない、非自発的な入院形態も存在している。身体科の場合は、治療を受けることに同意したうえで患者は入院してくるため、こうしたケースに遭遇することはまずない。本人の同意が得られていない場合、「入院させられた」という感情が生じやすく、医療者に対しての不信や不満の感情へとつながる場合がある。

(3) 医療者のもつ感情

　患者からの暴言・暴力を受けると、それが精神疾患によるものだとわかっていても、医療者は傷つき疲弊していく。精神疾患患者とのかかわりの難しさを負担に感

じる看護師も多く、精神疾患患者に対して否定的な感情をもちながらも看護しなければならないという矛盾する状況は葛藤を生む。かかわりの難しい患者に接し続けることで、看護師の中に陰性感情が生じる場合や、医療チーム間のダイナミクスが低下する場合もある。看護学生の場合は、精神疾患患者・精神障害者に実習で初めてかかわることが多く、実習前には「かかわったことがないから怖い」「何となく不安」「突然暴れそう」といったネガティブな感情を有している場合も多い。また、閉鎖病棟や隔離室といった身体科の病棟とは異なるつくりの病棟の中での実習に緊張する学生も少なくない。

では、どうやって関係形成を図るとよいのだろうか。治療者として望ましい姿勢・態度を表3.1、表3.2に示す。まずは、医療者自身の安定した環境が築けていること、そして、疾患や症状に左右されず、その人自身を見ようとすることである。患者の症状や問題行動に目が向きがちだが、問題行動といわれる行為で自己を表現する患者もいる。患者が何に困っているのか、何を求めているのか、何を伝えたいのか、患者の人となりや生活に目を向けることが必要である。医療者が患者を無理に変えようとせず、信じることから始まるのである。

最後に、看護学生としてのかかわり方にも触れておく。精神看護学領域の実習期間はどの学校でも概ね2〜3週間程度と期間が限定されている。実習期間中に学生がかかわることができるのは、患者の生活の中でもごく一部のみであり、患者理解や関係形成には限界がある。学生に見せる顔、医療者に見せる顔、家族に見せる顔など、患者にはさまざまな側面がある。自分の見た一面がその人のすべてではない。

表 3.1　精神科領域の治療者として望ましいこと[1]

1.　治療者が健康で余裕があること
2.　治療者が人を信じられていること
3.　治療者に「安心できる居場所」と「信頼できる人間関係」があること
4.　治療者が人に癒されていること
5.　治療者が治療において成功体験をもつこと
6.　治療者が回復した患者に会うこと
7.　治療者が回復を信じられていること
8.　治療者が回復した患者とつながっていること
9.　治療者が回復に楽観的な考えをもっていること
10.　治療者が患者を無理に変えようとしないこと
11.　治療者が患者を正そうとしないこと
12.　治療者が患者を人として尊重できていること
13.　治療者は患者と対等の立場にあると理解していること
14.　治療者から無条件で患者を丸ごと信じること
15.　治療者が他の治療スタッフと信頼関係が築けていること

表 3.2　患者対応の基本的な心得 10 か条 [1]

1. 患者中心のスタンスを常に維持する
2. 患者に敬意をもって誠実に対応する
3. 患者の現状をそのまま肯定的に受け入れる
4. 患者の問題行動は症状の影響が大きいことを理解する
5. 患者の問題行動は苦痛の軽減により軽快することを知る
6. 治療目標を症状の消退に焦点づけしない
7. 治療目標は患者の困っていることに焦点づけする
8. 患者の問題行動を責めずに受けとめる
9. 患者に陰性感情をもたずにかかわり続ける
10. 患者の問題行動にとらわれず信頼関係の構築に努める

患者との数日から数週間のかかわりでは相手のことはわからなくて当然でもある。わからないから、相手に対して謙虚になることができ、相手を立てることができる。そのことを念頭に置いて患者とかかわる姿勢が重要である。

2.2　患者－看護師関係の発展と終結

患者－看護師関係については多くの看護理論家がさまざまな視点から述べている。ペプロウは、方向づけの局面、同一化の局面、開拓利用の局面、問題解決の局面の4つの局面があると述べている [2]。トラベルビーは、それぞれの出会いは唯一無二のものであり、同じ出会いは二度と起こり得ないが、対人関係の諸段階には、相互作用以前の段階、導入ないしオリエンテーションの段階、同一性出現の段階、対人関係終結の段階があるとしている [3]。日本では外口玉子が患者－看護師関係について述べており、関係をもち始める時期、関係をもち続けていく時期、関係の終結に向かう時期の3つの時期に分けている [4]。各理論家の述べる段階は少しずつ異なるが、関係性が一定のものではなく、徐々に変化していく点は共通している。

ここでは、ペプロウとトラベルビーの看護理論について紹介する。

(1) ペプロウ　人間関係の看護論

ペプロウは、看護とは「有意義な、治療的な、対人的プロセス」であり、「創造的、建設的、生産的な個人生活や社会生活を目指す、パーソナリティの前進を助長することを目的とした教育的手立てであり、成熟を促す力」であると述べている [5]。看護の対人的プロセスにおいて、患者－看護師関係には、方向づけ、同一化、開拓利用、問題解決の4つの局面があるとしている。

1) 方向づけの局面

患者は自分には切実なニードがあると理解しており、それに対して有効と思われ

る専門的援助を求めている。患者はいろいろと質問をしてみたり、安心感を得るには何を知ればよいかを探そうとしてみたり、医療者が患者に応答するその態度を観察したりしながら、方向づけのプロセスに参加する。そのため、看護師は、非指示的な態度で患者の話を聞き、患者が自分の問題を認識し、目を向けられるように支援する。

2) 同一化の局面

この局面では、患者は自分のニードに応えてくれそうな人を選んで反応するようになる。看護師は、患者との間に何らかのコミュニケーションをもたなければ、患者が何を考えているかはわからないため、率直な態度で、患者の切実な問題に関するニードについて尋ねてみる必要がある。患者は、看護師とはお互いに意見の一致点もあれば相違点もある人間として相手を知るにつれ、患者−看護師関係をどう利用すればよいかを学ぶようになる。看護師は、患者の医学上の問題点を解決するために専門知識と技術を利用して、患者が、患者−看護師関係をフルに活用できるように援助する。

3) 開拓利用の局面

患者が、その場の状況における人間関係を認識でき、理解できる看護師と同一化するようになると、患者は自分に与えられるサービスを十分に利用する開拓利用の局面に進む。この局面から回復期が始まるが、回復過程にある患者は、重症のとき以上に看護に多くを要求することが時々ある。重症期のように依存したいニードと、回復期のように独立したいニードが混在する時期であるが、患者の行動上に認められる明らかな矛盾を指摘するより、患者の行動に変化を起こさせるものは何かを理解するのが看護の役割である。

4) 問題解決の局面

援助者との同一化から徐々に抜け出し、多少とも独り立ちできる能力を身につけ、それを強めていく局面である。それまでに拘えていたニードが十二分に満たされると、そのニードは徐々に患者自身によって自主的に取り除かれ、看護サービスを利用している間に明らかになってきた新しい目標に自分の願望をあわせるようになる。看護師は、解決とは自由になるプロセスであるとの見方に立って、患者が早くよくなってより生産的な社会活動や自ら選んだ人間関係をもちたいという願いを抱けるように、入院期間全体を通じて、患者の動きを助けていく。

4つの局面を踏まえて、病院から地域社会に生活の場を移すには、病院での患者−看護師関係を解消することと、社会における新しい関係形成に向けて、患者のパーソナリティを強化することが必要である。看護師は「未知の人」「情報提供者」「カ

ウンセラー」など段階に応じたさまざまな役割を担いながら、患者にとっての体験の意味を理解し、患者のリカバリーを促していくのである。

(2) トラベルビー人間対人間の看護

トラベルビーは、看護とは、「対人関係のプロセスであり、それによって看護師は、病気や苦難の体験を予防したりあるいはそれに立ち向かうように、そして必要なときにはいつでも、それらの体験の中に意味を見つけ出すように、個人や家族、あるいは地域社会を援助する」としている[6]。患者に対して看護師が影響を及ぼしたり、逆に患者から影響を及ぼされたり、すべてのかかわりを通して、患者と看護師は相互作用している。人間対人間の関係は、看護師と看護を受ける人とが、「最初の出会い」「同一性の出現」「共感（empathy）」「同感（sympathy）」の相互関連的な4つの位相を通り過ぎてから「ラポール（rapport）の形成」に至り、確立される[7]。人間対人間の関係は偶然に起こるものではなく、看護師が患者やその他の人達と相互作用を営みながら、日々築き上げられるものである。

2.3 プロセスレコードの活用

(1) プロセスレコードとは

プロセスレコードとは、患者とのやりとりのある一場面を取り上げて、そのときの言葉をそのまま用いて再現する（再構成する）記録様式である。自分と患者とのやりとりだけでなく、患者と医療者、患者と家族など、自分が知覚した場面をなるべく忠実に書き起こし、その場面を振り返って考える際に用いられる。この記録様式はペプロウによって考案され、オーランドやウィーデンバックによって洗練されていった[8]。それぞれの理論的背景は少しずつ異なるものの、看護場面を振り返り、かかわり方やケアを考えるという点では一致する。本稿では記録様式としてはオーランドの考案した様式に準じるが、臨床や看護教育の場で用いられることの多い「プロセスレコード」の用語を用いて述べていく。

(2) プロセスレコードの書き方

1) どんな場面を取り上げるか

プロセスレコードを書く際にはどのような場面を取り上げてもよい。しかし、重要な問題を含んでいる看護場面というものもあり、それは多くの場合に、不満や不安などの否定的で不快な感覚や感情がつきまとっている場面である。不満や不安の残る理由がはっきりしている場合もあるが、曖昧で「何となくすっきりしない」「何となく気にかかる」といった場合が多い。患者の抱える問題や看護者のケアの課題が隠れているが、何が起こったのか、患者とのやりとりの間にどのような相互作用

が生じていたのかは整理されていないため、そうした感情が生じる。自身の課題や問題と向き合うことはときに苦しいことでもあるが、向き合い、整理していくことで、患者の理解だけでなく、自己理解も深まっていく。

2）すべて思い出せなくても構わない

まずは印象に残っている場面を思い浮かべ、そこでのやりとりが始まった発端を探し、それに引き続いて何が起こったかを順に記述していく。その際に、やりとりを詳細に思い出せるのが望ましいが、思い出せないことにも意味がある。会話の内容をほぼ思い出せない中ではっきりと覚えていることは、自分にとって特に重要なことだとも考えられる。記憶に濃淡があることで、自分の関心がどこに向かっていたのかを推測することができる。記載した場面について、他の学生や指導者、教員と話をしているうちに情報が思い出されたり補完されることもある。

3）その時に用いた言葉で素直に表現する

そのときに用いられた言葉や表現をなるべくそのまま記載する。省略したりまとめて書くと、そのときのやりとりの文脈が変わってしまい、そのときの感情が呼び起こされなくなってしまう。耳に残っている言葉や、自分の心の中の感情をできるだけそのときのままに再現する。プロセスレコードは看護記録とは異なり、自身がどのように感じたかを見つめ直す機会である。つまり、プロセスレコードに取り上げた場面選択の時点から主観的な選択が行われている。嬉しかった、怖かった、嫌だった、困った、など「私はどう感じたのか」を振り返り、できるだけ素直に記載することが望ましい。

4）プロセスレコードの自己評価

やりとりや感情の記載ができたら、自己評価していく。看護師と患者の対人関係が援助手段として適切だったかどうかを評価するには、その前提として両者の対人関係の特徴そのものを吟味する必要がある。以下に宮本の考案した自己評価の要点を示す（表3.3）。

表3.3　再構成法による自己評価の要点

（1）あなたはなぜ、この場面を再構成しようと思ったのですか？
（2）この場面には、どのような背景があると考えられますか？
（3）あなたと患者との間には、どのような人間関係が生じていたと考えられますか？
（4）あなたは、患者との間に生じた人間関係を、看護にどのように生かしていますか？ 　　今から思えばどのように生かせましたか？これからどのように生かせそうですか？
（5）看護場面の再構成をめぐる以上の検討を通じて、どのような気づきを得ましたか？

出典）宮本真巳「改訂版　看護場面の再構成」p.57　日本看護協会出版会　2019

　また、その際には、相手との会話において、自己一致がなされていたかにも目を向ける。自己一致とは「心の動きを自覚し、その内容を率直に表現すること」[9]、つまり、自分の感情や考えと、表現される言動とを一致させることである。自己一致の実践により、患者との相互作用が活性化される。相手とのずれ、自分の中でのずれを意識しながら振り返る。

5）プロセスレコードによる振り返り

（ⅰ）話しかけようとしたら避けられてしまい、ショックを受けた場面

　学生がAさんに話しかけようとして近づいたところ、Aさんに避けられた場面である。この場面で、学生は避けられたことでショックを受け、傷ついた。しかし、学生自身も振り返っているように、Aさんにとっては、学生はよくわからない人、ペプロウのいうところの「未知の人」である。そうした人が近づいてくることで、Aさんもびっくりするだろうし、不信感や嫌悪感を抱く可能性ももちろんある。プロセスレコードの記載を通して、学生は、相手の立場に立って考える機会を得ており、精神障害をもつ方の特性を踏まえて、初対面のときのかかわり方を考える必要がある、と次につなげていた。

プロセスレコード1　Aさん（年齢・疾患は不明）

この場面を取り上げた理由：病棟（デイルーム）で出会ったAさんの⑦の行動が私にはとても衝撃的であったから。今まで避けられるという経験がなかったため、正直なところ傷ついてしまった。もう一度、そのときの状況や私の言動を振り返り、考えていきたいと思った。

状況説明：病棟実習初日。病棟内を説明していただき、デイルームに戻ってきたところ。指導者さんから、受け持ち患者さんを決定するにあたり、まずはいろんな患者さんとかかわってみてくださいと言われ、動こうとしていた。

私が知覚したこと	そのときの私の気持ち	私の言ったこと・行ったこと	考察（やりとりの意味など）
①高齢の女性の方（Aさん）が一人で椅子に座っている。	②緊張する…。まだ2人くらいとしか話していないからドキドキするけど、話しかけに行ってみよう。	③Aさんの様子をうかがう。	③Aさんと話をしようと思い、状況をうかがいながら近づく。
④私の方を全く見ない。動かない。（私が歩いているとき）	⑤近づいて行っているのに私の存在に気がついていないのか。びっくりさせちゃったら申し訳ないなあ…いいのかなあ…。どうしよう…。	⑥様子をうかがいながら少しずつAさんの方に歩いて行く。	⑥Aさんと上手くコミュニケーションがとれるか不安になりながらもゆっくり近づいて行く。
⑦私が近づいた途端、サッと立って病室の方に向かった。	⑧え……!?あれ、避けられた？どういうこと？私のことが嫌だったのかなあ…。びっく	⑨挨拶と自己紹介をしようと思って、声をかけようとする。しかし、避けられたことでびっ	⑨避けられると思っておらず、衝撃を受けている。傷つき、悲しいと思いながらも、状況

プロセスレコード1 つづき

	りさせてしまったかもしれないなあ…。申し訳ないとは思うけど傷つくなあ…。こんなこと今までなかったし…。ショック。悲しい。これから病棟実習やっていけるかな。不安…。	くりして、その場に立ち尽くしてしまう。	を整理している。
⑩先生から「そういうこともあるから気にし過ぎなくて大丈夫。」という助言を受ける。	⑪そうなんだ…。気にし過ぎないようにしよう…。それにしてもびっくりしたなあ…。傷つく。	⑫「そうなんですか…わかりました…」と返答する。	⑫まだショックを受けているが、とりあえず前を向こうと返事をしている。

場面の振り返りによる自己理解・対象理解

⑦のように避けられたことは今までになく、避けられるということがこんなに辛いと思わず、想像以上に傷ついてしまった。私はこのとき、Aさんの気持ちを冷静に考えることができずに、自分がされたことに対してショックを受けてしまった。患者さんは精神疾患をもっているし、いきなりよく知らない人が近づくとびっくりしたり不快に感じてしまうかもしれない。また、不信感や嫌悪感を抱くこともあるだろう。そのため、そういった患者さんの心情を理解してかかわるようにしたい。避けられても必要以上に傷つかず、客観的に物事を捉えるようにしたい。ショックを受けることが悪い訳ではないが、受け過ぎることはよくないため、適度な距離感を保ってかかわるようにしたいと思う。

（ⅱ）病気の話になり、焦って会話を変えてしまった場面

　患者の病気への思いを聞いてみたいと思いながらも、実際に病気に関する話になると会話を変えてしまった場面である。この場面を通して、学生は、Bさんの表情が暗くなってしまったこと、他の患者もいる場であったことを考慮して話題を変えたが、Bさんに学生自身の焦りや病気について触れることへの抵抗感が伝わってしまった可能性はあると思う、と考察している。

　また、Bさんの病気のことについてどこまで触れてよいのか、そして、それを聞いたBさんがどんな反応をするか怖いと感じた、とも記載している。これは、Bさんの「暗く、濁した口調で」発言した、という相手の雰囲気を読み取って、そこから派生した考えともいえるだろう。過去の仕事の話はハキハキと話せるが、病気については言いよどむことから、Bさんにとっての精神疾患の意味がうかがえる。こうして、そのときの場面を書き起こし、自身の感情に焦点をあてて振り返ることで、対象理解・自己理解が深まっていく。

プロセスレコード2　　Bさん（40歳代男性・統合失調症）

この場面を取り上げた理由：少しずつお話も自然にできるようになってきて、㉑までは明るい雰囲気で話すことができたが㉒の病気に関する発言で暗い感じになった。焦って他の話に切り替えたが、その対応でよかったのか振り返りたいと思ったから。病気について話を聞くチャンスだったのかもと、後から思った。

状況説明：受け持ち3日目。病棟のOT活動で、院内の散歩に出た後、少し休憩していたとき。患者さんはそれぞれベンチに座っていたり、近くで立って話をされている。Bさんはベンチに一人で座っていた。

私が知覚したこと	その時の私の気持ち	私の言ったこと・行ったこと	考察（やりとりの意味など）
①Bさんがベンチに座って目を閉じている。	②病棟とは違う環境だと普段と違う話が聞けるかもしれない。声かけてみよう。	③「Bさん、緑がきれいで気持ちがいいですね。」	③病棟外に出て気分転換になったので、その話からだったら話しかけやすいと思い、話しかけた。
④「気持ちいいな。動いたらおなかがすいてきたな。」	⑤確かに。いつものBさんからするとたくさん歩いたし。	⑥「そうですよね。私もおなかがすいてきました。Bさんは病院のお食事はお好きですか？」少し笑いながら。	④散歩で病棟を出てから20分ほど経っており、これまでのBさんの活動量からするとたくさん歩いている。
⑦「病院の食事だからねえ。家のご飯のほうが自分で味付けもできるし、おいしいなあ。」少し笑う。	⑧自分で味付けをするということは自分でつくっている？	⑨「もしかして、おうちではご自分でつくられているんですか？」	
⑩「うん。僕、調理師の免許もってるんだよ。」明るく話す。	⑪え！すごい！知らなかった!!	⑫「えっ!?そうなんですか!?」	
⑬「うん、調理の専門学校出たんだよ」少し誇らしげな印象。	⑭そうなんだ。知らなかった。	⑮「知らなかったのでびっくりしてしまいました。そうだったんですね！」明るく話す。	⑬調理師の免許をもっていることはAさん自身誇りに思っているのかもしれない。
⑯「学校を出た後はパン屋で働いたけど、半年くらいで手荒れがひどくて続けられなくって。」ハキハキと話す。	⑰あー、手荒れは辛いなあ。	⑱「手荒れは痛いし、辛いですよね。」	⑱手荒れは自分も経験しており、痛いことを知っているので、共感の姿勢を示した。
⑲「そうそう。その後は違うところで2〜3年ずつくらい働いたな」思い出す感じで。	⑳いろんな経験されてきてるんだ。	㉑「いろんな経験をされているんですね。」	⑲思い出す感じだったので、ここ数年の出来事ではないなと思った。
㉒「まあ、病気になる前な。」口調が暗く、濁した感じになる。	㉓あ…ちょっと暗くなってしまった。ここだと他の患者さんもおられるし、病気のことは深く聞かないほうがいいかな。何か他の話題…。	㉔「そうなんですね。」「そういえば、昨日家に戻ってから、Bさんが応援されている（野球）チームの試合を見ました。いつ頃からお好きなんですか？」	㉒病気について話すのは少し抵抗があるのかもしれない。㉓それまで明るくテンポよく話せていて、暗くなってしまったことに少し焦ってしまったので、㉔で話を切りかえた。
㉕「僕の父親も好きでね、子どものときから家族で応援してるな。」また明るい感じに戻る。	㉖普段の感じに戻った…よかった。	㉗「見たんですが、ルールがいまいちよく分からなくて。…」その後、野球の話を続ける。	

プロセスレコード2 つづき

> **場面の振り返りによる自己理解・対象理解**
>
> 　実習も3日目となり、少しずつ話しやすくなってきていた。㉒の病気について、Bさんは話したそうではなかったし、他の患者さんも近くにおられたので、あの場では病気について深く聞かなくてよかったと思う。しかし、せっかくBさんから自分のことを話してくださり、その中で病気についても少し触れてくれたので、今までの話と全く関係のない話に変えてしまって、Bさんに私の焦りや病気について触れづらい感じが伝わってしまったのではないか。私は、病気について話を聞くことに少し抵抗があり、どこまで聞いていいのか、また、それを聞いたときの相手の反応が怖いと感じてしまった。だが、病気についての経緯や、本人が疾患をどう感じているかは、今後の看護に必要な情報だと思うので、自分と相手の関係性をよく考えながら、病気についてもBさんの無理のない範囲で聞けたらいいなと思う。その場合には、場所や周りの人など周囲の環境だけでなく、声のトーンや表情にも注意してお聞きするようにしたい。

（iii）患者の趣味の話をもちかけて初めて楽しそうな反応が得られた場面

　Cさんと趣味の話を介してコミュニケーションを図った場面である。入院前の生活の話になると流涙することもあったCさんの笑顔が見たいという気持ちで、学生はCさんの趣味の詩吟の話をもちかけた。Cさんが歌っている最中には、学生は特に言葉を発せず、時折リズムにあわせながら、にこやかな表情で目を向け、見守った。するとCさんは段々声が大きくなってきた。この部分から、Cさんと学生間での言葉を介さないかかわりが読み取れる。学生は振り返りを通して、Cさんにとっての詩吟の意味を考えており、対象のニードや個別性を考慮した看護とは何かを考える機会を得ていた。

　特に学生の場合、教員や実習指導者が記録に目を通すため、どこまで素直に感情を記載してよいか悩む場合もあることが推察される。嬉しかった、楽しかったというポジティブな感情は記載しやすいが、嫌だった、辛かった、怖かった、イライラしたといったネガティブな感情は記載がためらわれる感情といえるだろう。しかし、患者－看護師関係とは、人と人のかかわりであり、その中ではいろいろな感情が生まれるのが自然なことでもある。精神科では患者とのかかわりにおいて、患者の言動に看護師が傷つく場面も見受けられる。そうしたときに看護師はどうしているか。「そういうことを言われると悲しいです」「そんなふうに思われると辛いです」と患者に素直に伝えている。自分の感情を素直に相手に伝える、つまり、自己一致を実践することで、相手との関係性が動き出すきっかけともなる。プロセスレコードに自分の感情を記載することも同様である。素直な感情をそのまま記載することで、教員や実習指導者に学生がどのように感じていたかが伝わり、そこからまた関係性が動き出すのである。

プロセスレコード3　Cさん（70歳代女性・うつ病）

この場面を取り上げた理由：Cさんの趣味の詩吟の話題をもちかけることで、初めて楽しそうな表情が見られ、その後も色々とご自分の話をしてくださった。自分のどういったかかわりがCさんの気持ちを動かしたのか振り返って整理したいと考えた。

状況説明：受け持ち4日目。バイタルサインを測った後、看護師さんが訪室され、家族の話をしているうちに涙が止まらなくなっていた。看護師さんと一緒に一度退室し、1時間ほどしてから再度訪室したとき。4人部屋の窓際がCさんのベッドである。

私が知覚したこと	そのときの私の気持ち	私の言ったこと・行ったこと	考察（やりとりの意味など）
①ベッド上でCさんが目を開けたまま臥床している。	②泣いた後だけど、気分は落ち着かれたかな。	③「こんにちは。Cさん。お疲れではないでしょうか。」	③激しく泣かれた後だったので、気持ちが沈んでいるときや疲れてしまっているときに無理して私の話につきあっていただくのはよくないと思い、まず疲れていないかを確認した。
④「いいえ。疲れてないよ。」とニッコリしながら話す。	⑤自分の気持ちを話すことができて少しすっきりしたのかな。	⑥「今日は詩吟の話をしたいと思っていて」	
⑦⑥の途中で「え！何々？」と目を輝かせてこちらを見ている。	⑧あ、興味をもってくれているみたいだ。	⑨「Cさんが詩吟が趣味とお聞きしたので、私も気になって調べてみました。動画をみたんですけど難しくて…。私に教えていただけませんか？」	⑨詩吟に対する興味を示すことで、Cさんが詩吟の話をしやすくなると思った。
⑩「そうなの。何の曲の動画を見たの？」	⑪何十年も詩吟をされているから、いろんな曲を知っているんだろうなあ。	⑫「川中島です」と言いながら歌詞を書いた紙を見せる。	
⑬「あ！これ知ってる！」	⑭知ってる曲なら歌ってもらえるかな。	⑮「有名な曲なんですね。この抑揚とか、どんな感じなんでしょうか。」	
⑯「じゃあ、ちょっと小声でね…」と言いながら歌い始める。歌うにつれて、少しずつ声が大きくなっていく。	⑰すごく楽しそうで、上手だ。だんだん声が大きくなってきて、リラックスしてきているのかな。大部屋ではなくデイルームに誘えばよかったかも。他の患者に声が迷惑かもしれない…。	⑱Cさんに目を向けて、にこやかな表情でCさんを見守る。時々リズムをとって首を上下に振る。	⑱Cさんが気持ちよく歌い続けることができるように、表情を意識した。
⑲歌い終わると恥ずかしそうにこっちを見ながらにっこり微笑まれる。	⑳気持ちよさそうに歌われてたなあ。	㉑控えめに拍手をしながら「とってもお上手でした。どんな経緯で詩吟をされるようになったんですか？」	㉑Cさんのいきいきとした声や表情に感動したことを伝えるため拍手をした。

プロセスレコード3 つづき

㉒「仕事と家事で疲れて、人生うまくいかないなって思ってたときに人にすすめられて。やってみたらすごくスッキリしたのよ。」少し早口になる。	㉓詩吟はCさんの人生にとって大きな意味がありそう。	㉔「そうなんですね。詩吟で気持ちを楽にすることができたんですね。」	
㉕「週1回で5,000円もするんだけど、でも自分の気持ちが発散できたからそれだけの価値はあるわ。」頷く。	㉖5,000円は私にとっては高く感じるけど、Cさんにとってはそれだけの価値あるものなんだ。詩吟って面白いのかも。	㉗「Cさんのおかげで詩吟にちょっと興味がわいてきました。おなかから声を出すとすっきりしますよね。」	㉜詩吟に出会えたのはCさんのおかげであることを伝えることで、Cさんとの出会いが肯定的なものであったことを伝えたかった。
㉘「詩吟に興味をもってくれて嬉しいわ。今まで共感してくれる人がいなくて。」笑顔が見られる。	㉙あまり知られていないからかな。ご家族の人に聞いてもらったりしていないのかな。	㉚「ご家族の方に聞いていただいたりはされなかったんですか?」	
㉛「夫に聞いてもらおうとしたけど、全然興味もってくれないのよ。」	㉜夫に興味をもたれなくて、寂しかったのかもしれないな。	㉝「そうなんですね。すごくお上手だったから、いろんな人に詩吟を知ってもらいたいですね。」	
㉞笑う。「あなたは優しいね。すごく励みになった。」	㉟詩吟の話題をもちかけたことで、Cさんの励みにつながったんだ。嬉しいな。	㊱「Cさんに教えていただいたおかげです。有難うございます。」少し頭を下げてお礼をする。	

場面の振り返りによる自己理解・対象理解

　Cさんは家族とのことや、入院前の生活について話をすることで涙を流されることが度々あったため、Cさんの笑顔が見たいという気持ちでかかわろうとした。担当看護師さんからCさんの趣味が詩吟とお聞きしたので、家で詩吟について調べてきた。詩吟の話を持ち掛けると一気に表情が明るくなり、歌っている姿もいきいきと楽しそうにされているようだった。詩吟との出会いを聞いていると、詩吟がCさんのライフストーリーに大きな影響を与えていることがわかった。また、Cさんが忙しい生活の中で気持ちを発散できる環境をすごく求めていたということも話の中から感じた。Cさんの大切にしているものを大切にした(しようとした)姿勢が伝わったのではないかと考える。

　Cさんの笑顔を見ることがこれまでになかったので、笑顔が見られて嬉しかったという気持ちはもちろんある。が、笑顔が見られてよかった、というだけではかかわりとして不十分な気もしている。Cさんが泣かれるのは、家族のことや入院前の生活のことなど、疾患発症に直接関係していると考えられる事柄なので、Cさんは、今は泣くことで気持ちを整理・発散しようとしているのかもしれない。泣くことも笑うことも、Cさんが自然な表情を見せてくださることに意味があるのかもしれないと思った。

2.4 共同意思決定（Shared Decision Making：SDM）

　共同意思決定（SDM）とは、医療者と患者が互いに尊重し合う関係性の中で、患者にとって最善の治療上の意思決定に至るコミュニケーションのプロセスである。近年、よりよいSDMの実践が、患者の治療の満足度を向上させることが明らかになっている[1]。

　例えば、服薬をめぐる意思決定については、患者が医者の指示に従いきちんと服薬することを「**コンプライアンス**」良好と見なされてきたが、この考えが**パターナリズム**（父権主義）であり医療現場では相応しくないとの批判から、医師と合意した治療方針に患者が自発的、積極的に治療を受けるという「**アドヒアランス**」が重視されるようになった。さらにその後、患者の考えと医療者の治療方針が一致するように、両者の考えを尊重しあう「**コンコーダンス**」という概念が登場した。患者の自己管理を医療者が評価するというこれまでの考えとは異なり、患者と医療者のパートナーシップを基盤としており、意思決定プロセスにおいて、SDMとコンコーダンスの関係は、患者と医療者の意見の一致を重視する点では同じである[2]。

　一刻一秒を争う救命救急の現場などで有効な治療や処置を行う場合は、医療者主導のパターナリズムで治療方針を決定する必要性があるが、がん治療などの選択において、ボディーイメージを損なうような切除を伴う外科手術か、温存療法とするかの選択は、生存率や再発リスクの説明だけでなく、患者の価値観やQOLも含めて、医療者と患者が一緒に考えるSDMのアプローチがより強く求められると言える。

　保健医療行動の意思決定過程は、その後の行動変容などにもつながるため、まずは患者が十分に自身の状況を理解することが大切になる。しかし、精神科医療においては、治療そのものが非自発的に始まる場合も多く、そのこと自体が自尊心を傷つけることにもなりかねない。看護師は入院中のひとつひとつの患者のセルフケア行動の選択における患者の自己決定を尊重することで、患者が自分の人生における主導権を取り戻せる体験を積み重ねられるように働きかけていく。そして、そのプロセスと並行して、混沌とした悩みを抱える患者が、徐々に主体性をもって治療に参加ができるよう環境調整を行い、支援をしていく。

　患者の話を傾聴することは看護の基本姿勢であり、時と場合によっては薬にもまさる治療となる。病棟看護師は、患者との援助関係を築きながら、患者の表情やふとした会話の端々から、患者の苦しみや困りごと、病状に対する認識など、それとなく本音を知ることができ、SDMを進めていくうえでも重要な判断材料になるのである。

　看護の動きについて以下に**事例Ⅲ**をもとに示す。

事例Ⅲ

統合失調症 20代後半女性 家族構成：祖父母、両親、妹の6人家族

　大学在学中に、妄想、思考伝播、判断力低下があり、統合失調症と診断されて以後通院していた。大学3年で中退し、以後はアルバイトをしていたが長続きせずに色々なバイトを転々としていた。妄想が活発になると母親に暴力をふるうことがあるため薬剤調整目的で入院となる。現在は退院調整中である。

❖患者がつらいと感じていること、看護の見立てと対応

1) 患者：幻聴で悪口を言われているときはとてもつらかった。でも、先生に言ったら薬が増えるから我慢していた。薬が増えると体が動きにくかったり、口がもつれてごはんが食べにくくなるから言わない。

2) 看護：幻聴の影響か両耳を抑えて布団を被っていることがある。話を聴くと、幻聴と薬の副作用に悩まされていると訴えた。薬剤師に患者の薬に対する思いを伝え、説明を依頼する。医師には、患者の薬を増やしたくないという思いを報告する。

❖今の状況に関する患者の理解、看護の見立てと対応

1) 患者：治療を継続していたら、よくなって仕事をすることができるようになると思っていたけれど、症状が続いていてアルバイトが続かない。統合失調症はこのままずっと続く。この先の人生に希望がもてない。

2) 看護：自分の中で統合失調症という疾患を理解することは難しく、同年代の健康な人と比較して自己否定している。患者、家族、医師、看護師、精神保健福祉士で話し合い、退院後にもさまざまな支援サービスを利用できることを情報提供する。

❖患者が医療に期待すること、看護の見立てと対応

1) 患者：医師からは、病気を治すのではなく、上手く付き合いながら生活ができるようにと言われている。少し薬を増やすことで今の症状がよくなるかもしれないとのこと、少し多めの服薬量で試してみることにする。

2) 看護：病気について、患者・家族・医師・看護師で話し合いの場を設け、患者の思いを共有してきた。通院の継続は必ずするように伝え、退院後の状況について医療者間で情報を共有して、必要時は社会資源につなぐことができるようにする。

❖患者が家族に対する思い、家族が患者に対する思いと看護師の見立てと対応

1) 患者：家族は、病気になってからも大切にしてくれるから今でも好きです。妹は、こんな病気になっている姉はいないほうがよいと思っているかもしれない。よくなって働けるようになったら家族を旅行に連れて行ってあげたい。

2) 家族：病気になったことは仕方ないけど、幻聴がひどいときは手がつけられないので家族でも嫌になることがある。病気の子がいることで次女が結婚できなかったら可哀そう。親がいなくなったときのことが心配。障害者手帳の話があったが、障害者と思

事例Ⅲ　つづき

いたくないのでまだ申請していない。

3）看護：今後のことを考えると、どうすればよいのかと答を得られない悩みを抱えており、家族と医療者だけで心の重荷を軽くすることは難しい。地域の社会資源と連携を取る際に、患者と家族の思いを伝えていく。

◆患者が今まで大切にして思い描いていたこと、看護師の見立てと対応

1）患者：両親を手本にして生きたい。でも、今は全然違うので色々なことを失くした。大学を卒業して、会社員になって、そのうち結婚して子供が二人か三人いて、平凡な人生を送りたかった。

2）看護：自分の理想に向かえず、自己否定につながる可能性がある。回復（リカバリー）はまだ先のことであるが、希望をもち、人生設計の編みなおしができるよう、入院期間中、患者とともにありたい方向を見つめ、伴走していく。

◆病とともに生きるうえで大切にしたいこと、これからしたいことなど患者自身の価値観や考え方

1）患者：今、大切なことはわからない。これからしたいことがあってもできないから考えない。退院できるのは嬉しいけれど、家族に迷惑をかけそう。

2）看護：統合失調症の患者にとって「病とともに生きよう」と気持ちを固めるのは、症状のコントロールができて家族と社会に自分が認められていると感じたときである。看護師は、患者が自分の存在意義を認め、どのようなときでも思いを言語化できるように他職種や社会資源、家族と連携して相互関係を形成していく。

　共同意思決定における看護の役割は、患者の思いを代弁して、家族を含めて多職種と社会資源にかかわる人に伝えることである。医師側からも多職種でのSDMに期待が寄せられており[3]、ある日本の研究で患者と医師が1対1で意思決定を共同するよりも、看護師が入り3人一組で実践する方が医師・患者ともに評価が高くなることが示されている[4]。看護師が代弁の役割を果たすためには、日頃から患者の些細な変化であっても察知し、理解を示して安心できる存在であることであり、そのためには、患者と家族の信頼関係構築を心がけてかかわることで大切である。また、医師に患者の思いを代弁をするにあたっては、看護の独自性を明確にし、常に治療に関する知識を熟知し、説明できるスキルを得ておくことが大切である。

2.5 共同創造（Co-production：コ・プロダクション）

　共同創造とは、サービス提供者とサービス利用者が対等な立場で取り組むことをいい、保健医療の現場や保健医療政策づくり、研究の場面で重要視されつつあり、保健医療にかかわるすべての人々が力を分かち合いながらよりよいものを創りあげ

ることをいう[1]。精神医療は、病院完結型の時代は終わり、地域でのリハビリテーションへの移行や、さらには地域で重症者に精神科医療を提供する ACT などの取り組みがあり、精神障害者の地域生活支援だけでなく、就労定着支援や雇用義務化など、当事者の社会復帰を前提とした支援へと変化している。地域においては、治療者と支援者の関係性が変化しつつある。両者のパートナーシップが意識される共同創造というひとつの理念であり概念があるが、それを現実の運用の形としたものに**「リカバリー—カレッジ」**という学びの活動がわが国でも各地域で展開されて拡がりを見せている。

　リカバリー—カレッジとは、その言葉が表す通り、リカバリーに焦点をあてた学びの場で、基本的には治療や医療の場ではなく、学びの場である。イギリスで始まったものがわが国でも各地で取り入れられており、決まった形はないが、その理念と実践例が紹介されているパンフレットも公開[2]されている。「リカバリー—カレッジであるための 6 つの特徴（表 3.4）」という理念に基づいて関心のあるグループが集まって検討することも可能である。医学モデルの限界を踏まえ、パートナーシップを基盤とした共同創造の取り組み（図 3.1）がより普及していくことが期待される。

表 3.4　リカバリー—カレッジであるための 6 つの特徴（理念編）

1. 学びの場である
2. コ・プロダクション：ともに創り、ともに進行し、ともに学ぶ
3. リカバリー—志向で、ストレングスベースである
4. 進化していく
5. 地域とも精神保健サービスともつながり、その架け橋となる
6. すべての人を受け入れ、開かれている

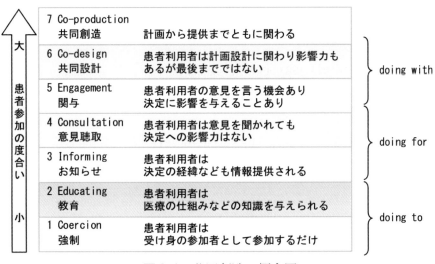

図 3.1　共同創造の概念図

3 セルフケアへの援助

　ここでは、**セルフケア**（self-care）という概念を用い、人々がどのようなときに援助を必要とし、看護師はどのようにその援助を実践するか、**ドロセア E. オレム**（Dorothea E. Orem）の看護理論を用いて述べる。また、オレムの理論を精神科看護に適応できるよう修正を加えた**オレム－アンダーウッド**の**セルフケア理論**についても説明する。これらに基づくセルフケアへの援助は、人々の個別性を重視し、より実践的な援助の方向性を示すものである。

3.1 セルフケアとは

　オレムは、「セルフケアとは、個人が生命、健康、および安寧を維持するために自分自身で開始し、遂行する諸活動の実践である。」[1]と述べている。そのため、セルフケアへの援助の目的は、個人の生命や健康、安寧を維持しようとする欲求（ニード）を満たすこととなる。

　また、セルフケアは、セルフとケアという言葉からなり、「セルフケアは、『自分自身のために』と『自分で行う』の二重の意味をもつ」[2]と述べている。つまりセルフケアとは、人々が自分のために、主体的でかつ意図的に自分で行うことであり、それは他者からの援助を受けることも含む調整的な行為となる。

(1) オレムの看護理論における基本的概念

　オレムの看護理論は、**セルフケア理論**、**セルフケア不足理論**、**看護システム理論**から成り立っている。以下にこれらの理論を理解するための基本的概念を説明する。その概念とは、セルフケア要件、治療的セルフケア・デマンド（あるいは、セルフケア・デマンド）、看護エージェンシー、セルフケア・エージェンシーの4つである。

1) セルフケア要件 (self-care requisites)

　セルフケア要件とは、セルフケアを遂行するために生じる欲求（ニード）とそれを満たすためのセルフケアへの行為である。

2) 治療的セルフケア・デマンド (therapeutic self-care demands)

　治療的セルフケア・デマンドとは、ある時間と場所におかれた個人に、ある期間に必要なセルフケア要件を満たすためのすべてのセルフケアのことである。

3) 看護エージェンシー (nursing agency)

　看護エージェンシーとは、看護を行うために教育や訓練を受け、専門的な知識や技術を習得した人によるセルフケアへの援助を遂行するための能力である。

4）セルフケア・エージェンシー（self-care agency）

　セルフケア・エージェンシーとは、個人が自分のために自分で行うセルフケアへの行為を遂行するための能力である。

(2)　基本的条件づけ要因

　基本的条件づけ要因とは、治療的セルフケア・デマンドやセルフケア・エージェンシー、看護エージェンシーに関連し、セルフケアに影響を及ぼす要因のことである。この要因は、年齢、性、発達状態、健康状態、社会文化的指向、ヘルスケアシステム要因（例えば、医学的診断および治療法）、家族システム要因、規則的な活動を含む生活パターン、環境要因、資源の利用可能性と適切性[3]である。

　看護師が、基本的条件づけ要因を意識することで、より包括的で重層的な患者の理解や患者－看護師関係の理解を深化させるものとなる。

3.2　セルフケア理論

　セルフケア理論とは、個人が生命や健康を維持するために生じる欲求（ニード）とそれを満たすために必要なセルフケアへの行為を、セルフケア要件として具体的に説明するものである。

(1)　セルフケア要件

　セルフケア要件とは、普遍的セルフケア要件、発達的セルフケア要件、健康逸脱に対するセルフケア要件の3つである。

1）普遍的セルフケア要件

　普遍的セルフケア要件は、生命や健康を維持するためにすべての人に共通にみられることで、日常において行っていることである。具体的には、①十分な空気摂取の維持、②十分な水分摂取の維持、③十分な食物摂取の維持、④排泄過程と排泄物に関するケアの提供、⑤活動と休息のバランスの維持、⑥孤独と社会的相互作用のバランスの維持、⑦人間の生命、機能、安寧に対する危険の予防、⑧人間の潜在能力、既知の能力制限、および正常でありたいという欲求に応じた、社会集団の中での人間の機能と発達の促進の8つである[4]

　⑦⑧は、①～⑥に関連させ考えることが求められるセルフケア要件である。

2）発達的セルフケア要件

　発達的セルフケア要件は、その要件が個人の心理的、社会的な成長・発達過程、ライフサイクルの局面に伴って変化していくものであり、その変化によって生じる状態や出来事に関連し発達を促進するためのものである。例えば、学童期や思春期の子どもの自立やそれに伴う孤独のため、高齢者の老いや喪失を感じる絶望と統合の

ためなどのセルフケア要件がそれにあたる。加えて、個人の偶発的な経験（友達や家族の喪失、財産の喪失、これまでと異なる環境に身を置くことなど）により、生命や健康の維持が阻害されるような状態に関連するものである。このように個人のこれまでの経験を踏まえその人を捉えることで、その人をより共感的に理解しようとするものとなる。

3) 健康逸脱に対するセルフケア要件

健康逸脱に対するセルフケア要件は、病気や怪我、障害などにより健康を逸脱したときに、その逸脱やその逸脱による影響、その逸脱への治療や療養とそれによる影響に関連するものである。

例えば、精神症状として被毒妄想が出現している人であれば、普遍的セルフケア要件である食物摂取の維持に関して拒食という食行動になり、体重減少や栄養状態が悪化する可能性がある。それらに対し生じるセルフケアへの欲求およびセルフケアへの行為を健康逸脱に対するセルフケア要件として捉えるのである。

3.3 セルフケア不足理論

セルフケア不足理論は、治療的セルフケア・デマンドに対して、セルフケア・エージェンシーでは十分にセルフケア要件を満たすことができず、セルフケア不足が生じたとき、看護エージェンシーが必要となることを説明したものである。図3.2は、セルフケアへの援助を遂行する看護のための概念枠組みを図示[5]したものである。個人が何らかの理由で十分に遂行できなくなったセルフケア、あるいは新たに生じたセルフケアを満たすために、専門的な知識や技術を有する看護師の能力が必要になる。これにより、個人がどのようなときに、なぜ看護師の援助を必要とするのかの問いに答えるものとなる。

例えば、単身で生活している会社員が、抑うつ状態になったとする。気分が落ち込み、活動と休息のバランスを崩し思うように活動することができず、これまでは、自炊を行い、仕事をこなし、休日は趣味の活動を楽しんでいたが、それらが十分に遂行できなくなる。受診し治療する行動も求められるかもしれない。その結果、十分な空気、水分、食物摂取の維持や社会的相互作用を保つことへのバランスが崩れ、さらに孤独を抱えることが予測される。このようなときに、セルフケア不足理論では、この会社員に必要な治療的セルフケア・デマンドに対し、この会社員のセルフケア・エージェンシーでは対処しきれない状態であり、セルフケア不足が生じていると捉えるのである。そのため、看護師が、この会社員と相談しながら、この会社員のセルフケア・エージェンシーと看護師の看護エージェンシーを働かせるように、

セルフケアへの援助を遂行するのである。

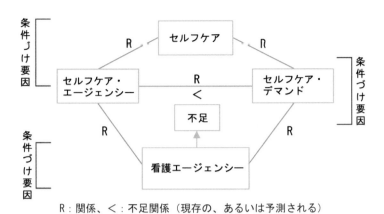

R：関係、＜：不足関係（現存の、あるいは予測される）

出典）ドロセア E.オレム(2001/2011).小野寺杜紀(訳)「オレム看護論 看護実践における基本概念 第4版第6冊」p.449 改変 医学書院

図3.2　看護のための概念枠組み

3.4 看護システム理論

　オレムは、看護について、看護に携わるとは人が、他者に付き添って奉仕する、自分のケアができない他者に間近でケアを提供する、そのような人々が健康を取り戻し、自分のことは自分でできるように援助することを意味するとしている[6]。看護システム理論は、セルフケアへの援助として看護過程を展開するために患者と看護師の間に生じることを、患者－看護師関係、援助方法、看護システムの視点から説明したものである。つまり、セルフケアへの援助を遂行するために、患者－看護師としてのかかわりをもちながら、看護師が具体的な援助方法を活用し看護システムとして看護過程を展開しようとするものである。これにより、看護師はどのようにセルフケアへの援助を実践するのかの問いに答えるものとなる。

(1) 患者－看護師関係

　ここでいう患者－看護師関係とは、セルフケア不足を満たすためにセルフケアへの援助を遂行するには、患者と看護師ともに、果たすべき役割があり、互いにその役割を行おうとするときに、社会的関係における行為、対人関係的な行為、専門的・技術的な行為が重なり合っていることを説明するものである。図3.3は、セルフケアへの援助を遂行するための患者－看護師関係について、図示[7]したものである。社会的関係とは、患者であり看護師であるという社会的地位を背景にもつ関係である。対人関係とは、患者と看護師が、相談し合意のもとその役割を分担し協同しながらセルフケアへの援助を遂行する過程で、相互作用が生じていくという関係である。看護師には、このような相互作用を意識することで、患者と看護師が互いに信

頼関係を育み、患者が安心や安全感を獲得できるようなかかわりが求められている。そして、専門的・技術的関係とは、看護師が専門的な知識や技術をもって、計画的に看護過程を展開していく関係である。

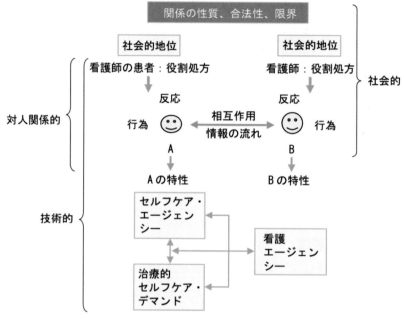

出典）ドロセア E.オレム(2001/2011).小野寺杜紀(訳)「オレム看護論　看護実践における基本概念　第4版第6冊」p.318 改変　医学書院

図 3.3　看護システムの社会的・対人関係的・技術的要素

(2) 援助方法

　援助方法は、看護師がどのように援助を行うのか、その患者へのかかわり方を示すものである。具体的には、他者に代わって行為する、指導し方向づける、身体的もしくは精神的支持（サポート）を与える、個人の発達を促進する環境を提供・維持する、教育する [8] の5つである。看護師は、この援助方法を組み合わせて、患者および看護師の役割を推進したり、状況によっては変化させたりして働きかけていくのである。

(3) 看護システム理論

　この看護システム理論とは、セルフケアへの援助として遂行する役割を患者と看護師とで、どのように分担し行うのか、全代償的看護システム、一部代償的看護システム、支持・教育的（発達的）看護システムに分けて説明するものである。図 3.4 は、看護システムとして、患者と看護師の役割を図示 [9] したものである。患者の生命や健康の維持、回復に向けて、患者のセルフケア不足の程度に応じ、全代償的なものから支持・教育的（発達的）なものへと変化させるのである。つまり、患者が

できるだけセルフケアを自分で行えるようになることを見据え、患者と看護師とが
互いに担う役割を明らかにするのである。

　例えば、精神状態が不安定なために日常生活もままならず、生命を維持すること
ができないほどにセルフケア不足が生じているときは、全代償的看護システムとし、
看護師は多くの日常生活に直接的に関与しセルフケアへの行為を全代償的に遂行し
ていく。しかし、徐々に精神状態が安定し、患者が身の回りのことができるように
なってくると、社会復帰やその人なりの自己実現に向け、看護システムを支持・教
育的（発達的）看護システムに変化させセルフケアへの行為を遂行するのである。

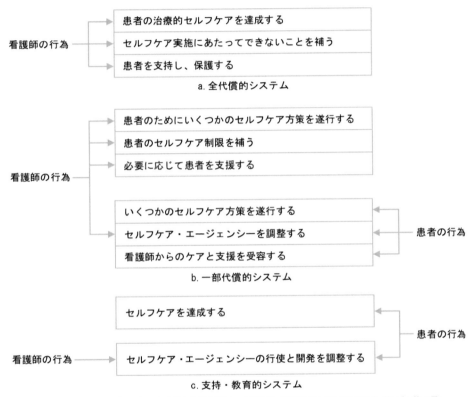

出典）ドロセア E.オレム(2001/2011).小野寺杜紀(訳)「オレム看護論　看護実践における基本概念　第4版　第6刷」
　　　p.321　一部改変　医学書院

図 3.4　基本的看護システム

1) 全代償的（wholly compensatory）看護システム

　全代償的看護システムは、患者が自分では満たすことができない著しいセルフケ
ア不足を満たすために、患者に必要なセルフケアのおおよそすべてを代償する行為
である。

2) 一部代償的（partly compensatory）看護システム

　一部代償的看護システムとは、患者が自分では十分に満たすことができないセル

フケア不足を満たすために、セルフケアの一部を代償する行為である。

3) 支持・教育的 (supportive-educative)（発達的）看護システム

　支持・教育的（発達的）看護システムとは、患者はある程度自力でセルフケアを満たすことができるが、援助がないと十分には遂行できないときに、患者を支持し必要な知識や環境を提供する行為である。例えば、中長期的な視点をもって、精神障害者に寄り添い、地域でのその人らしい生活を援助しようとする行為である。

3.5 セルフケア理論の修正（オレム−アンダーウッドのセルフケア理論）

　パトリシア R. アンダーウッド（Patricia R. Underwood）は、精神障害者を対象とした精神科看護の看護過程において、オレムの理論をより実践的に活用できるように修正している。その修正の要点は、以下である。

　まず、セルフケア・エージェンシーに、精神障害者が自己決定することのできる能力[10]という視点を加えた。精神障害者は、日常生活において自己決定することに困難を抱えている場合が多い。そのため、精神障害者のセルフケアは、自分のために自分で行うためにも、自分で考え判断できるようになる必要性を示したのである。また、精神障害者には、身だしなみや衣服の調整が不十分なために、その人がおかれている環境や文化的な背景によって、周囲の人から風変わりな人と見なされることがある。そのために、普遍的セルフケア要件に、「体温と個人衛生の維持」[11]を加えたのである。これにより、個人がおかれている環境や文化的な背景に影響を受けることを考慮することも含め、精神障害者が、地域で生活するという視点が強化されることとなる。

　さらに、オレムが示した普遍的セルフケアに、発達的セルフケア要件と健康逸脱に対するセルフケア要件を統合させている。そのうえで普遍的セルフケア要件を、①空気、水、食物の十分な摂取、②排泄物と排泄のプロセスに関するケア、③体温と個人衛生の維持、④活動と休息のバランス、⑤孤独と社会的相互作用のバランスの維持の5要件に整理[12]し、さらに⑥「安全を保つ能力」[13]を加え、6要件とした。そして、看護システム理論をより実践的な看護過程の展開となるように、看護師の働きかけをレベル分けしたのである。具体的には、全代償的看護システムをレベル1、一部代償的看護システムをレベル2、支持・教育的（発達的）看護システムをレベル3とし、さらに、既に自立している場合は、レベル4とした[14]。これにより、セルフケア要件のそれぞれが、今、どのレベルにあるのかをアセスメントし、看護師は何をどのように遂行すればよいのかをわかりやすくしたのである。セルフケアへの援助を行うときには、この修正された普遍的セルフケア要件を活用し、どの程

度、遂行できているのかを観察しアセスメントする。**表3.5**は、アンダーウッドにより修正された普遍的セルフケア要件の概要と観察のポイントをまとめたものである。

表3.5　アンダーウッドの普遍性セルフケア要件の概要および観察のポイント

普遍的セルフケア要件	概　要	観察のポイント
①空気、水、食物の十分な摂取	人間の生命を維持するために必要な生存機能を維持するために必要なものを摂取することができること	呼吸状態（喫煙の有無や程度、異常な呼吸状態、例えば、過呼吸や無呼吸など）、水分摂取の状態（摂取量、in-outのバランス、例えば、過飲水や脱水など）、食事摂取（摂取量、栄養状態、飲酒、偏った食事や食行動の異常、例えば盗食、拒食、過食など） その他、摂取行動（準備や後片付けを含む）が、どの程度自分で可能かなど
②排泄物と排泄のプロセスに関するケア	正常な排泄や排泄物の処理、衛生的な排泄行動に関すること	排尿、排便状況（回数や量、規則的な排便の有無、便秘、その性状、腸蠕動音の確認）、女性の場合は、生理の状況など、緩下剤の使用状況、治療薬の副作用による尿閉や便秘の有無など その他、排泄行動（援助なしに排泄、衛生的な処理など）が、どの程度自分で可能かなど
③体温と個人衛生の維持	気温だけではなく、環境、文化を考慮した服装、身だしなみを整えることを含み、体温や個人衛生を保つこと	体温管理（発熱などの異常の有無など）、見だしなみ（洗面、入浴、髭剃り、化粧など）、更衣、洗濯や周囲の環境（掃除、整理整頓など）を整えることが、どの程度自分で可能かなど その他、強迫行為（不潔恐怖）の有無など
④活動と休息のバランス	適切な活動と休息（休息は睡眠だけではない）のバランスを保つこと	活動量（活動の異常の有無、例えば、無為自閉、過活動）、睡眠状況（睡眠時間、中途覚醒の有無や熟眠感の有無、昼夜逆転など）、活動と睡眠や休息のリズム、倦怠感の有無、家事能力、就労能力など その他、活動と休息におけるスケジュール管理（就労や家事、趣味など）およびその遂行が、どの程度自分で可能かなど
⑤孤独と社会相互作用のバランスの維持	一人で過ごすこと、人と交流することなど、その人なりの人とのかかわりを保つこと	家族とのかかわりの状況、キーパーソン、他者とのかかわりの状況（孤立、過干渉、依存、攻撃性など）、地域とのつながりの状況（友人の有無、近所づきあい、学校や仕事の活動状況、地域支援の導入など） その他、人とのかかわりがどの程度可能かなど
⑥安全を保つ能力	①～⑤に含まれ、自分や他者の安全や安寧を保つこと	個人が自身の安全を守れるか、他者の安全を守れるか（他害のおそれ）、自己コントロール感、自尊心の低下、自己の過剰評価、環境の安全性など その他、個人が生命や健康を維持するために、危険を回避し安全を確保するなどが、どの程度理解可能か、どの程度コントロール可能かなど

3.6　事例Ⅳで考えるセルフケアへの援助〈ある看護学生の場合〉

　ここでは、看護学生の斎藤さん（仮名）が行ったセルフケアへの援助について振り返る。田中さん（仮名）（45歳、男性、統合失調症）を看護学生の斎藤さんが受け持った。

事例Ⅳ〈田中さんの情報〉

❖　現病歴（これまでの経緯）：

　田中さんは、高校3年生の頃に「お前は何をやっても駄目だ。」と幻聴が聞こえだし、統合失調症と診断されている。一浪し大学に入学。途中、休学しながらも卒業した。就職氷河期であったことも重なり就職できず、アルバイトをするが長続きしなかった。その後、自宅で過ごすようになっていった。これまでに何度も短期間の入退院を繰り返している。その入院理由の多くは、服薬の自己中断により、「ダメな奴だ」「もっと、しっかりしろ」と幻聴が聞こえ始め、落ち着かないとイライラを訴え、不眠となり生活リズムを崩してしまった。また、幻聴に聞き入ることもあり疎通性も不良となるというものであった。しかし、入院し継続して服薬すると、比較的早くに幻聴は消失した。疎通性もあり、入院生活への適応も可能なため、母親の希望もあり毎回3カ月ほどで退院となっていた。入院中は、「数学の塾講師をしたい」と参考書を読んで勉強しようとするが集中することはできなかった。30歳代後半からは、その希望を口にすることも減っていた。

❖　生育歴および家族歴：

　父、母、田中さん、2歳年下の弟の4人家族。幼稚園の頃は特に問題はなかった。小、中、高と学校の成績は優秀、一方で友達とは馴染めず一人で過ごすことが多かった。父親は長男だった田中さんに期待し、厳しく接し田中さんが仕事もせずに家にいることを嘆くことが多かった。田中さんが30歳になった頃、父親は他界（享年62歳）。母親は、専業主婦。子どもたちを溺愛し、入院している田中さんのもとに毎日通ってくるほどであった。弟は大学を卒業後、会社員として勤めている。子供の頃は仲良く一緒に遊んでいた。

❖　退院後の生活：

父親の死後、母親と弟と三人で暮らしていたが、3年前に母親も他界（享年72歳）。現在は、弟（43歳）と二人暮らし。弟は仕事に忙しく、ほとんど言葉を交わすこともない。生活リズムは乱れ昼夜逆転。イライラ解消のため、1日にタバコを2箱吸う。作業所には通うが、もともと人付き合いが苦手なため、仲のよい友人や仲間はおらず、週に1、2回行くか行かないかという状況であった。日中、あてもなく、外をふらふら歩くこともあったという。母がいた頃は、家のことは一切母が行い不自由はなかった。母に従い、身だしなみも整っていた。最近は、シャツのボタンは掛け違え、汚れのある衣類を着ていることが多く、頭髪はボサボサ、整容には無頓着な様子が目立っていた。食事は、コンビニで食べたいものを食べたいだけ購入し食べ、標準だった体重は10キロ増、1年前からは糖尿病と診断される。排便は、不規則で便秘を認めていた。

❖　今回の入院理由および入院後の様子：

　入院理由は服薬の中断による症状の悪化、生活リズムの乱れ、内科的な加療（糖尿病）の必要性があることであった。今回も入院後の服薬継続により、幻聴は速やかに消失していた。疎通性も戻り入院生活にも適応できるようになった。抗精神病薬の副作用による便

事例Ⅳ　つづき

秘には緩下剤が処方されコントロールされていた。

　看護学生の斎藤さんは、田中さんが入院して1カ月が経過した頃に受け持たせてもらうことになった。

✿ 斎藤さんが考えたセルフケアへの援助計画とその経過

＜普遍的セルフケア要件を活用した援助計画＞

　受け持ち当初、斎藤さんは、田中さんは入院後1カ月が経ち、幻聴は消失し入院生活にも田中さんなりに適応できているため、セルフケアへの援助として何をすればよいかわからなかった。しかし、アンダーウッドによって修正された普遍的セルフケア要件を活用し、以下をアセスメントし援助を計画した。

①空気、水、食物の十分な摂取

〈喫煙による呼吸器官への悪影響。過食による肥満と糖尿病の発症〉

　・喫煙は、田中さんと相談し本数を減らすことや電子タバコに切り替える。

　・食事療法について一緒に栄養管理室に指導を受けに行く。

　・総菜等を購入する際は、カロリー表示を確認してノートに記し、食生活を振り返る。

②排泄物と排泄のプロセスに関するケア

〈抗精神病薬の副作用による便秘。加えて入院生活による運動不足〉

・便秘に対しては、引き続き緩下剤によりコントロールする。できれば、消化によい物や発酵食品（ヨーグルトなど）を食べる。活動量を増やす。

③体温と個人衛生の維持

〈退院後、個人衛生に関するセルフケアレベル低下のリスク〉

・洗面、洗髪、歯磨きを行う。週に1度は病棟の洗濯機にて洗濯を行う。

④活動と休息のバランス

〈退院後、幻聴の出現における生活リズムの変調のリスク。作業所通所停滞のリスク〉

・入院中に作業療法に参加し活動することを習慣化する。

⑤孤独と社会的相互作用のバランスの維持

〈人付き合いが苦手なこともあり、対人関係へのセルフケアレベルが低い〉

　・退院後は作業所に通うことで、人との交流を継続する必要性を理解し、できるだけ参加する。

⑥安全を保つ能力

〈退院後の服薬自己中断のリスク〉

　■服薬を継続することにより症状をコントロールするため、服薬心理教育に参加する。

　長期目標：服薬を継続し、安定した生活を行えるようになる。

　短期目標：

　・服薬心理教育の活用により、服薬の自己管理ができる。

事例Ⅳ　つづき

・生活リズムを整え、作業所に通所する。

・カロリー制限を守った食生活が行える。

❖　斎藤さんと田中さんの関わりの経過

　実習期間も後半となり、上記の計画についてともに話していると、急に田中さんは、「退院前は、いつも今度こそは…と思うんだけどね。」「退院することはそんなに嬉しくないよ。退院した後が実は怖い…。」「弟ともたまに口論になる。まぁ、…頼りない兄ですからね…。いいやつなんです。弟は…。」と言い出し、「ごめんなさい、今日はイライラするので一人にしてください。」と自室に戻ってしまった。斎藤さんは、突然のことに驚き、計画した援助は間違っていたのか、田中さんにとって、本当はどのような援助が必要なのかと悩んでしまった。

　斎藤さんは、その日のカンファレンスで、この悩みについて実習メンバーに相談した。メンバーからは、「田中さんが、長年この病気と向き合ってきた重みが伝わる言葉だと思った。」「自分たちが思っている以上の苦しみがあるのだと思う。」「弟も田中さんのことを思っているのだけど、こじれている。」「でも…、斎藤さんは、田中さんのことを思って一生懸命やったと思う。斎藤さんのかかわりは、間違っていなかったのではないか。」「お母さんを亡くして、このような話を誰にも打ち明けることもできず、もしかしたら途方に暮れて、一人ふらふらと外を歩いていたんだと思う。」などの意見が出た。このようなメンバーの意見により、斎藤さんは、田中さんの抱えた苦悩は自分が考えていたもの以上であると感じ取ることができた。

　今回、斎藤さんなりに田中さんに思いを寄せて、一生懸命、①～④の援助を計画し看護過程を展開しようと田中さんのそばに居たことで、田中さんが一人で抱えていた思いや苦しみの吐露につながったようである。斎藤さんは、知らず知らずに、自分の計画以上に普遍的セルフケア要件⑤⑥への援助も行っていたのである。この吐露された思いに寄り添おうとすることが、田中さんが本当に求めている援助ではないかと思うようになっていった。斎藤さんは田中さんのセルフケアへの援助として、普遍的セルフケア要件を活用し必要な援助を計画していた。しかし、セルフケア不足を満たせていない/満たせたという二項対立的な問題解決を目指し過ぎ、田中さんに負担を負わせてしまったかもしれないと振り返った。そして、プライマリーナースの助言ももらい、⑤孤独と社会的相互作用のバランスの維持として、母を亡くしたことは、悲しみ、寂しさや孤独感、不安が募る大きな喪失であり、それらの傷つきを抱えていること。弟にとっても母親が亡くなったことは大きな喪失であり、兄弟二人だけになってしまった家族としての在り方を模索中であること、壮年期の男性としての社会的なスキルの獲得が十分ではないこと、⑥安全を保つ能力としても、母が亡くなったことは、生活するための機能を奪われる生命の維持にかかわる大きな出来事であったこと、入退院を繰り返してきた田中さんは深い悲しみや苦しみ、諦めの気持ちを抱えている可能性があること、をアセスメントに加えた。

> **事例Ⅳ つづき**
>
> ❖ **セルフケアへの援助計画の修正とその後の経過**
>
> 　斎藤さんは、援助計画①〜④は田中さんのペースで行うことを見守っていくとし、⑤⑥の修正を行った。
>
> ⑤孤独と社会的相互作用のバランスの維持
>
> ・病院スタッフや看護学生と、退院後の生活についてともに考えるような時間をもつ。
>
> ・多職種カンファレンスや面談に、本人および弟も参加し互いの思いや考えを話す機会を得る。
>
> ・多職種カンファレンスにより、入院中から地域の支援者とのつながりを育む。
>
> ⑥安全を保つ能力
>
> ・病院スタッフや看護学生に、服薬自己管理についての困りごとや思い、考えを話すことができる。
>
> ・病院スタッフや看護学生と症状悪化の前駆症状を振り返り、無理をしないなどの対処行動や受診行動について話し合うことができる。
>
> ・退院前訪問を実施し、田中さんと弟の生活上の困りごとを確認し合う。
>
> **長期目標**：田中さんの思いや考えが尊重され、田中さんなりに弟とともに暮らすことができる。
>
> **短期目標**：
>
> ・訪問看護師に服薬継続や症状、食事について相談しながら対処する。
>
> ・困りごとは、弟や入院前に知り合えた地域の支援者に相談しながら対処する。
>
> ・作業所やピアサポートなど安心できる居場所や人とのつながりを見つける。
>
> ・ヘルパーの利用により、家事などにおける弟の負担を軽減する。
>
> 　斎藤さんは、残り少ない実習期間であったが、田中さんが退院後の生活への不安や日頃の悩みを、自分とのかかわりの中で安心して話せるように心がけ、田中さん自身の思いや考えていることを尊重した退院後の生活について考え合うようになっていった。
>
> 　実習最終日、斎藤さんは、田中さんのプライマリーナースから、退院後の訪問看護の導入などについて、本人、弟、病院スタッフ、地域の支援者との多職種カンファレンスを行う予定であると聞くことができた。

　オレムは、人間愛について「他者に向かって働きかける愛は孤立を取り去る。」[15]「積極的な関心とケアの提供は、他者の生命と成長と個人的な発達を確かなものにするのに助けとなる。」[16]と述べている。セルフケアへの援助は、看護師は、患者にとってどのような援助が必要なのかを常に考え、その時々に応じ看護システムとして看護師自身の役割を変化させ、患者が主体性を発揮し意図的に自らのセルフケア不足の問題解決あるいは軽減に向けて、看護師とともに互いの役割が遂行できるようかかわるのである。同時に、患者が主体性を発揮するために看護師は、患者のそば

にいて患者の抱える思いを敏感に感じ取りながら、より包括的で重層的かつ共感的に理解をし、できるだけ安心や安全感が得られるように患者に寄り添い、ともに在ることが求められているのである。

4 安全管理〈セーフティマネジメント〉

4.1 病棟環境の整備

　精神科病棟では、自傷他害、自殺、無断離院、衝動行為、薬物やアルコールからの離脱症状といった精神科特有の事故が起こりやすい。そのため、さまざまな危険に備え、物理的に安全な環境を整備し提供することが求められている。しかし、安全の確保を優先するあまり、患者に必要以上の制限や基本的人権を侵害するようなことがあってはならない。看護師は常に適切な安全管理と患者の人権を守ることの両方を考え続けなければならない。

(1) 療養環境の整備

　療養環境としての病棟や病室の設備には、ベッド、収納棚、カーテン、空調、照明、環境音などに安全とプライバシーを配慮した整備が必要である。閉鎖的な空間においても外気を取り入れられるような工夫や、季節を感じられるものを飾るなど、生活の場としても居心地のよさを感じることができるように整備することが求められている。

(2) 危険物の管理

　入院にあたり、危険物を所持していないか患者の持ち物を確認する。精神科病棟では患者の安全を守るために物品の持ち込みの制限や、使用時以外は看護師が預かることがある。患者の物品を預かったり、使用を制限したりする行為は、患者の人権を侵害することでもあることに留意し、患者の理解と協力が得られるよう丁寧に説明し対応することが求められる。

　入院時に持ち込みの制限や預かりの可能性があるものとしては、刃物（はさみ、爪切り、かみそり、針、カッターなど）、ひもやコード類（ベルト、カバンのひも、充電コードなど）、ライターやマッチなどがある。ただし、患者にとって何が危険物かの判断は、患者の状況や病状により、また患者の生活に対する必要性によっても変わるため、患者ごとに主治医と検討する必要がある。

(3) 転倒の予防対策

　精神科では、疾患や精神状態による不穏行動や見当識障害、向精神薬の使用や調整などにより転倒のリスクが高くなる。また、運動不足、行動制限などによる筋力

低下も転倒のリスクを高める。精神科に入院中の患者は転倒のリスク因子を複数もっていることを意識しておく必要がある。

　転倒のリスクアセスメントについては、アセスメントシートなどを用いてリスク評価を行う。評価は入院時、入院翌日、1週間ごと、転倒発生時、患者の状態に変化があった際などに行う。現時点での転倒リスクを正しく評価し、その情報を看護師だけではなく多職種で共有し、チームで転倒予防対策について検討することが望ましい。

　転倒予防対策には、患者家族に対する転倒リスクの説明、ナースコールの協力依頼、ベッドやベッド周囲の環境整備、安全な移動方法の検討、病棟内の環境整備などがある。転倒リスクが高い患者に対しては、患者・家族の同意を得たうえで離床センサーを使用することがある。離床センサーには、ベッドセンサーやマットセンサーなどがあり、ベッドからの起き上がりや床に設置したマットに足をついた際に反応してナースコールで通知するものである。これらの使用は安全のために行動を制限する可能性があるものとして倫理的な視点を忘れてはいけない。また、リスク評価の結果を患者と家族に説明し理解を得るとともに、リスクを共有することで転倒の予防策を一緒に考えることも重要である。

4.2 行動制限

　精神科病院では患者の状態によりやむを得ず行動制限を行うことがある。行動制限には隔離や身体的拘束など行動やその範囲の制限や、通信や面会の制限がある。行動制限は精神保健及び精神障害者福祉に関する法律（精神保健福祉法）で「精神科病院の管理者は、入院中の者につき、その医療又は保護に欠くことのできない限度において、その行動について必要な制限を行うことができる」と定められている。また「それ以外の方法では患者の安全が確保できず、治療上やむを得ない場合」とされており、これらの規定を遵守しなければならない。

(1) 通信・面会の制限

　原則として入院中の患者が外部の人と面会や通信をすることは自由である。ただし、患者の医療および保護をはかるうえで病状の悪化を招く、治療効果を妨げるなど合理的な理由があるときは制限が行われる場合がある。

1) 信書

　信書（手紙）の発受はいかなる場合でも**制限は禁止**されている。ただし、明らかに刃物や薬物などの異物の封入が疑われる場合は、患者が職員の前で開封し異物を取り除くといった対応を行う。

2）通信

　患者が自由に利用できる場所に公衆電話などを設置する。電話をすることで明らかに患者の病状に影響がある場合は制限が行われることがある。ただし、都道府県・地方法務局などの**人権擁護に関する行政機関の職員**、入院中の**患者の代理人の弁護士**との電話は制限してはならず、それらの連絡先を記載した文章を見やすいところに掲示する。

3）面会

　基本的に制限はされないが、電話と同様に患者の病状に影響がある場合は制限が行われることがある。ただし、都道府県・地方法務局などの**人権擁護に関する行政機関の職員**、入院中の**患者の代理人である弁護士**、患者または家族等の依頼により患者の代理人になろうとする弁護士との面会は制限をしてはならない。

(2) 隔離

　隔離とは、患者本人の意思によっては出ることができない部屋へ患者1人だけを入室させることにより、他の患者から遮断する行動制限をいう。隔離は医師の指示に基づき実施されるが**12時間以上の隔離では精神保健指定医の指示**が必要であり、看護師の判断で行われることはあってはならない。また、患者に隔離を行う理由を文書および口頭で知らせ、診療録に隔離を行ったこと、その理由、開始した日時、解除した日時を記載しなければならない。隔離は患者の医療および保護を図るうえでやむを得ずなされるものであって、制裁や懲罰、見せしめのために行われることは厳にあってはならない。隔離は以下の項目に該当する場合に認められる。

　①他の患者との人間関係を著しく損なうおそれがあるなど、その言動が患者の病状の経過や予後に著しく悪い影響を及ぼしている場合、②自殺企図または自傷行為が切迫している場合、③他の患者に対する暴力行為や著しい迷惑行為、器物破損行為が認められ、他の方法ではこれを防ぎきれない場合、④急性精神運動興奮などのために不穏・多動・爆発性などが目立ち、一般の精神病室では医療または保護を図ることが著しく困難な場合、⑤身体的合併症があり、検査および処置などのために隔離が必要な場合である。

　隔離中は定期的に患者の観察を行う必要があり、**隔離が必要になった理由を患者が理解し納得できるよう説明する**ことが求められる。また、隔離を行う病室の設備はベッドとトイレのみとなっている場合も多く、入浴や洗面などの衛生面の確保にも配慮が必要である。その場合は**看護師の判断で隔離を一時的に中断することもできるが、2名以上で対応する**など患者および看護師両者の安全の確保を図ることが必要である。

(3) 身体的拘束

身体的拘束はそのために特別に配慮してつくられた衣類（拘束衣）や綿入り帯を使用して一時的に患者の身体を拘束し、その**運動を抑制する行動制限**をいう。その要否には**精神保健指定医**の指示が必要である。身体的拘束は他の代替方法が見い出されるまでの間のやむを得ない場合の処置であり、できる限り早期に他の方法に切り替えるよう努めなければならない。また、患者に身体的拘束を行う理由を文書および口頭で知らせ、診療録に身体的拘束を行ったこと、その理由、開始した日時、解除した日時を記載しなければならない。身体的拘束においても隔離と同様に、制裁や懲罰、見せしめのために行われることは厳にあってはならない。身体的拘束は以下の項目に該当する場合に認められる。

①自殺企図または自傷行為が著しく切迫している場合、②多動または不穏が顕著である場合、③精神障害のためそのまま放置すれば患者の生命に危険が及ぶおそれがある場合である。

身体的拘束は直接的に身体の運動が制限されるため、制限の程度は隔離より強いものとなり、実施にはより慎重な検討を多職種で行うことが求められる。身体的拘束を受ける患者が興奮し不穏な状態であったとしても、**身体的拘束が必要な理由をわかりやすく説明し**、患者が納得できるように継続的に働きかけることが必要である。また、**身体的拘束を行っている間は原則として常時観察を行い**、適切な医療および保護が確保されるようにしなければならない。加えて、身体的拘束に伴う皮膚障害や血栓症など循環器障害などの二次的な障害が生じる可能性にも注意が必要である。

(4) 行動制限最小化に向けた取り組み

行動制限開始後は、制限を最小限にかつ早期に解除していくための取り組みを継続的に行うことが重要となる。わが国では2004（平成16）年に「医療保護入院等診療料」が新設され、算定要件に「**隔離等の行動制限を最小化するための委員会**」（行動制限最小化委員会）の設置が義務化された。これにより各精神科医療施設において基本指針の整備、月1回の評価、職員を対象とした年2回の研修の実施が定められた。これらの組織的な取り組みに加え、看護師自身が行動制限最小化への意識をもつことも重要である。

行動制限は他に代替方法がなく、治療上やむを得ないと判断されたときに実施されるものであり、きわめて特殊な状況である。しかし、ときとして医療従事者は行動制限が行われている状態に慣れ、その状況があたり前のような感覚に陥ることや、制限の解除はまだ困難だろうといった思い込みも起こり得るため十分に注意が必要

である。したがって、医療従事者の安心感や業務が優先されていないかを常に振り返り、行動制限が治療的なものとなっているのか、代替方法がないかを多角的な視点で検討していくことが求められる。そのために組織は個人の意見を吸い上げ、個人も意見を出しやすい風通しのよい環境を整えておくことが重要であり、医療従事者各々が行動制限は少なくしていけると認識し、行動制限が漫然と行われることがないよう多職種協働で行動制限最小化に向けた具体的な方法を検討し、行動に移していくことが必要である。

(5) 血栓症予防

　わが国では 2004 年に一般病床の入院患者に、2008 年に精神科においては隔離拘束施行時に、肺血栓塞栓症予防管理料が算定できるようになった。現在では深部静脈血栓症（deep vain thrombosis：DVT）と肺血栓塞栓症（pulmonary thrombo embolism：PTE）を一連の病態として静脈血栓塞栓症（venous thrombo embolism：VTE）と総称される。

　血栓形成の要因には**ウィルヒョウ（Virchow）の 3 徴**（①血流の停滞、②血管内皮障害、③血液凝固能の亢進）があげられる。精神科における血栓症発症のリスクとして、例えば抑うつ状態の患者の場合、活動性や意欲が低下し下肢の運動の機会が著しく減少することで血流が停滞することや、食事摂取量や飲水量が低下し脱水状態になり血液凝固能が亢進するなど、ウィルヒョウ（Virchow）の 3 徴に該当するリスクが生じる。

　血栓症のリスクを評価する指標として血液検査で D ダイマー[*1]の測定が行われる。加えてバイタルサイン、活動量、食事摂取量、飲水量などの観察もあわせて行うことが必要である。予防としては食事量や飲水量の確保、弾性ストッキングの着用や間欠的下肢圧迫療法などがある。また、身体的拘束解除時を含め長期臥床患者の初回離床時などには下肢に形成されている血栓が遊離し、肺塞栓症に至る可能性もあるため特に注意が必要である。

4.3　自殺の動向

(1) 近年の自殺者の推移　（概論　第 4 章 5.2、6.3 参照）

　自殺対策大網（2017）によれば「自殺は、その多くが追い込まれた末の死」だとされる。自殺には縊首や飛び込み自殺などのような直接的な方法だけでなく、あえ

　[*1]　D ダイマー：血栓形成にかかわるフィブリンの分解物であり、基準値は標準化されていないが 0.5〜1.0 µg/mL とするものが多い。医療機関によっては血栓症が疑われる場合に D ダイマーを測定し、その後に CT や超音波検査などの画像検査で確定診断を行う場合もある。

て不健康な生活をしたり、必要な病気の治療を中断するといった場合や、信号無視をして事故に遭ってもおかしくない行動をとるなどのように、自分の安全や健康を守れないような行動をとって、その結果、死に至ってしまうという間接的な場合もある。しかし、いずれにしても自殺までの過程には、命を絶たざる得ないまで追い込まれるプロセスがあることを理解しなければならない。

　WHO[1] によると世界の自殺者数は年間 80 万人以上と推定されている（WHO：2016）。世界全体の自殺率においては 2010 年から 2016 年までに 10%近く低下したが、世界人口の増加を受け、自殺者数は横ばいだったと報告されており、依然として自殺予防は世界全体の課題となっている。

　日本の自殺者数は、1998（平成 10）年に年間 3 万人を超えて以降 2012（平成 24）年に 3 万人を下回るまで高止まりのまま推移する状況が続いていた。日本においても自殺対策が深刻な課題となるなか、2006（平成 18）年に**自殺対策基本法**が、2007（平成 19）年に**自殺総合対策大綱**が整備され、その後も見直しを行いながら国レベルから地方自治体でのきめ細かな対策へとシフトしている。このような対策の効果もあり、年間自殺者数は 2009（平成 21）年をピークに減少が続いていたが、2020（令和 2）年にはコロナ禍による影響を受け、2 万 1,081 人となり、最少となった前年 2019（令和元）年の 2 万 109 人から 11 年ぶりに増加に転じた[2]。

(2) 自殺のリスクアセスメント

1) 自殺のプロセス

　世界保健機関（WHO）「Preventing Suicide：a global imperative」(2014)では、自殺で亡くなった人のうち精神障害のある人は 90%であり、自殺関連行動と最も関連のある精神障害は**うつ病とアルコール使用障害**であるとしている[3]。この報告は自殺者のほぼすべての人がその背景の事情はさまざまであっても、自殺へとつながる最終経路として「うつ状態」をはじめとした精神障害に罹患した状態に陥っていることを意味している。

　自殺に追い込まれていく心理は自殺者の多くにみられる現象から、心の痛み、動揺（焦燥感や絶望、不安）、圧迫という 3 つの要素にまとめられる。それらの要素を立方体にあてはめると、各要素が最高値に高まったとき、立方体の一角に追い詰められる[4][5]（図 3.5）。そして、この角へと追い込まれた状態に陥ると、今のつらさや困難からの出口は自殺以外にはないという心理的視野狭窄となり、自殺に至ってしまうとされる（図 3.6）。

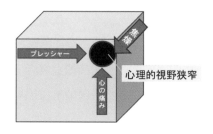

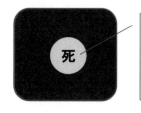

図 3.5　立方体モデルによる自殺の理解[5]　　**図 3.6**　心理的視野狭窄のイメージ

2）自殺の心理の両価性

　自殺の意思が 100％固まっている人はおらず、実は「死にたい」という気持ちと、「生きていたい」という気持ちの間を激しく揺れ動いている。生と死の願望の激しいせめぎあいの中で必死に戦っていると言うのが自殺する人の心理である。周囲の人に「死にたい」と漏らす言葉の意味は、「助かりたい、でも、今の環境で生活するのはつらい、困難すぎる。」「つらさや困難がなければ本当は生きていたい」と感じているメッセージであることを読み取らなければならない。

3）自殺の危険因子と防御因子

　どのような人に自殺の危険性があるのかを理解しておく必要がある。自殺の危険因子を多く満たす人は、将来自殺行動に及ぶ危険性が比較的高いと考えなければならない。このような事柄を検討することで、自殺の危険をまず大きく捉えておく。そして、自殺を予防し患者が生きていくことを支援するためには、危険因子を減らす取り組みと防御因子を増やし、強化する取り組みの両方が必要である。**表 3.6** に自殺の危険因子と防御因子をまとめた。

4）自傷行為と自殺のリスク

　自殺未遂に終わった人が外見上抑うつ的に見えない場合や、自殺の意図を否定する場合にはアピールだと誤解され、身体的治療が終わると精神科につながることなくもとの環境に戻ることがある。本人の置かれている状況が何も変わらないところに戻ることで、再び自殺のリスクが高まることがある。また、**自傷行為**を繰り返す患者の背景には不安や孤独が隠されていることが多く、患者はその対処行動として自傷行為を繰り返してしまう。この繰り返される自傷行為は自殺の潜在能力を高めることとなり、結果的に危険性の高い行為へとつながっていき、生命に危険を及ぼすことになりかねない。そのため、自傷行為をアピールであると過小評価することは危険である。

表 3.6　自殺の危険因子 [6] と防御因子 [7]

自殺の危険因子	①自殺未遂歴	自殺未遂はもっとも重要な危険因子となる 自殺未遂の状況、方法、意図、周囲からの反応などを検討
	②精神疾患の既往	気分障害（うつ病）、統合失調症、パーソナリティ障害、アルコール依存症、薬物乱用
	③サポートの不足	未婚、離婚、配偶者との死別、職場での孤立
	④性別	自殺既遂者：男＞女、自殺未遂者：女＞男
	⑤年齢	男性の中高年でピーク
	⑥喪失体験	経済的損失、地位の失墜、病気やけが、業績不振、予想外の失敗
	⑦性格	未熟・依存的・衝動的・極端な完全主義、孤立・抑うつ的・反社会的
	⑧他者の死の影響	精神的に重要なつながりのあった人が突然不幸な形で死亡
	⑨事故傾性	事故を防ぐのに必要な措置を不注意にも取らない。慢性疾患への予防や医学的な助言を無視
	⑩児童虐待	小児期の心理的・身体的・性的虐待
自殺の防御因子	①本人	心身ともに健康である。適切な対処行動がとれる、良好な家族・対人関係、経済状況、地域のつながりなど
	②周囲	理解者や支援者がいる、支援組織がある
	③社会保険制度	利用可能な制度がある、サービスを活用できる

(3) 自殺を防ぐためのかかわり方

1) 援助者の気づきを大切にする

　患者の状態や背景に危険因子を見つけることは自殺の危険性をスクリーニングするひとつの方法ではあるが、実際に起こる可能性を予見できることまでは期待できない。看護師には患者がその中でどのような心理状態に置かれているのかという、患者の立場に立つ視点が不可欠である。自殺のプロセスにあるように、そのほとんどが精神症状に該当することから、そのような患者の精神状態は必ず何かしらのサインとしてセルフケア行動に表れてくる。患者の最も側にいる看護師が食事摂取の状況や睡眠状態、個人衛生を保てているかどうかなどの患者のセルフケア行動を観察し、些細な変化に気づけるようアンテナを張る必要がある。援助者は自殺のリスクを過小評価することが多いといわれている。看護師が感じた「おやっ」という気づきを、「気のせいかもしれない」と自分の中だけに留めておくのではなく、声に出して他の看護師と気づきを共有することが大切である。そうすることで実は他の看護師も同様に気がかりを感じていたことがわかる場合も多い。

2) 自殺について話をすること

　観察し、患者の状態を把握することは重要であるが、それだけではアセスメントにならない。死にたい気持ちのアセスメントは本人から話を聞くことでしかないのである。自殺について質問することは、患者の自殺の危険性を高めてしまうのではないかという不安から支援者も躊躇してしまいやすい。しかし、実際には「自殺」

について話題にしない方が患者にとっては苦しいことなのである。患者は自殺を考える原因が何であれ、自分がこのような状況に陥っていることを恥と感じ、自殺念慮を語ってはならないと思い込んでいることが少なくない。だからこそ、援助者側から質問することで、相手に自殺したい気持ちがあることを「話していいんだ」と思わせるとともに、援助者が聴く準備があること、相手の困難や苦悩に関心を向けているというメッセージを伝えることができる。こうした、自殺のリスクがある患者への対応の仕方に**"TALK"の原則**[6]がある。この中でも、特に重要なのは**徹底的な傾聴**である。自殺の危険の高い人は心理的視野狭窄の状態であり、自分の抱えた問題の解決策は自殺しかないと頑なに思い込んでいることが多い。そのため、周囲の人や専門家が解決策や励ましの言葉をかけても相手には通じないのである。そこで、まず最初に徹底的に相手の言い分を聞くことが重要になる。また、現時点では切迫した状況ではない場合でも、今後死にたい気持ちが強まった際には自分から支援者に言葉でSOSを出せるかどうかの確認は重要である。通院中の患者であれば、外来の看護師などに連絡ができるかどうかや、既に入院中の場合には病棟の看護師にSOSを出すことができるかどうかを患者に確認する。そして、実際に患者から「死にたい」とSOSの発信があった際には、自殺を行動に移す前に話してくれたことを受け止め、患者を一人にせず一緒にできる対処法を考えたり、療養環境を調整するといったKeep safeの視点で対応することが求められる。

　"TALK"の原則はTell、Ask、Listen、Keep safeの頭文字からなる。

　T：はっきりと言葉にして、「あなたのことを心配している」と伝える。

　A：死にたいと思っているかを、率直に尋ねる。

　L：徹底的に傾聴する。絶望的な気持ちを受け止め、聴き役に徹する。

　K：危険と判断したら、一人にしないで他からの援助を求めるなど、本人の生命の安全を考える。

3)「自殺しない契約」をすることの効果

　臨床現場では自殺念慮のある患者に「**自殺しない契約**」をしてもらうことがある。しかし、この「自殺しない契約」の有効性について文献的考察を行った研究[8]では、その効果は不明であり、「自殺しない契約」が実効性をもつのは良好な治療者－患者間の治療同盟が確立していることが前提となると述べている。また、松本[9]も「自殺しない契約」について"時限的契約"であり、自殺念慮の背景にある現実的困難や苦痛に関心をもとうとせずに、医療者が単にこの"契約"だけを患者に求めるのはむしろ有害だと述べている。このように、「自殺しない契約」の効果が発揮されるのは、援助者がいかに患者の抱える困難や苦痛に関心を向け、傾聴し、寄り添える

かどうかが鍵を握るのである。患者との間に援助関係が成り立っているのならば、その援助者が発する「次に出勤するときに、困り事の解決策を一緒に考えましょう」「明日もその話の続きを聞かせてください」などの声掛けが、"所属感の減少"を和らげ、自殺しない契約としての効果を発揮する。

4) 自殺リスク評価表を活用した取り組みの例

　参考例として大学病院精神科でのリスク評価方法について紹介する。自作の自殺リスクスクリーニングシートを用いて週に1回リスク評価を行っている。スクリーニングシートは、個人の背景（年齢、性別、精神疾患の診断名、身体疾患の有無など）と自殺危険因子（自殺企図歴の有無、家族や重要他者の自殺歴の有無、サポート不足の有無、喪失体験の有無、事故傾性の有無など）を記載する。そして、現在の精神状態と、自殺の兆候や状態の変化を確認し、入院患者に直接希死念慮や自殺念慮があるかを尋ねている。そのうえで、行動化しない約束ができるか、行動に移す前に医療者に助けを求めることができるかを確認し、その結果を主治医と共有している。自殺ハイリスク患者については医師、看護師、薬剤師、作業療法士など多職種でカンファレンスを行い、自殺予防対策について検討している。

5) 自殺リスクが高い場合の病棟の環境調整

　自殺念慮のある患者とのかかわりにおいて、TALKの原則や患者との信頼関係を前提とした死なない約束は人的で安全な環境調整といえる。しかし、自殺のリスクが高い状態であると判断した場合には、患者のベッド周りや備品を確認し、自殺の手段となり得る危険物（携帯や電気シェーバーの充電コード、靴やスウェットなどのひも類、ガラスや陶器などの割れ物、鏡、ハサミやカッターなどの刃物、自己管理している薬、洗剤など）を身辺から遠ざけておくことで自殺の手段をなくすことにつながる。

　また、切迫した状態であると複数の看護師と医師で判断がなされた場合には、患者の生命を守るために精神科であれば精神保健指定医の診察のうえで保護室での療養を行う場合もある。自殺を実行させ難い環境を整えるには、普段から院内や病棟の死角となる箇所を把握し、観察を怠らないようにすることが必要である。また、自殺リスクの高い患者は無断離院のリスクも高いため、外出の際にはどこに何をしに外出するのか、どのような衣服を着ているか、普段と違った様子はないかなどに注意しておくとともに、「帰ってきたら外出の話を聞かせて下さね。待ってますね。」など、看護師のこうした些細な言葉かけが希死念慮のある人にとって、待ってくれる人がいること・戻る場所があることが「所属感」を与え「孤独感」を和らげ、外出中の自殺の実行をつなぎ止めることにもなる。

　自殺を考える人の心理で述べたように、人は自殺するしかないという思いに強く支配されてしまうと、心理的視野狭窄の状態に陥り、今自分が感じているつらさの解決策は自殺しかないと思いこむ。そのような場合には人はどんな手段を使ってでも実行する可能性がある。しかし、自殺企図する直前の心の状態は、緊張状態と弛緩状態が波のように繰り返すため、その高まったタイミングに実行する手段がなかったり、効果的なタイミングで観察が行えれば自殺を未然に防ぐこともできるのである。

(4) 遺された人へのケア

1) 自殺が遺族に与える影響

　身近な人の「死」というのは、遺された人にさまざまな影響を与えるものである。とりわけ、自殺の場合には、病死や事故死のような死の原因となった病いや加害者といった怒りを向ける対象が存在しないことや、「なぜ自殺してしまったのか」といった思いをいつまでもめぐらせてしまいやすいため、自殺によって引き起こされる死別反応はより複雑で重症化する可能性がある。自殺という悲しい出来事に遭遇した遺族は、複雑な感情の揺れ動きを経験することになる。表3.7に自殺後に起こり得る一般的な反応についてまとめた。それら遺族にみられる反応は、いずれも悲しみのプロセスであり、当然の反応といえる。多くの場合は周囲が適切に接することで、これらの反応は自然と落ち着きを取り戻し、回復していくものである。しかし、なかにはうつ病やPTSDなど、専門治療が必要になる場合もあることを忘れてはいけない。ケアする側の私たちにとって、遺族が当然の悲しみのプロセスにあるのか、それとも、重篤な反応を示し、専門治療を勧めた方がよいのかを見極める必要がある。

2) 自殺事故による援助者の反応とケア

　患者の自殺が、遺族へ与える影響について前項では述べたが、患者の自殺が院内で起こった場合、第一発見者となるのは看護師であることも多い。患者の自殺に遭遇するといった体験は遺族同様に心的外傷となり、看護師のメンタルヘルスにも大きな影響を与え、表3.7に示すような反応が生じる。看護師に対するこれまでの支援は同僚からの同情や慰め、上司からの気遣いといったものが中心で十分な支援といえないものが多く、看護師という使命感や責任感で、乗り越えている場合が多い。また、自殺事故は第一発見者となった看護師だけでなく、看護チーム全体にも自責感や怒りなど心理的な影響を与える。そのため、看護チームが互いに自身の感情や思いを表出し共有できる場（**デブリーフィング**[*2]）をもつことも看護チームが自殺事故を乗り越え、成長を促進するうえで助けになる[11]。

表 3.7　自殺後に起こり得る遺族の一般的な反応 [10]

身体的な症状	不眠や食欲不振、息苦しさや過呼吸、動悸、疲れやすいなどの身体的な症状がでることは多い。通常は徐々に症状が和らいでいくものであるが、長引く場合や症状が強くなる場合には、これら身体的な症状がこころの重篤な状態を示しているサインであることを疑う必要がある。
繰り返される「なぜ」という疑問	自殺という特性上、なぜ自殺してしまったのか、なぜ相談してくれなかったのか、など終わりの見えない「なぜ」が繰り返し頭の中をめぐる。この「なぜ」の問いが完全に解消することはないが、それなりに自分のこころの整理をつけるために、客観的な情報や心理教育が遺された人への助けとなる。
自責感・無力感・自信喪失	自殺した人とのつながりが強かった人ほど、自責感が強くなる傾向にある。自責感が非常に強く出てしまう場合には、自分が幸せになったり、楽しんだりする資格はないと、通常の生活を楽しんだり、笑ったりすることができなくなってしまうことも起こり得る。
不安・恐怖	自殺は病死や事故死といった他の死に比べ、原因がわからない部分も多いことから、遺された人に漫然とした不安を生じさせる。自殺した人が大黒柱であったり、仕事で重要な位置にあった場合などはこの先、どうなるのだろうといった現実的な不安も出てくる。また、自殺が起きた場所に行けない、一人でいるのが怖いなど恐怖感がついて回ることもある。
怒り・イライラ	「職場がもっと気づいてくれたら」と職場や学校、医療者など他者に怒りが向けられる場合や、気づいてあげられなかったと自責感から遺族が自分自身に怒りを向ける場合もある。また「どうして自殺なんて」と自殺した本人に怒りが向けられることもある。いずれにしても、遺されて人はどこにぶつけたら良いかわからないような怒りを感じていることが多い。
自殺した人のことばかり考える	故人の心境や境遇など、あれこれ思いを巡らせることがやめられない。繰り返し突き詰めて考えてしまい、何も手がつけられなくなってしまう。
抑うつ	涙が止まらない、何も手につかない、集中できないなどの反応である。当然の反応ではあるが、これらの反応が長引いたり、生活が破綻したり、希死念慮を認めた場合には専門治療へつなげる必要がある。
回避・隠蔽	自殺が起こったことを考えないようにしたり、まるでなかったかのように振舞うなどの回避的な対処行動をとる場合がある。表面的には悲しみを乗り越え適応しているように見える場合も、この不自然な抑圧によってこころのバランスを崩すことが多い。遺された人が自殺という衝撃的な出来事を乗り越えるため、素直に語り合える場をつくることも心のケアにつながる。
安堵感・救済感	長く病気を患い苦しんでいたり、問題行動を繰り返していた人が自殺した場合は、遺された人々が安堵感や救済感を覚えることがあるが、このような感覚をもつことで自分を責めてしまうこともある。
記念日反応	心の整理がついたかのように感じていても、命日が近くなったり、故人の誕生日や故人に関連した記念日などに、悲しみがよみがえり、また「なぜ」の問いを繰り返してしまうことがある。

*2 デブリーフィング：元来、戦争から戻った兵士による帰還報告・事実報告の意味で、軍隊用語が始まりである。それが転じて災害や事故など大きな心的衝撃を経験した人に起こる精神的トラウマを緩和するために、互いの体験を語り合うことで、自身の経験の正確な認識や自身に生じている反応が正常なものだということを互いに認識しあうことで回復を目指す支援方法である。看護現場では患者の自殺や患者からの暴力被害に遭った看護チームへの支援のひとつとして用いられることがある。しかしながら、デブリーフィングが逆にストレス反応を悪化させるという報告もあり、その実施は慎重に判断されるべきである。

　当事者となってしまった看護師には、看護師のメンタルヘルスをサポートする精神看護専門看護師などが、ストレス反応が一般的な経過をたどっているのか、それとも病的な反応なのかを見極め、つらい経験を乗り越え、看護師としての成長を支援していくことが求められる。自殺はその負のイメージや秘密保持の観点から、それをチームで語り合うことがよいのかと悩む場面も多く、遭遇した看護師の経験を共有しづらい性質をもつ。重要なことは不幸にも起こってしまった事例から今後の課題を検討し、看護チーム全体で自殺予防のための看護力向上に向けて方法を探ることが重要である。

4.4　医療現場における暴力

(1)　暴力が発生する背景

　攻撃（aggression）とは、具体的に目に見えて表れるものをさす場合に「攻撃」といい、内面的なものも含んだ幅広い意味の場合には「攻撃性」という。攻撃という行為は、外面的に他人に対して向けられる場合と自傷のように内面的に個人に向けられる場合がある。攻撃性は次第にエスカレートするものであり、悪口を言うことから、噂の流布、いじめに発展し、身体的暴行にエスカレートする[1]。

　暴力（violence）は攻撃の下位分類であり[2]、身体的暴力、精神的暴力（言葉の暴力、いじめ、セクシャルハラスメント、その他嫌がらせ）をいう。身体的暴力は、他の人や集団に対して身体的な力を使い、身体的、性的、精神的な危害を及ぼすものをいう。言葉の暴力は、個人の尊厳や価値を言葉により傷つけたり、おとしめたり、敬意の欠如を示す行為をいう。セクシャルハラスメントは、意に添わない性的誘いかけや、好意的態度の要求など、性的な嫌がらせ行為をいう[3]。医療機関における暴力の対象は「医療者から医療者へ」、「医師から患者へ」、「看護師から患者へ」、「患者から医療者へ」、「患者から患者へ」などさまざまであるが、ここでは「患者から医療者へ」の視点で述べていく。

　医療機関において、良好な医療・看護を提供するには、安全で安心できる療養環境を保つことが必要である。しかし、近年の医療において、在院日数の短縮化、患者の心理・社会的背景の複雑化など、社会や医療環境の変化に伴い、一部の患者からの暴力が課題となっている。これまで、暴力の問題は個人的な問題として対処されていたが、現在の暴力対策は組織的な対応の必要性と具体的な方策について周知されるようになっている。

　日本看護協会は2004（平成16）年の「労働安全衛生ガイドライン」を改訂し、2018（平成30）年に「看護職の健康と安全に配慮した労働安全衛生ガイドライン〈ヘル

シーワークプレイス（健康で安全な職場）を目指して〉を作成した。ヘルシーワークプレイスの実現のために、看護職の健康づくりと看護職の業務上の危険の理解と対処という2項目の対策を掲げた。

看護職の業務上の危険要因のひとつである“心理・社会的要因”には、患者（利用者）・同僚および第三者による暴力、ハラスメント、精神的ストレスの3つの視点を含み、組織や個人の取り組みに加えて、地域・社会・患者（利用者）とともに暴力防止対策に取り組むことが明記されている。暴力は看護職、組織、患者（利用者）のすべてに対し、長期的に悪影響を及ぼす。暴力を実際に受けなくても、その場面を見てしまうことで二次的に影響を受ける。看護職はトラウマ（心的外傷）、ケアの質の低下（欠勤、離職、医療ミスの増幅）、家庭への影響、離職による生計やキャリアなどへの悪影響を受ける。また組織は、社会的信頼・評判の悪化、職員の士気の低下、人材流出、人材確保のコスト増加などの悪影響を受ける。そして患者（利用者）は、質の低下した看護ケアを受ける可能性が高まる[4]。

暴力が発生する背景は**環境要因**、**暴力行為者の要因**、**暴力被害者の要因**がある。**環境要因**は、「閉鎖的な環境や病棟ルールによって入院生活に制限がある場合」、「措置入院など、患者の意に反した入院形態になっている場合」、「大声が絶えず聞こえ、安心して休息できない環境」、「暴力が生じても真剣に対応せず、“いつものこと”“あの人だから”とあきらめ・容認する医療者の態度や病棟風土」「患者－医療者関係が平行的な関係ではない場合」などがあげられる。

暴力行為者の要因は、「病気の影響によるもの」として、統合失調症の場合は、精神運動性興奮が高まった結果、衝動的な行動に至る場合と、自分を追い詰めるような幻聴や妄想が生じているときや被害的になっている場合は、自己を守るための防衛的行動として暴力行動を起こす。双極性障害の躁状態の場合は気分変動の波があるため、自分の意にそぐわない場合や不満がきっかけで攻撃性が高まりやすい状態になっている。認知症やせん妄のように相手や周りの状況が正確に認識できないとき、今後の先行き不安や焦りを感じているときは物事の全体像を正確に把握することが困難となり、被害的に受け止め、暴力に発展することがある。アルコールや一般科で使用されるステロイドなどの薬物といった精神を刺激する物質に誘発された場合にも暴力が生じやすい。「当事者の成長発達や社会的背景からくるもの」として、当事者が暴力に支配されていた成育歴があることや暴力のきっかけが対人関係上の葛藤状況に関連している場合、過去の暴力歴、自分のことを大切に扱ってくれない傷つき体験などが要因としてあげられる。

暴力被害者の要因は、「患者の訴えに丁寧に対応できない場合」、「患者を尊重した

態度が不足している場合」、「患者のパーソナルスペースの認識が不十分で患者との身体的・心理的距離が近くなり、侵入的な態度となった場合」、「コミュニケーション技術が未熟な場合」、「相手の言動に影響を受けやすく、相手の挑発に乗ってしまうような、援助者として関係が取りにくい場合」、「相手の攻撃を一人で対処しようと頑張り過ぎた場合」などである。

(2) 暴力をケアする手法

1) 包括的暴力防止プログラム (Comprehensive Violence Prevention and protection Program：CVPPP)

(ⅰ) 基本理念

　CVPPP（シーブイトリプルピー）は主に精神科医療あるいはその関連領域の施設などで起こる当事者の攻撃、暴力を適切にケアするためのプログラムである。CVPPPの基本理念は、ケアとして真剣に当事者のことを助ける Person-centered（当事者中心）に考えてその人とかかわるということである[5]。

(ⅱ) CVPPP の概要 (図 3.7)

　暴力による攻撃が始まり、鎮静化するまでには段階がある。CVPPPでは暴力の過程に生じる〈穏やか→不安→怒り→攻撃→怒り→不安→穏やか〉という感情のエネルギーの推移を、山に登り始めの初期、大きな山の頂上で大噴火が起こったとき、山を下り始めたとき、下りきるまでの流れを登山に例えて説明している。怒りが生じるきっかけ（トリガー）が起きた後、山を登り始めるが、まだ目に見えて何も変化していない（不安）。さらに登ると山は険しくなり、目に見える変化として噴煙が立ち込めるようになる（怒り）。さらに登りつめ、大きな山の頂上にたどりつくと大噴火が起こり、人に危害が加わるような状態となる（暴力という攻撃）。山を下る途中も再噴火や雷が発生し（怒り）、下りきるとやがて平穏な状態となる（不安から平穏へ）[5]。これらの段階に応じて介入する技術がCVPPPの5つの構成要素である。

(ⅲ) CVPPP5 つの構成要素 (図 3.7)

　CVPPP5つの構成要素とは、①当事者自身の人生を受け止め、攻撃的にならざるを得ないその人の姿を一緒に理解する「リスクアセスメント」、②当事者がエスカレートした状態から脱するのを助ける「ディスエスカレーション」、③攻撃から一旦距離を取る必要があるときに一人で緊急に離脱するための身体的介入技術の「ブレイクアウェイ」、④チームを組んで安全に制御・移動するための身体的介入である「チームテクニクス」、⑤暴力が起こった後にかかわったすべての人の心的負荷の解消と日常の穏やかな状態に戻るため、再発防止分析のための「振り返りと報告」である。山に登っているときはできるだけ山を下るようにかかわり、山の頂上に来てしまっ

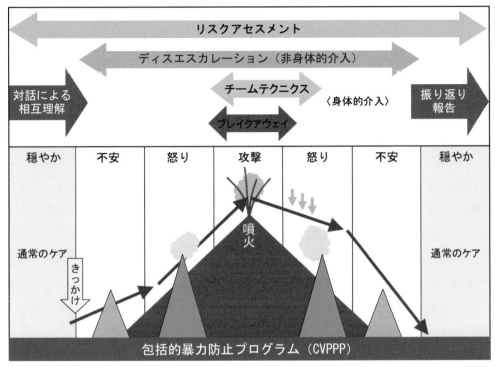

出典）一般社団法人　日本こころの安全とケア学会監修　下里誠二編著「最新CVPPPトレーニングマニュアル―医療職による包括的暴力防止プログラムの理論と実践」 p.53 図5 改変 中央法規出版 2019

図3.7　攻撃が始まり収まるまでの過程

たときは噴火の被害を最小限にするようにかかわる。下るときは速やかに下れるようにサポートすることで、当事者の攻撃性の高まりから落ち着くまでのマネジメントを行っていく。各過程で常に必要になる要素は「リスクアセスメント」である。CVPPPのリスクアセスメントで重要なことは、当事者自身のそれまでの人生をしっかりと受け止め、「攻撃的にならざるを得ないその人」の姿を一緒に理解することである。リスクアセスメントの際はできる限り当事者と行うことが望ましい。なぜなら、当事者自身も危機的な兆候に気づくことができ、対処や支援が共有できるからである[5]。

2）トラウマインフォームド・ケア（概論 第4章 1.9参照）

　トラウマインフォームド・ケアとは、「**トラウマに熟知したケア**」（Trauma Informed Care : TIC）のことで、トラウマの症状や徴候を理解し（Realize）、トラウマが人々を超えて影響を与えていることに気づき（Recognize）、トラウマを経験した個人が再トラウマとならないよう医療者が対応し（Respond）、再受傷させない（Resistre-traumatize）ことが大切である（「**4つのR**」）。また、トラウマを理解するためには、①トラウマ的となるEvent（出来事）、出来事や状況に対するExperienced（体験）、出来事からの不利なEffect（影響）からなる『3つのE』の理解が鍵になる[6]。日本精神科救急医療ガイドライン（日本精神科救急学会）は興奮・攻撃性への対応に関する基本的な考え方としてTICの概念を重視している。強制的治療手段を用いることの多い精神科救急医療現場は治療自体がトラウマ／再トラウマ体験となる危険性が高い。それは当事者のみならず治療スタッフも同様である。トラウマを意識した観点で治療・看護を提供することで、当事者と医療者との治療関係や予後の改善の効果が期待されている[7]

　再トラウマ体験とは、本来安全や安寧が保証されている場所（例：教会、学校、病院）などにおいて生じる危害（Sanctuary Harm）のことで、強制的な処遇体験や暴力的な言動を目撃したり、高圧的な禁止文句、例えば「侵入禁止」などの張り紙や、看護師のもつ沢山の鍵の音などにより、患者の幼少期に起きた過去のトラウマが想起されて、再びトラウマ体験で傷つくことをいう。フラッシュバックを起こすこともあり、これらの医療者側の強制的な対応に患者がさらされると慢性的な過覚醒的警戒状態に陥り、かえって患者の暴力を引きだしやすく、患者のアドヒアランスも低下し、患者と医療者の信頼関係が損なわれてしまう。このように精神科看護の場面では、現在や過去のトラウマ的体験がきっかけとなり、その脅威から自己を守るための暴力が発生することがある。そのため、暴力が発生した場合には、そうせざるを得なかった患者の事情を丁寧に聞き、受け止めることも大切であるが、暴力行為はどんな理由があっても認められないことを伝え、暴力の再発を防いでいく必要がある。

事例Ⅴ〈看護スタッフに脅迫と攻撃性を示すAさん〉

　Aさん（統合失調症、30歳代、男性）は数年前に父親を亡くし、母親と二人で暮らしている。2カ月前から隣人の視線が気になるようになり、1週間前から「自分を監視している」「玄関の前にわざとゴミを置かれた」と母親に訴えるようになった。3日前、その隣人に殴りかかるところを母親が発見し、制止することがあった。精神科を受診したところ、統合失調症の幻覚妄想状態で、入院の必要性を本人に説明したが、理解が得られないため、親の同意のうえ、医療保護入院となった。Aさんは入院中に母親のがんが見つかったこともあり、2カ月後には退院できると思っていた。しかし、主治医から精神症状に波があるため、入院期間を延長すると伝えられた。その頃から、看護スタッフに対して「君は看護師失格だ」や対応が遅い看護師に「投書してやる！」と怒声をあげ、ナースステーションのドアを蹴る行為を繰り返すようになった。看護スタッフは暴力のリスクが高まっていると判断し、Aさんの部屋に行くときは複数で訪室し、急ブザーを携帯して対策を行った。しかし、看護スタッフはいくら丁寧にかかわってもこれらが収まらない状況に対し、不安

事例Ⅴ　つづき

や思い通りにならない苛立ちを感じるようになった。看護スタッフの相談を受け精神看護専門看護師（Certified Nurse Specialist；CNS）はAさんと面談を行った。

CNS：「入院期間が長くなり、心配や不満がおありだと思いますが、最近のAさんのご様子を見ていると私たちはとても心配です。Aさんの回復へのお手伝いをしたいのですが、今のAさんは、私たちも少し怖いなと感じるときもあって、声もかけにくくなり困っているんです」

と丁寧な言葉で、静かに、かつ率直に投げかけた。初めは大声で不満気に怒っていたAさんだったが、看護師が心配して自分の立場を察する声掛けをしていくうちに、自身の気持ちを話し出した。

患者：「入院して2カ月で自分は退院できると思っていたのに、延長された。これ以上長い入院は我慢できなかった。家族にも会いたかったし、やりたいこともあったのに、自分の人生が狂ってしまった。こんな気持ちを処理するには、周りの看護師さんにあたるしかないじゃないですか。大声を出すしか今の自分にはできないんだよ。こうなったのもあなたたちのせいです。」

と語った。CNSはAさんの気持ちを受け止めて言った。

CNS：「入院が長くなりそうで心配なんですね。ご家族にも会いたいお気持ちがあるのですね。人生が狂ってしまったという気持ちでつらかったのですね。私たちもAさんが一人で怒鳴っているときが長く続いたりして、看護師はとても心配しているのですよ。でも看護師が訪室するときに怒鳴られるのがとても怖くて、なかなかお力になれずにいます。看護師を怒鳴るのは、やめていただけませんか。声を出すしかないとおっしゃるのであれば、隣の方はいませんので、どうぞこの個室のお部屋で声を出してください。でも、Aさんの怒鳴り声が長く続いたときは、看護者はどのような支援をしたらいいですか？」と尋ねた。

患者：「大声出していいって、そう言われると困るな…。隣の人、自分がうるさくて迷惑だったのかな。そうだな、、、怒鳴り声が続くときは、看護師に声をかけて、話を聴いて欲しい。」

と支援を希望した。その後、Aさんは訪室した看護師に「もう、耐えられないよ。」と自然につぶやくことができるようになった。一人でいるときに怒声をあげることがあったが、看護師とかかわるときは礼節を保つことができるようになった。

　看護スタッフはAさんに対する気持ちを整理するために、グループミーティングを行った。グループでは看護スタッフが心理的負担やネガティブな気持ちを吐き出す場が保証され、お互いの気持ちを共有した。その結果、Aさんに対する統一したケアの話し合いが活発となり、チームで介入する意識が高まった。そして、Aさんの心情がわかったことで攻撃的な怒声はスタッフ個人に向かわなければ見守り、容認する余裕がもてるようになった。

　Aさんは自分の意に反して入院が延長されたこと（出来事：Event）によって、処遇不安と自分の人生のコントロール感が奪われるかもしれない不安と苛立ちが強まった（体験：Experienced）。その結果、Aさんは一人で抱えきれない不安と苛立ちを攻撃という形で看護師に転嫁し、患者の対応すらできないケア不能な看護師像をつくりだした。そして、看護師はAさんの対応がうまくできない不安や苛立ち、無力感を感じていた（影響：Effect）。CNSはAさんの気持ちの受け皿となり、適切なケア体制になるよう軌道修正を行っていたのである。この介入はトラウマインフォームド・ケアのトラウマの理解とCVPPPのリスクアセスメントとディスエスカレーション、振り返りと報告を盛り込んだ介入であった。

（3）暴力や攻撃性のある当事者の看護ポイント

　精神科では、強制的な入院や行動制限などもあり、患者もつらいトラウマ体験を経験していることを忘れてはならない。患者の置かれている立場に配慮しながら、普段から患者と看護師が、お互いの気持ちを伝えあえる関係性をつくっていく必要がある。暴力に至る患者なりの背景を理解することは、援助関係を再構築する看護ケア伸展の前提となる。暴力は言葉にできない気持ちの表れであることを自覚し、落ち着いた声で共感的な態度で働きかけ、対話を重ね、当事者と一緒にコントロールの方法を考えていくことが重要である。もちろん援助者は無理な介入をせず、医師や他の看護スタッフと連携をとりながら、患者とは適切な距離間を保ち、自らの心身の安全を守ることも大切である。具体的には、患者の正面に立つことはせず、相手の反応や状況をみながら、患者に近づき過ぎず、相手をおびやかさないようにする。また高圧的で大きな声で話すのは避け、相手を追い詰めたり、相手をおとしめたりする言葉を用いずに丁寧で落ち着いた声掛けを心がけるようにする。暴力は看護チームにも影響する。当事者・看護スタッフ個々のケアと同時に、看護チームへのケアも重要であり、患者にとって再トラウマ体験となるような態度をとっていないかチームで検討していく必要がある。

4.5　災害時の精神科病棟の安全管理

　2016（平成28）年の熊本地震では病院倒壊のおそれなどにより、病院避難となった医療機関12カ所のうち7カ所が精神科病院であった[1]。病院避難とは、被災した病院が建物の倒壊などにより、病院機能を維持することができなくなった際に、被災した病院の入院患者が他の病院に転院することである。病院避難の際には、**災害派遣医療チーム**（Disaster Medical Assistance Team：**DMAT**）や**災害派遣精神医療チーム**（Disaster Psychiatric Assistance Team：**DPAT**）（詳細は4章2.3参照）が、

自衛隊などの協力のもと、精神科医療救護活動の搬送などの支援を行う。このような大規模災害が生じたとき、患者や職員の安否確認や負傷者の対応とともに、病院責任者は被災した病院が患者や職員の安全を守り医療を継続できるかどうかを病棟の看護職員や病院職員の集めた情報をもとに判断しなければならない。2015年（平成27）日本精神保健看護学会は「精神科病院で働く看護師のための災害ケアハンドブック」を作成した。発災直後から72時間までの「直後期」、発災72時間以降から1カ月程度までの「急性期」の各時期において、災害発生時における患者ケアの視点と対応、看護師自身のケアなどが詳しく示されており、大規模震災を想定した災害時の精神科看護師のケア指針として活用できるようになっている[2]。ここでは災害発生時の看護活動として、患者・面会者・職員の安全確認、ライフラインの確認の重要性と災害時精神保健医療のつながりについて以下に述べる。

(1) 災害発生時の看護活動

1) 患者・面会者・職員の安全確認を行う

　病棟看護師は地震発生時の病棟内在院者・不在者（患者、面会者、職員）の把握と連絡の有無を確認し、災害による病棟内の負傷者の人数と緊急度を把握する。不在者については引き続き安否確認を続ける。精神科病院は一般科の病院と比べ、患者や職員の安否確認が難しい。なぜならば、患者の病状によって行動範囲が違うからである。また、病棟外の活動では作業療法や地域移行支援の面談、院外の地域のグループホームへ滞在練習に行くなど、入院患者の活動スタイルが多様化している。患者によっては急な出来事で混乱している場合があるため、病院敷地内を巡回し、安全な場所で一時保護することも大切である。病棟内では隔離室で隔離中の患者や身体拘束中の患者がいる場合は、速やかに隔離や身体拘束を一時解除し、机の下に潜らせるなどして安全を確保する。被害の様子をタイムリーに報道するテレビの情報に影響され、二次被害を受ける患者がいるため、患者の反応を十分観察しながら、不安な気持ちに寄り添っていくことも大切である。精神科患者の救護区分においては、独歩でも自傷他害の危険性などにより常時付き添いが必要な場合がある。被災による傷病や病院倒壊などにより、特別な配慮が必要となる患者が避難・転院する場合は、現場のニーズにあわせて救護区分を適宜修正する。

2) 病棟のライフラインを確認する

　壁・天井の破損、電気、水道、医療ガス、トイレの排水など、災害による建物破損とライフラインの使用状況、備品破損や故障の状況、施錠状況を確認し、入院生活の影響を評価する。また、処方薬の残数、非常用電源を確認し、電子カルテの場合は紙媒体の活用を行う。

3) 被災状況を確認することの重要性

　これらの情報は病院で作成された安全状況を確認する報告シートなどを用いてまとめ、速やかに各病棟の状況を看護管理者・病院責任者に報告する。被災地となった病院責任者は**広域災害・救急医療情報システム**（Emergency Medical Information System：EMIS；イーミス）に病院の被災状況や稼働状況の情報を適時発信する。発信した情報はDMATや自衛隊、DPATなどの全国の災害医療支援に携わる組織が共有し、被災地域の精神保健医療のニーズの迅速な把握と災害時精神保健医療のマネジメントに活用される。

章末問題

---

1 プロセスレコードについて正しいのはどれか。

1. 看護過程の1つの段階である。
2. 患者と家族間の言動を記述する。
3. 看護師の対人関係技術の向上に活用する。
4. 患者の精神症状をアセスメントする方法である。

（第104回午後67問）

解説　（180頁参照）プロセスレコードとは、患者とのやりとりのある一場面を取り上げ、そのときの言葉そのまま再現する記録様式であり、記録により看護師自身がどのように感じたかを見つめ直し、看護師と患者の対人関係が援助手段として適切だったか評価し、さらなる対人関係の向上に利用するものである。

解答　3

---

2 精神保健および精神障害者福祉に関する法律が規定する行動制限で、看護師の判断で行うことができるのはどれか。

1. 隔離の実施　　2. 手紙発信の制限　　3. 身体的拘束の実施　　4. ケア時、隔離の一時的中断

（第99回午後70問）

解説　（205〜206頁参照）精神保健及び精神障害者福祉に関する法律が規定する行動制限では、通信・面会、隔離、身体的拘束、任意入院の開放処遇制限が対象となる。制限は精神保健指定医もしくは医師の判断が必要である。ただし洗面、洗身などの日常生活動作時などに、看護師の判断で一時隔離を中断することができる。

解答　4

---

3 精神科病院で行動制限を受ける患者への対応で正しいのはどれか。2つ選べ。

1. 行動制限の理由を患者に説明する。
2. 原則として2名以上のスタッフで対応する。
3. 信書の発受の対象は患者の家族に限定する。
4. 精神保健指定医による診察は週1回とする。
5. 12時間を超えない隔離は看護師の判断で実施する。

（第107回午前89問）

解説 （205～207 頁参照）1. 隔離、身体拘束を行う場合は、患者に対して行動制限を行う理由を知らせることが必要である。　2. 患者本人や周囲の人々の安全を配慮して 2 名以上のスタッフで対応する。　3. 信書の発受の対象は基本的には制限されない。ただし、信書の受信・電話・面会については、患者の医療または保護に欠くことのできない限度での制限が行われる場合がある。　4. 隔離や身体的拘束が漫然と行われることがないよう、隔離の場合は原則として少なくとも毎日 1 回、身体的拘束の場合は頻回に医師による診察を行う。精神保健指定医に限っていない。　5. 隔離は医師の指示に基づき実施されるが 12 時間以上の隔離では精神保健指定医の指示が必要である。　　　　　　　　　　　　　　　　　　解答 1、2

---

4 精神科病棟における身体拘束時の看護で正しいのはどれか。2 つ選べ。

1. 1 時間ごとに訪室する。
2. 拘束の理由を説明する。
3. 水分摂取は最小限にする。
4. 患者の手紙の受け取りを制限する。
5. 早期の解除を目指すための看護計画を立てる。　　　　　　　　　　　（第 104 回 88 問）

解説 （205～207 頁参照）1. 身体拘束を行っている間は原則として常時観察を行わなければならない。2. 身体拘束が必要な理由をわかりやすく説明する必要がある。　3. 身体拘束中は運動が制限され、脱水症状を起こしやすくなるため、適切な水分摂取が行えるよう配慮する。　4. 信書の発受の制限をしてはならない。　5. 身体拘束は他の代替方法が見い出されるまでの間のやむを得ない場合の処置で、早期の解除を目指して、看護計画を立てる必要がある。　　　　　　　　　　　　　　　解答 2、5

---

5 精神保健及び精神障害者福祉に関する法律〈精神保健福祉法〉に定められている隔離について正しいのはどれか。

1. 隔離の理由は解除するときに患者に説明する。
2. 開始した日時とその理由を診療録に記載する。
3. 隔離室には同時に 2 人の患者まで入室可能である。
4. 行動制限最小化委員会で開始の必要性を判断する。　　　　　　　　（第 109 回午前 67 問）

解説 （166 頁参照）1. 開始前に、文書および口頭をもって患者本人に説明する。　2. 隔離を行うにあたっては、隔離を行う理由、開始した日時、解除した日時を診療録に記載する。　3. 隔離室へは患者 1 人だけを入室させる。　4. 隔離は医師の指示に基づき実施されるが、12 時間以上の隔離は精神保健指定医の指示が必要である。　　　　　　　　　　　　　　　　　　　　　　　　　　　　　　　解答 2

---

6 医療現場における暴力について正しいのはどれか。2 つ選べ。

1. 精神科に特有のものである。
2. 病室環境は誘因にならない。
3. 目撃者は被害者に含まれない。
4. 暴力予防プログラムにあわせて対処する。
5. 発生を防止するためには組織的な体制の整備が重要である。　　　　（第 106 回午後 87 問）

解説　（216〜218 頁参照）医療現場での暴力行為は、精神科においてのみ起こるものではなく、環境による刺激も患者の暴力を誘発する可能性がある。暴力行為の目撃者であっても、目撃したストレスで心理的に被害を被ることがある。各精神科病院は暴力防止についてプログラムを作成し、患者の暴力行為に対応する。治療的な視点で構成される包括的暴力防止プログラム（CVPPP）などが知られている。発生を防止するためには組織的な体制の整備が重要である。　　　　　　　　　　　　　　　　　解答　4、5

7　攻撃性の高まった成人患者への対応で正しいのはどれか。

1. 患者の正面に立つ。
2. アイコンタクトは避ける。
3. 身振り手振りは少なくする。
4. ボディタッチを積極的に用いる。

（第 110 回午後 64 問）

解説　興奮状態で攻撃性の高まった患者と対峙するときは、相手を刺激してさらに興奮を高めないようにする。相手の正面に立つ対応は刺激を与える可能性が高く、物理的にも少し距離をとる必要がある。アイコンタクトは、相手の気持ちや動きを察知できる。目を離すと暴力行為に及ぶ可能性もある。身振り手振りを少なくすることで、相手を刺激しない対応がとれる。ボディタッチ（身体に触る行為）も相手を刺激する行為である。　　　　　　　　　　　　　　　　　　　　　　　　　　解答　3

8　A さん（19 歳、女性）は、境界性人格〈パーソナリティ〉障害で入院している。病棟では、安全管理のため、個人用の爪切りをナースステーションで管理している。A さんが自分の爪切りを使用した後、看護師が返却を求めると「主治医の先生は自分で持っていてもいいって言ったのよ」と攻撃的な口調で抵抗した。この日、主治医は不在であった。A さんへの対応として最も適切なのはどれか。

1. 「先生はそのようなことは言わないと思います」
2. 「先生は不在なので、私の指示に従ってください」
3. 「病棟の安全が守れないので退院していただきます」
4. 「先生に確認がとれるまで、こちらでお預かりします」

（第 102 回午後 53 問）

解説　主治医が不在なので、主治医の許可したことについて看護師としては判断できない。看護師としては患者の安全を優先し、爪切り（危険物）の返却を求め、主治医から再度説明・確認がとれるまで預かるという対応をする。　　　　　　　　　　　　　　　　　　　　　　　　　　解答　4

引用・参考文献

2.1〜2.3 引用文献

1) 成瀬暢也（2021）：厄介で関わりたくない精神科患者とどうかかわるか，pp. 12-13，中外医学社，東京．
2) Peplau, H. E.（1952）／稲田八重子ら（1973）：ペプロウ人間関係の看護論，pp. 17-44，医学書院，東京．
3) Doona, M. E.（1969）／長谷川浩（1984）：対人関係に学ぶ看護─トラベルビー看護論の展開─，p. 197，医学書院，東京．

4) 外口玉子(1988)：人と場をつなぐケア　こころ病みつつ生きることへ，pp. 268-269，医学書院，東京.

5) 前掲書2)，pp. 15-16.

6) Travelbee, J. (1971) ／長谷川浩，藤枝知子(1974)：トラベルビー人間対人間の看護，p. 3，医学書院，東京.

7) 前掲書6)，p. 174.

8) 宮本真巳（2019）：改訂版　看護場面の再構成，pp. 2-14，日本看護協会出版会，東京.

9) 宮本真巳（2005）：感情を「読み書き」する力　エモーショナル・リテラシー，自己一致，異和感の対自化，精神科看護，32 (9)，18－27.

2.1～2.3 参考文献

1) 精神保健及び精神障害者福祉に関する法律，https://www.mhlw.go.jp/web/t_doc?dataId=80126000&dataType=0&pageNo=1（参照日 2021 年 10 月 31 日）

2) 友安英喜，藤田志穂，泉真貴子，他（2015）：精神科看護師の就労意識に対するアンケート調査あなたが精神科看護師になる前に戻ることができたら，日精看会誌，58 (2)，161-165.

3) 児屋野仁美，香月富士日（2018）：精神科看護師の感情労働と精神障害者に対する否定的態度がバーンアウトに及ぼす影響，日精保健看会誌，27 (2)，1-9.

4) 大石亜衣子，武村英美，峯崎文子，他（2019）：精神看護学実習における看護学生の精神障がいに対するイメージの変化　新入職者が増えない要因の一考察，日精看会誌，62 (1)，304-305.

5) 執行草舟（2021）：成功に価値はない！，ビジネス社.

6) 宮本真巳（2003）：援助技法としてのプロセスレコード　自己一致からエンパワメントへ，精神看護出版，東京.

7) 宮本真巳（1995）：感性を磨く技法 1　看護場面の再構成，日本看護協会出版会，東京.

8) 長谷川正美，白波瀬裕美（2001）：自己理解・対象理解を深めるプロセスレコード，日総研出版，愛知.

2.4 参考文献

1) H Luo, G Liu, J Lu, and D Xue :Association of shared decision making with inpatient satisfaction: a cross-sectional study, BMC Med Inform Decis Mak. 2021 Jan 25;21(1):25. doi: 10.1186/s12911-021-01385-1.

2) Bond C.: Concordance: A partnership in medicine-taking(Concordance 1st Edition); Pharmaceutical Press, the publishing division of the Royal Pharmaceutical Society of Great Britain, London UK, 2004 /岩堀平 門 ・ラリー・フラムソン(訳)：なぜ，患者は薬を飲まないのか?，薬事日報社，東京，2010

3) 渡邊衡一郎，統合失調症における Shared Decision Making の実現可能性——アドヒアランスからコンコーダンスへ、臨床精神薬理 15 (11)、1759 - 1768 、2012.

4) Y Goto, et al. :Association between physicians' and patients' perspectives of shared decision making in primary care settings in Japan: The impact of environmental factors、PLoS One. 2021 Feb 10;16(2):e0246518. doi: 10.1371/journal.pone.0246518. eCollection 2021.

2.5 参考文献

1) 宮本有紀：共同創造の生まれる場：共同創造を目指して，日本精神保健看護学会誌，Vol. 30，No. 2，pp. 76-81，2021. doi:10.20719/japmhn.30S31.08

2) リカバリーーカレッジガイダンス研究班.2019. リカバリーーカレッジの理念と実践例（リカバリーーカレッジガイダンス）. http://recoverycollege-research.jp/guidance/

3 引用文献

1) ドロセア E. オレム（2001/2011）.小野寺杜紀（訳），オレム看護論,看護実践における基本概念,第 4 版第 6 冊（ p. 42）.医学書院.

2) 前掲 1),p. 42

3) 前掲 1),p. 228

4) 前掲 1),pp. 209-210

5) 前掲 1),p. 449

6) 前掲 1),p. 15

7) 前掲 1),p318

8) 前掲 1),p53

9) 前掲1), p321
10) パトリシアR. アンダーウッド(1985). 第Ⅳ章 オレム理論の活用. 看護研究. 18(1)臨時増刊. 102-108 (p. 104)
11) 前掲10)　 (p. 105)
12) 前掲10)　 (p. 105)
13) 野嶋佐由美（監修）, 粕田孝行, 宇佐美しおり（著）（2000）. セルフケア看護アプローチ第2版第1刷　理と実践-そして創造. (p. 37) 日総研.
14) 前掲10)　 (p. 107)
15) 前掲1), p28
16) 前掲1), p28

3 参考文献

1) Dorothea E. Orem. (2001). Nursing Concepts of Practice sixth edition, Mosby.
2) 南裕子, 稲岡文昭（監修）(2008). セルフケア概念と看護実践, へるす出版
3) 南裕子（編著）(2011). アクティブ・ナーシング　実践オレム－アンダーウッド理論　心を癒す
4) 宇佐美しおり, 鈴木啓子, Patricia Underwood(2013). オレムのセルフケアモデル　事例を用いた看護過程の展開　第2版8冊. ヌーヴェルヒロカワ.

4.2 参考文献

1) 肺血栓塞栓症および深部静脈血栓症の診断、治療、予防に関するガイドライン（2017年改訂版）日本循環器学会

4.3 引用文献

1) 公益社団法人　日本WHO協会；世界の自殺 報告書発行、japan-who.or.jp
2) 警視庁：自殺者数｜警察庁Webサイト、npa.go.jp
3) 自殺を予防する―世界の優先課題―Preventing Suicide: a global imperative、翻訳 :独立行政法人 国立精神・神経医療研究センター 精神保健研究所 自殺予防総合対策センター、2014
4) 大山博史；医療保健福祉の連携による高齢者自殺予防マニュアル、診断と治療社、p17-19、2003
5) 松本俊彦；東京都自殺防止のための電話相談技能研修―希死念慮を持つ人の特徴と、支援のあり方について―、最近の自殺の動向、支援対策について、特定非営利活動法人メンタルケア協議会、p2、2014
6) 高橋祥友：医学のあゆみ、Vol. 242. No3. P240-241. 2012
7) 厚生労働省：ゲートキーパー養成研修用テキスト第3版、P8
8) 齋尾武郎、栗原雅直、自殺しない契約は有効か？、ClinEval47(1)、2019、P153－162
9) 松本俊彦、自殺の危険が高い人に対する治療の原則、医学のあゆみ、Vol. 242、No3、2012、P243－247
10) 高橋祥友・福間詳；自殺のポストベンション―遺された人々へのケア―、医学 書院、p22－40、2004
11) 田中美恵子：自殺の看護、すぴか書房、 p132～141、2010

4.4 引用文献

1) Paul Linsley 著、池田明子、出口禎子監訳：医療現場の暴力と攻撃性に向き合う―考え方から対処まで―、医学書院、P1-7、2010.
2) B. クラーエ著、秦一士、湯川進太郎編訳：攻撃の心理学、P5、北大路書房、2004.
3) 社団法人日本看護協会：保健医療福祉施設における暴力対策指針、P4、2006.
4) 公益社団法人日本看護協会：看護職の労働安全と安全に配慮した労働安全衛生ガイドラインヘルシーワークプレイス（健康で安全な職場）を目指して、P8, 35, 66-70、2018.
https://www.nurse.or.jp/home/publication/pdf/guideline/rodoanzeneisei.pdf
5) 下里誠二 編著：最新CVPPPトレーニングマニュアル―医療職による包括的暴力防止プログラムの理論と実践、P5, 52-53, 556, 68, 94, 111、中央法規、2019.
6) 川野雅資：トラウマ・インフォームドケア、P22-24, 26-27, 32-42、精神看護出版 2018.
7) 一般社団法人日本精神科救急学会監修：精神科救急医療ガイドライン2022年版, 第3章 興奮・攻撃性への対応, PP86-88、春恒社.
8) 川野雅資：トラウマインフォームドケアとは何か、P4-19、精神科看護44(2)、2017.

4.5 引用文献

1) 日本臨床救急医学会「自殺企図者のケアに関する検討委員会」監修：救急現場における精神科的問題の初期対応　PEEC™ガイドブック改訂第 2 版多職種で切れ目のない標準的ケアを目指して、P303、へるす出版、2018.

4.5 参考文献

2) 一般社団法人日本精神保健看護学会：精神科病院で働く看護師のための災害時ケアハンドブック、2015.

3) 厚生労働省 DMAT 事務局日本 DMAT 活動要領　http://www.dmat.jp/dmat/dmat.html

4) 厚生労働省委託事業 DPAT 事務局：DPAT 活動マニュアル Ver.3.0、
https://www.dpat.jp/images/dpat_documents/3_220415.pdf

精神看護の展開

第4章

1 リエゾン精神看護

1.1 リエゾン精神看護とは

　リエゾン精神看護は、一般病院において、精神疾患や精神症状をもつ患者や、患者を取り巻く周囲の人々に対し、水準の高い心のケアを行う役割を提供する精神看護専門の一分野である。すなわち、精神科以外の身体科領域（例えば内科や外科といった領域）において、心身相関の視点から患者の心の問題に対応する看護領域である。リエゾン（Liaison ; 仏語）という言葉には、「つなぐ」「連携する」「橋渡しする」などの意味がある。

　身体と心は切り離すことができないものである。人が身体に疾患や障害が生じたときは、多かれ少なかれ、心にも変化が生じる。体調不良のときに、不安や落ち込みを感じたり、物事に集中できなくなったり、といった心の反応が起こることは、誰もが経験したことがあるだろう。さらに重大な身体疾患、例えば、慢性の疾患や機能障害、容姿の変化や死を意識せざるを得ない状況などは、その人の日常生活や人生にも大きな衝撃を及ぼし、苦悩をもたらす。その反応として、患者本来のその人らしさが変化したり、何らかの精神症状が生じたり、看護師にとって対応困難とされる言動や態度が表面化したりすることも珍しくない。このような患者を個別的に捉え、一人ひとりの苦悩を理解することが精神看護実践の第一歩であると言われる。一方で、昨今の医療の高度化や専門分化の促進、在院日数の短縮化、社会の複雑さが影響し、患者の全体像を精神的、社会的側面などから包括的に捉えて、ケアに活かすことがより困難になってきていると指摘されている。

　このようななか、リエゾン精神看護は、身体疾患をもつ患者への看護に、精神看護の知識や技術を適用できるよう、身体看護の領域と、精神看護の領域とを「つなぐ」役割をもつ。また、患者や患者を取り巻く人と人を「つなぐ」こと、すなわち患者や家族を含めた医療チーム内の連携、調整、橋渡しを行い、患者にとってよりよい治療環境が整うように機能させるのである。

1.1.1 リエゾン精神看護の歴史と発展

　リエゾン精神看護の発展の背景には、コンサルテーション・リエゾン精神医学（Consultation Liaison Psychiatry : CLP）の存在がある。1920～30 年代には、欧州で盛んになった心身医学の影響を受けて、米国の 5 つの大学病院に psychiatric liaison 部門が設立され、精神科医が身体疾患患者の診療や相談を行うようになっ

た。1950〜60年代は、医療が急速に進歩し、専門分化が進んだが、それにより患者を人全体としてではなく、疾患だけに注目する傾向が生じてしまった。この反省から、人を身体だけでなく、精神、社会的な側面も含めて包括的に捉えて医療を提供するための方法として、多職種（精神科医師、臨床心理士、ケースワーカー、リエゾン精神看護専門看護師など）で構成される精神科コンサルテーション・チームの仕組みが発展することとなった。

わが国では、1970年代後半に欧米からリエゾン精神医学の概念が紹介され、80年代に大学病院や総合病院で精神科医がコンサルテーション・リエゾン活動を開始、1988年に総合病院精神医学会が設立されるなどのプロセスを経て発展した。

リエゾン精神看護は、このようなコンサルテーション・リエゾン精神医学の流れに続いて発展してきた経緯をもつ。米国では、一般看護の教育における精神科の知識の重要性が認識され、1950年代頃から看護の専門分化の必要性が高まった。そして、大学院における専門看護師（Clinical Nurse Specialist：CNS）の教育が開始され、70年代に認定制度が設けられた。この流れを受けて、コンサルテーション・リエゾン精神看護学の教育と実践が発展した。

わが国においては、1980年代後半から、大学院修士課程でリエゾン精神看護の教育が開始され、1996年からは日本看護協会による専門看護師（Certified Nurse Specialist：CNS）認定制度が始まった。精神看護分野の専門看護師のサブスペシャリティであるリエゾン精神看護専門看護師は、身体科領域で活動する者として、現在増加している。

また、昨今の医療の高度化、複雑化に伴い、多職種チームによる患者支援が重視されるようになり、国の施策として、その推進がなされている。精神科医療においては一般病院における精神科医療のニーズの高まりを踏まえ、2012年から精神科リエゾンチームの活動に対し、診療報酬が加算されるようになった。精神科リエゾンチームは、一般科でせん妄や抑うつなどの精神症状を呈する患者、精神疾患をもつ患者などを対象とし、精神症状の評価や治療、心理教育などを行い、必要に応じて退院後も精神保健医療が継続できるような調整を実施する。また、一般科の医療スタッフが患者に適切に対応できるよう助言も行う。構成員は精神科医、看護師、公認心理師、精神保健福祉士、作業療法士などであり、看護師については、「専門性の高い看護師」であることが加算要件となっており、リエゾン精神看護専門看護師がその役割を担っていることも多い。

1.1.2 リエゾン精神看護の対象と目標

　リエゾン精神看護は、患者や家族、および医療スタッフを対象とし、効果的なケアが提供されることを目指す。野末は、リエゾン精神看護の目標として、次の3つの柱（Ⅰ、Ⅱ、Ⅲ）を基本としてあげている。

Ⅰ　精神看護の知識や技術をその他の領域の看護に適用し、スタッフ間の連携を図ることによって、患者に包括的で質の高い看護サービスを提供する。

(1) 身体疾患をもつ患者の精神看護

　人は重大な身体疾患に罹ることにより、多くの場合、身体の苦痛に加え、経済的問題や家族関係などに変化が生じ、それまであたり前に過ごしていた生活に変化が生じ、強いストレスに見舞われる。これらのストレスにより患者には、不安や悲しみ、喪失に伴う心の痛みがもたらされ、人生の苦悩となる。多くの慢性疾患（糖尿病、心疾患、呼吸器疾患、慢性腎不全など）をもつ患者は、もたない人と比べ、不安や抑うつを呈しやすいことが指摘されている。また、日本人の2人に1人ががんに罹る現代では、がん患者においても、診断期、治療期、治療が一段落し、通常の生活に戻ったサバイバーシップの時期、終末期など、それぞれの時期に特徴的なストレスがあり、患者は心理的な負担を抱えている。わが国では2016年に厚生労働省でがん患者の自殺の問題が取り上げられ、その対策が検討されるようになった。一方で、がんを罹患した年代によってもストレスの実態は異なる。特に、AYA世代とよばれる10代〜30代の若年がん患者へのケアは、世代の特性を踏まえた対応が重要となっている。

　このように、身体疾患患者が不安障害やうつ病を合併することは、患者本人が苦痛であることに加え、身体疾患に対する治療意欲や治療の副作用への対処能力などにも影響し、治療の中断、ひいては死亡率の上昇につながると言われている。そのため、身体疾患患者の心理的反応を間近で捉え、精神疾患の予防、早期発見に努めることは、看護師において重要な役割であるといえる。

　また、内分泌系疾患（甲状腺機能亢進症・低下症、副腎腫瘍など）、脳の器質性疾患、ステロイド等の治療薬の副作用など、身体的な要因により精神症状が引き起こされる場合もある。例えばせん妄は、身体的な準備因子、直接因子によって一過性の意識変容が生じる状態だが、看護師が複合的な要因をアセスメントし、不安の軽減や症状緩和、環境調整など促進因子の軽減に努めることは、せん妄の予防、早期発見、対処に不可欠である。そして、身体疾患とは異なるが、産後うつなど、ホルモンバランス変動の影響を受ける周産期メンタルヘルスへの支援が求められることもある。

このように、身体的変化を契機に、患者に精神症状や心理的反応が生じたとき、対象である患者および一般科の医療スタッフに対し、直接的にあるいは間接的にリエゾン精神看護による支援を行う。

(2) 精神疾患をもつ患者が身体疾患治療を行う際の精神看護

わが国では、2007年からがん、脳卒中、急性心筋梗塞、糖尿病が4大疾患として定められ、医療連携体制の充実が図られてきたが、精神疾患をもつ患者の増加（2008年323万人。4大疾患で最も患者数が多い糖尿病は237万人）に伴い、2013年には、上記4大疾患に「精神疾患」が加わり、「5大疾患」として、重点的な取り組みがなされるようになった。精神疾患患者増加の背景には、人口の高齢化に伴う認知症患者の増加、長引く不況や職場でのメンタルヘルスの問題、さらには2019年からコロナ禍の影響によるメンタルヘルス上の問題などがあると言われており、特にうつ病の罹患率や自殺者の増加につながっていることが指摘されている。また、元々精神疾患を抱え、精神科の診療を受けている患者が身体疾患に罹患し、治療を行うことも増えてきている。

精神疾患には、統合失調症や発達障害、適応障害などのストレス反応、うつ病などの気分障害、アルコール使用障害などさまざまな病態があり、それぞれに特徴的な症状や看護ケア上の工夫がある。これらの一般的な知識を前提として、患者の個別性を尊重し、患者理解に基づいたケアを行うことが、身体・精神疾患を問わず重要であることは言うまでもない。しかし、身体疾患の治療に携わる医療者の多くは、精神疾患の診療にあたった経験に乏しいことから、患者の言動の理解や、対応に苦慮することも少なくない。精神疾患患者の特徴として、環境変化に対して脆弱であることに加え、自身の欲求や困りごとをうまく表出できないことも多く、患者－医療者間のコミュニケーションが取れず、患者と医療者双方にとって支障が生じやすい。そのような場合に、医療者が精神疾患患者の特性を理解し、適切な対応ができるよう、リエゾン精神看護専門看護師が仲介を行うことが求められる。

II 看護師が生き生きと意欲をもって仕事に取り組むことができるように、看護師のメンタルヘルス（精神保健）の向上を支援する。

質の高い看護を継続的に提供するためには、看護師が日々のケアに意欲的に取り組むことができるように、看護師のメンタルヘルスを支える必要がある。看護師がケア能力を向上させ、発揮していくためには、教育的、情緒的な支援が不可欠となる。個別的な患者ケアに関する教育的支援や、コンサルテーション、組織のニーズにあわせた院内教育活動などを通して、看護師のケア能力向上を支援することで、看護師が自信や意欲をもってケアに取り組むことを目指す。

　また、常に患者の傍でケアを行う看護師は、ケアに熱意や責任感をもっているからこそ、緊張感や疲弊感、無力感、罪悪感などの感情や、逃げ出したくなるような気持ちが生じることも珍しくはない。また、困難なケースや状況においては、患者ケアを巡ってスタッフ間に葛藤や摩擦が生じることもある。そのような場合、看護師への情緒的な支援は不可欠であり、第三者的な立場であるリエゾン精神看護専門看護師による支援が効果的な場合も多い。

Ⅲ　精神看護学的視点から新たな看護サービスを開発し、求められる看護に対応し得るサービスを提供する。

　上記のケアが継続的に提供されるために、新たなケアモデルの導入や体制づくりなどを構築する。

　川名は精神分析的自我心理学の視点を精神看護に応用し、ストレス過剰負荷によりその人らしさが変化した場合への精神ケアとして「ストレス・バランス・モデル」を提唱した（**図4.1**）。これは、もともと精神疾患に罹患していない人々が健康問題によりストレスを受け、精神的苦悩にさいなまれる状況において、ケアに活用できる有効なモデルである。精神疾患やその既往がない人のストレス対処は、ストレスの総量とストレス対処能力のバランスで決まる相対的なものであり、ストレスを低減させ、対処能力を高めるケアを行うことで、患者の防衛機制が緩和・解除され、患者はもとのその人らしさを取り戻すことができる。患者のストレスは痛みなどの身体的苦痛や経済的問題、人間関係など個々に異なり、まずはそのストレスを丁寧なコミュニケーションによって患者とともに確認していくプロセスが重要である。そのコミュニケーションのプロセスや共感、それ自体が患者の対処能力を向上させることにつながる。このように精神看護の視点を一般科の看護師が臨床で活用するための実践的なケアモデルを提示していくことはリエゾン精神看護の重要な活動である。

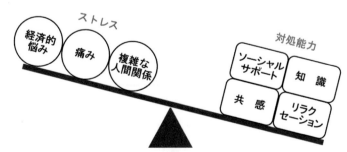

❖ストレスを減らし、対処能力を高めるケアを提供する
❖その人らしさを取り戻す

図4.1　ストレス・バランス・モデル

　その他、院内での例としては、せん妄予防のための院内統一のアルゴリズム作成と運用、気持ちの辛さのスクリーニングの導入や運用、看護師のメンタルヘルス相談窓口の運営、院内自殺予防対策などへのかかわりなどがある。

　これら3つの目標に対するリエゾン精神看護の活動によってもたらされる効果としては、患者の精神症状の改善や状態悪化の予防、看護師のケア能力や意欲の向上、患者満足度向上、チーム力の向上、退院促進などがあげられる。

1.1.3　リエゾン精神看護専門看護師の役割と機能

　リエゾン精神看護専門看護師は、主に以下の6つの役割と機能をもつ。これらの機能を複合的に用いて活動することで相乗効果が得られ、患者へのよりよい看護の提供を目指すことができる。

(1)　直接ケア

　患者やその家族に対し、精神状態の悪化防止、ストレス対処能力を維持回復するために、直接的な介入を行う。直接ケアの方法には、主に面接やリラクセーションがあげられる。リエゾン精神看護専門看護師が行う面接には2つの目的がある。1つ目は、精神状態やストレス因子と自我機能（適応力）のアセスメントを行うこと、2つ目は、支持的面接や対話を通して、患者本来の力を引き出すことにある。対話によって、患者のカタルシスや自己理解が促進され、さらには看護師からの共感によって、ありのままの自分を理解されたという感覚が得られると、患者の自我機能が補強され、患者のもつ対処能力が発揮されるようになる。そして、現実検討や病気による変化を受容することが可能となり、生活や人生の再構築に取り組むことができるようになるのである。また、リラクセーションは、不安や緊張の強い患者、不眠を訴える患者などに適用される。患者自身で症状緩和ができると同時に、それによってセルフコントロール感覚をもつことが可能となり、ストレス状況への対処や適応力を支えることにつながる。リラクセーションには、呼吸法、漸進的筋弛緩法、イメージ法などがあり、患者の状態に見合った方法を選びながら指導する。

(2)　コンサルテーション

　コンサルテーションは「クライエントのケアを改善するための、2つの専門家間の相互関係のプロセスである」（カプラン）と定義される。ある事柄についての専門家（コンサルタント）が、その事柄を解決するための知識や技術をもたない非専門家（コンサルティ）からの相談を受け、その事柄の改善のため、側面的な援助を行うことをさす。コンサルタントとコンサルティは、対等な立場として相互作用しながら問題解決のプロセスを歩むが、問題解決の主体性はあくまでコンサルティにあ

る。リエゾン精神看護専門看護師は、精神看護の専門家（コンサルタント）として、他領域の専門家であるコンサルティ（例えば、病棟看護師や、他領域の専門看護師、他の医療職など）と協働し、状況の改善に取り組む。

表4.1　コンサルテーションのプロセス（野末）

1	コンサルテーションの導入
2	安心して話せる雰囲気づくり
3	問題に取り組む基盤づくり ・問題状況の見直しと整理、アセスメント ・看護師の心理的サポート（カタルシスの促進、ケアの保証） ・コンサルテーションでできることの見極め
4	問題の明確化
5	目標設定
6	具体的対策の提案と検討
7	コンサルテーションの総合評価
8	フォローアップ

(3) 教育

　個々の患者ケアについては、直接ケアやコンサルテーションを通して教育的支援を実施している。患者への直接ケアとして、患者のアセスメントやコミュニケーション、対話の技術などを、ロールモデルになって一般科のスタッフに示すことで、スタッフがそれを習得しケアに取り入れることができる。また、コンサルテーションとして、コンサルティの状況をアセスメントしたうえで、適切な方法で教育的かかわりを行うことも重要である。組織的な教育活動としては、院内の集合教育を中心として、プログラムの企画段階から運営までかかわる場面が多い。一例として、コミュニケーション研修、アサーショントレーニング、不安や抑うつなど一般病院で対応の必要な精神症状についての研修、せん妄や認知症ケアに関する研修、ナース自身のメンタルヘルスやストレスマネジメントに関する研修などがあげられる。

(4) 連携・調整

　複雑な問題を抱え、多面的な支援を要する患者も多い。そのような患者に対し、ケアが円滑に行われるためには、異なる部署、職種、院外組織、家族などの関係者が連携を促進する必要がある。部署横断的な活動が可能で、状況の全体像を把握しやすい立場にいることから、リエゾン精神看護専門看護師が、そのような調整機能を担うことも多い。チーム医療の中では、患者や家族、各職種、組織間において、価値観や文化、専門性の違いから、葛藤が生じたり、目標や方向性の共有が困難になったり、役割分担が曖昧になったりするなど、患者ケア上の不利益が生じること

も起こり得る。各メンバーを尊重しながらコミュニケーションを図り、集団力動等の理論を精神看護の視点で生かしてチーム内の意思決定や協力体制を促進することなど、チーム医療の推進役として調整能力を発揮することが、リエゾン精神看護専門看護師の重要な機能である。

(5) 倫理調整

臨床現場では、しばしば治療方針や看護ケアに関する倫理的ジレンマが発生する。医療の倫理には、「自律尊重」「善行」「無危害」「正義・公平」の4つの原則があり、臨床の複雑な状況の中では、唯一の正解があるわけではなく、倫理原則同士が対立するような状況も起こり得る。リエゾン精神看護専門看護師がかかわりを求められる状況としては、「精神疾患で判断力が低下している患者が、身体疾患治療を拒否した場合（自律尊重と善行）」、「せん妄などによって危険行動がある場合の身体拘束の判断（善行と無危害）」、「心理的に退行し過度な要求の見られる患者への対応（善行と正義・公平）」などが一例としてあげられる。

患者、家族、医療者の意向が異なる場合は、双方の価値観や背景、状況を十分に理解したうえで、目標を共有し、最善の選択、意思決定が行えるよう、カンファレンスの場を設定したり、状況整理を支援したりしながら、コミュニケーションを促進する。患者や家族の人権や尊厳を擁護するため、倫理的観点から調整を行い、葛藤解決に向けた支援を行う。

(6) 研究

看護の質向上のために、研究的視点から臨床を捉えることが求められる。精神看護の立場から臨床研究を行うことや、また、最新の研究結果を臨床のケアに導入し、その効果を検証する役割も担う。精神看護に関連するテーマで臨床研究や事例検討などを行う看護師に対し、指導や支援も行っている。

1.2 リエゾン精神看護活動

リエゾン精神看護専門看護師は、精神力動論などの理論に基づいた専門的な知識や技術を用いながら、リエゾン精神看護専門看護師の役割である直接ケア、間接ケア、教育、調整等を組み合わせ、対象となる患者や患者を取り巻く医療スタッフに対して看護を提供する。ここでは臨床でのリエゾン精神看護における活動の実際を架空の事例をもとに示す。なお、本項では、臨床で使用されていることの多い呼称として、「リエゾン精神看護専門看護師」を「リエゾンナース」と記載した。

事例Ⅰ〈せん妄が生じた患者へのケア〉

　島田さんは70代男性。重症肺炎によるICUでの人工呼吸器管理から離脱し、一般病棟に転棟して治療とリハビリが開始された。転棟後、島田さんはぼんやりして声かけへの反応も乏しかったが、数日後の夜間に急に怒り出し、「俺に触るな。家に帰せ！」とケアを拒否した。病院で治療中であることを説明しても、「妻を呼べ。殺される！」と失見当識の修正は困難だった。翌朝発熱し、レントゲン上肺炎の再燃が認められ、酸素投与の再開、抗生剤の追加が指示された。

　朝から再び傾眠であったが、日中にはそわそわし始め、経鼻栄養チューブを自己抜去してしまった。面会に来た妻は動揺し「しっかりした人だったのに、認知症になってしまった」「自分で管を抜くなんて危ないこと、二度とないようにしてください」と病棟看護師に訴えた。やむを得ずミトンを着用した所、島田さんはナースコールを連打したり、叫んで人を呼び続けたりするようになり、看護師が訪室しても収まらなくなった。このような状態に対応に困った病棟看護師からリエゾンナースに相談があった。

〈アセスメント〉

　リエゾンナースの訪室時、島田さんは声かけすると穏やかに返事をした。ミトンの拒否もなく、場所の見当識は保たれていたが、自己抜去したり叫んだりしたことは覚えておらず、注意散漫でまとまった会話はできなかった。せん妄とは、身体的原因や薬剤原因によって急性に出現する意識・注意・知覚の障害と定義され、その症状には変動性がある。疎通がある程度可能であるのに辻褄の合わない言動があり、興奮や幻覚を伴うこともある。

　発症には、準備因子、直接因子、促進因子が複雑に関与しており、看護による促進因子の低減・除去が、せん妄改善には重要となる（表4.2）。

表4.2　せん妄の3因子

準備因子	高齢、認知症、脳器質性疾患の既往、せん妄の既往、アルコール多飲
直接因子	身体疾患（臓器不全、感染症、電解質異常、栄養障害、貧血、低酸素など）、薬剤の副作用、手術
促進因子	身体的苦痛：不眠、痛み、尿閉、便秘、脱水、ドレーン類、拘束など 精神的苦痛：不安、抑うつなど 環境変化：入院、ICUなどの拘禁環境 感覚遮断または過剰：明るさ、騒音、眼鏡や補聴器の不適切な使用

　島田さんは、「高齢」という準備因子に、「肺炎」という感染症の再燃・増悪が直接因子として加わり、さらに「発熱」「低酸素」「不眠」「ドレーン類」「拘束」などの身体的苦痛、「不安」などの精神的苦痛、「入院」「転棟」という環境変化などが促進因子となって、せん妄を来していると考えられた。

〈リエゾンナースの介入〉

（ⅰ）患者理解の促進とケアの方向性の統一

　病棟看護師は、島田さんがせん妄状態にあることは理解していた。リエゾンナースは、上記のアセスメントを共有し、興奮状態や不眠に対しては薬物療法が必要であることを主治医にも伝え、精神科リエゾンチームの医師とともに介入することとなった。

（ⅱ）具体的ケア：病棟看護師がかかわりを実践できるよう側面的な援助

　島田さんはせん妄により意識レベルの低下があり、苦痛や不安をうまく表出できない状態であることを病棟看護師と共有し、表4.3 のガイドラインなどを参考に、促進因子のアセスメントと軽減除去に努めた。

表4.3　せん妄に推奨される介入方法（NICE せん妄ガイドラインより引用）

1.	見当識を促す（リアリティオリエンテーション、時計やカレンダーの設置）
2.	脱水、便秘の防止
3.	低酸素の評価と酸素投与
4.	感染対策とカテーテル使用の最小化
5.	早期離床の促進
6.	疼痛評価と疼痛コントロール
7.	薬剤評価、相互作用に注意
8.	適切な栄養管理と義歯装着
9.	感覚遮断の改善
10.	睡眠調整と睡眠衛生指導（夜間の処置回避、騒音の低減）

　しかし、促進因子であるミトン使用については、病棟看護師は最小化を目指す必要性を理解しつつも、妻の発言から「抜かれてはいけない」というプレッシャーが生じ、葛藤していた。そのため、その思いを率直にチームで共有し、抜去によって島田さんに生じるリスクを含め、島田さんにとっての最良のケアについて話し合えるよう促した。その結果、誤嚥のリスクの高い経管栄養中のみミトンを使用し、そ

の他の時間は看護師や妻が可能な範囲で付き添う方針となった。

　また、万一自己抜去されても、担当看護師個人が責任を負わないよう共通認識され、これにより病棟看護師は「躊躇せずによいと思うケアができる」と意欲的にケアに取り組むことができた。

　妻に対しては、島田さんは認知症ではなく一過性のせん妄状態にあること、安全が保てる範囲でミトンを外すことがせん妄に有用であることをわかりやすく説明し、妻との協力体制をつくることができた。その後、肺炎が改善すると嚥下訓練が進み、経鼻チューブが不要となった。身体の回復とともに失見当識も改善、現実的な会話もできるようになり、妻からは、もとの島田さんに戻って安堵した、との言葉が聞かれた。

事例Ⅱ〈不安が強く、退行・身体化した褥婦へのケア〉

　清田さんは36歳女性。夫、新生児との3人暮らし。女児を出産後、実家で過ごしていたが、持続する腰痛と動悸が出現したため炊事・育児ができず、清田さんの母親がそれらを行っていた。

　出産1カ月後、清田さん夫婦の自宅に戻ったが、腰痛と動悸が持続。飲食もすすまず、起き上がることができなくなったため、夫に付き添われ総合病院を受診し、身体管理と精査のため、内科病棟に緊急入院した。身体の精査では異常が見つからず、動悸は心因性が疑われた。精神科受診の結果、産後うつ病と診断され、向精神薬が処方されたが奏功しなかった。

　看護師に「不安なの、そばにいて」と泣いて訴える清田さんに対し、次第に看護師は「母親なのに子どもの心配もせずに甘え過ぎ」「母親としての自覚が足りない」と陰性感情を抱くようになった。身体状態に問題はないが、精神的に不安定なため退院の目途が立たず、対応に困った内科病棟看護師から、リエゾンナースに相談があった。

〈アセスメント〉

　リエゾンナースが清田さんを訪問し声をかけると、腰痛や動悸を訴え、「子育ては無理」「どうしよう」と泣き出した。またベッドサイドの荷物は散乱し、看護師によると片付けやシャワー浴も自力で行えないとのことだった。清田さんは強度の不安状態にあり、身体的には動悸や筋緊張といった自律神経症状が出現している可能性とともに、心理的には自我が脅かされ、防衛機制として退行および身体化が生じている可能性があると考えた。

　これに対し、精神症状をもつ褥婦のケア経験が少ない内科病棟看護師には「母親になったのだから甘えてはダメ」など、ステレオタイプの母親像が根強く、清田さ

んには共感できないという雰囲気が漂っていた。病棟看護師は、対応方法も先行きも見えない状況におかれ、清田さんの不安が投影されているのではないかと考えられた。

〈リエゾンナースの介入〉

清田さんの自我を支えていくと同時に、まずは病棟看護師が清田さんを「抱える環境」となり、清田さんの精神状態の理解とケアの意味づけによって、安心して看護実践していけるようになることを目指した。

（i）病棟看護師への介入

ケアカンファレンスを開催すると病棟看護師は口々に清田さんへの陰性感情や無力感、先行きへの不安を話し出した。これら病棟看護師の感情を認め、労い、そのうえで、産後うつの病態や看護ケアの意味づけをかみ砕いて説明した。すると「不安が強い今は母親としての自覚をもたせるより、まずは程よく退行を許容して、清田さんが安心できるようになってから自立を促す看護に移行したほうがよいんですね」と病棟看護師は精神看護の視点を受け入れ、看護計画を立案し、実践を開始した。

（ii）不安や葛藤の言語化により、感情への気づきを促す

当初は泣いて苦しさと不安を訴えているばかりの清田さんだったが、向精神薬により睡眠がとれ、また清田さんを「抱える環境」となった病棟看護師のケアにより、次第に精神的に落ち着いて話ができるようになった。リエゾンナースは定期面接により、清田さんの言語化を促進した。

清田さんは3人姉妹の第3子として産まれ、優秀な姉に劣等感を感じていた。30代で結婚したが挙児はなく、友人が次々と出産・育児をしているのが羨ましくなり不妊治療を開始し、5年目に妊娠した。妊娠中は腰痛が辛く、里帰りしたら休めると思っていたところ、父親に「たかが妊娠で寝てばかりいるな」と叱責され、動悸が出現し始めた。

すると「これからどうしよう」と気が休まらず、夜は眠れず、楽しそうに育児をしているように見えた友人たちと現実の自分とのギャップ、母の手を借りずに子育てをしている姉への劣等感などを清田さんは語った。そして「こんな私には育児は無理」「産まなきゃよかった」と言って泣き出し、さまざまな葛藤と不安が言語化された。

リエゾンナースはこれらの感情を受容した。すると徐々に清田さんの身体症状は減少するとともに病棟看護師に泣いてすがることもなくなり、これまで滞っていたセルフケアは自立した。

（iii）育児支援体制構築と愛着形成

　清田さんと子を支えるためには、育児支援体制の調整が必要であると考えられたため、精神科病棟に転棟し、本人、夫、親や兄弟姉妹、主治医、精神科医、病棟看護師、ソーシャルワーカー、および地域の保健師を含めた話し合いをもち、支援体制を再構築した。また、清田さんの育児への完璧主義による過度な不安や「自分には育児はできない」といった悲観的な認知に対し、外泊を通して、実際に育児を行うことで自分ができたことに着目し、肯定的な認知に切り替えられるよう、帰院後の面接の中でともに振り返りを行った。これらの経過を経て、「沐浴できた。子どもは泣いたけど可愛かった」「完璧にできなくても、始めは夫や母に手伝ってもらってもよいんだと思えた」と現実的で今の状況にあった適応的な認知ができるようになり、退院を迎えられた。

〈介入のポイント〉

　＊抱える（環境）：holding（environment）は、小児科医で精神分析医でもあるWinnicott, D.W.（1965）の提唱した概念である。ケア提供者による物理的な侵害からの保護や身体的な日々の養育、精神的な理解や共感など、安心感や安全感がもたらされるような環境によって、人は健全に発達していくことができると考える。

事例Ⅲ〈看護師に怒りをぶつける患者へのケア〉

　戸村さんは45歳の独身男性で、肺高血圧症のために入退院を繰り返していた。今回、自宅で息苦しさが出現したため自身で救急車を要請し、循環器病棟に緊急入院となった。入院時から「早く退院したい」と言っており、治療の効果により身体状態が安定したため、主治医は退院可能であることを戸村さんに伝えた。その頃から戸村さんは、病棟看護師に対して苛々した態度をとり、理不尽に怒鳴るようになり、対応に困った病棟看護師から、リエゾンナースに相談があった。

〈アセスメント〉

　循環器病棟看護師によると、主治医の前では大人しいが、看護師に対しては「この病院はなっていない」と文句を言い、具体的に尋ねても「お前らに話しても仕方ない」と、乱暴な態度をとるとのことだった。そのため病棟看護師はもう受け持つのが嫌だ、など精神的に疲弊し、戸村さんを避けたい気持ちが高まっていた。そのため、病室への足が遠のくとともに、余計なことを言わないようにするようなかかわりになり、緊張状態のため関係性が保てなくなった。結果、病棟看護師にとって、戸村さんの態度はより理解できない状況になっていた。リエゾンナースは、戸村さんに精神状態を変化させるような薬剤使用や器質性疾患はなく、過去の入院で

はこのような問題は生じていないことから、今回何らかのストレスによる不快な感情が隠されており、怒りとして表現され、対人関係に影響を及ぼしている可能性があると考えた。

〈リエゾンナースの介入〉

　主治医を通し、ストレスケアの看護師として紹介してもらい、戸村さん自身の了承を得たうえで、面談を開始した。

（i）面談による感情のカタルシスと問題の明確化

　リエゾンナースが挨拶をすると、戸村さんは「話したって何も変わらないよ」と吐き捨てるように言ったが、改めてストレスケアを行う看護師であると自己紹介すると、まくしたてるように戸村さんは看護師の不満を訴え始めた。リエゾンナースは、戸村さんに＜怒り＞という強い感情を生起させる、根底にあるものが何なのかを理解する必要であると考え、戸村さん自身の話を聴かせてもらえるように面談を求めた。すると戸村さんは、躊躇することなく語り始めた。

　戸村さんは、数年前に肺高血圧症と診断され、それまでの仕事ができなくなり、会社は退職せざるを得なかった。兄弟はおらず、早くに逝去した父親からの相続により、実家で母親と二人で暮らしていた。戸村さんは自宅でのADLは自立しているが、洗濯・掃除・食事などの家事全般や車での通院などの生活機能は母親が担っていた。しかし4カ月前にその母親が急逝。一時期は親戚が何かと心配して手伝ってくれたが、2カ月ほどでその頻度は減り、徐々に身体的にも心理的にもストレス過負荷な状態となっていたという。「ストレスのせいで今回病状が悪くなったのに、主治医に、すぐにでも退院してよいと簡単に言われた。主治医は俺が死んでもよいと思ってるんだよ！」と主治医への怒りをあらわにした。難病を抱えての単身での生活に加え、その他にもコロナ禍における感染の恐怖、また県境を越えた移動を控えるよう自治体から指導があることから、他県在住の自身は当院の受診ができないのではないか、など多くの療養上の現実的な心配が語られた。戸村さんの話からは、ご家族を亡くされた悲しみのうえに、自身の身体状態を踏まえた生活についての現実的な不安を抱えていたことが明らかになった。戸村さんの辛い思いに共感し、ねぎらうと「男ながらにすみません」と言い落涙した。戸村さんは、ストレッサーを具体的に認識し、それにより自身が緊張状態にあることを改めて自覚すると、「看護師さんにあたっちゃった」と内省できるようになった。

（ii）対処行動獲得への支援

　戸村さんに自身の気がかりを主治医に自身で確認するよう提案したが、「主治医に面倒な患者と思われたら、他県に住む俺は余計に診てもらえなくなっちゃう」と躊

踏した。このことから、主治医に対しては、怒りとともに、拠り所を失いたくない、という両価的な感情があることがわかった。また、これまでは母親が戸村さんのニーズを察しながら、戸村さんを支えてくれていたことも明らかになった。リエゾンナースは戸村さんが人間関係の中で、より適切な対処行動が行えるよう、思考と感情、行動に対してフィードバックをし、主治医とのコミュニケーション不足を指摘し、それが解消できるよう場を設定した。その結果、主治医と話し合いが行われ、拠り所が確保された安心を得ることができ、怒りが沈静化した。そして、これまでの、他人の手は借りたくないという考えにより導入できなかった社会資源の導入を希望するなど現実的な対処ができ、無事に退院した。

〈介入のポイント〉

怒りは不安や欲求が満たされないために生じた緊張状態がもたらす二次的な感情である。戸村さんはその根底にある自身のストレスを自覚することで、防衛機制が解除され、自身の本来の感情と行動を見つめ直すことができた。そして、自身では太刀打ちできない状況に対し、現実的に検討し、行動変容するに至った。患者が自身の感情に気づき、健全な対処が行えるようになるためには、患者の体験を理解しようと努める看護師との関係性を構築するプロセスが必要である。

事例Ⅳ 〈抑うつ状態の患者へのケア〉

高津さんは、30代後半女性。乳がん術後に強く挙児を希望し、術後ホルモン療法を自己中断した。その後妊娠したが流産し、その直後に骨転移が判明した。高津さんはひどく落ち込んだ様子であったが、主治医ががん治療再開の必要性を説明すると、「わかりました」と返答した。しかし、1カ月後の再診時にはがん治療薬も鎮痛剤も内服していなかった。理由を尋ねると、「喉に詰まる感じがして飲み込めない」と話し、骨転移の痛みに顔をしかめていた。嚥下障害となる身体的要因はなく、主治医は「このままではがんが進行してしまう」と、丁寧に説明と説得を繰り返したが、高津さんは黙り込んで流涙するばかりだった。自宅でも無気力な様子だと夫も困惑していた。主治医はうつを疑い、精神科受診を勧めたが高津さんは拒否した。そこで、外来看護師がリエゾンナースとの面談を提案すると「看護師になら話してみたい」と応じられた。

〈アセスメント〉

高津さんは、流産と骨転移判明という喪失体験が重なり、落ち込みや気力低下などの抑うつ症状を来していると考えられた。しかし乳腺外科受診の拒否はなく、リエゾンナースとの面談も望んでいることから、ある程度の活動性は保っていることが推測された。指示的な言葉や態度を避けるなど、侵襲的にならないよう配慮しつ

つ、「治療薬を飲み込めない」という身体化の背景にある葛藤について言語化を促すことが有用と考えられた。高津さんと同世代であった外来看護師は、「落ち込むのは当然」「辛い話はしたくないのでは」と高津さんの気持ちを案じると同時に、「高津さんを傷つけたらどうしよう」いう不安もあり、かける言葉が見つからないと話した。また、いくら説得しても治療を受け入れない高津さんに対し、焦りや無力感を抱いている様子であった。

　リエゾンナースが、がん治療と離れた第三者的な立場から面談し、高津さんの理解や精神状態のアセスメントを踏まえて、ストレス低減と対処能力のサポートを行うことで、現実検討が可能になることを目指した。

〈リエゾンナースの介入〉

（i）高津さんとの個人面談

　高津さんは緊張した様子だったが、痛みや不眠などの身体症状を糸口に気持ちについても尋ねていくと、治療経過をなぞるように、結婚直後に乳がんに罹患したときの衝撃、夫への自責感、挙児への迷い、流産の無念さ、治療が必要と頭では理解しているが受け止められない気持ちでいることなどを吐露した。そして「子を守れなかった自分が痛みから解放されたり、治療で命が助かるのは許されない」と思っていること、一方で「夫を残して死ねない。治療しなくては」という思いもあると話し、薬を口に入れるがどうしても飲み込めないと表現した。そのような葛藤の中で過ごしてきたことを労うと、高津さんは「このような気持ちを初めて人に話した、懸命に治療を考えて下さる先生や看護師さんには申し訳なくて話せなかったけど、少し心が軽くなった」と表情が和らいだ。高津さんに対し、今は心身の負担が大きく心のエネルギーが不足していること、痛みや不眠の緩和に取り組み、心身の回復を待ってがん治療を検討していくことを提案すると、同意が得られた。

（ii）看護師へのコンサルテーション

　高津さんの承諾を得て、面談内容を外来看護師と共有した。苦悩の中にいる高津さんにとって、今は医療者の説明や説得は、却って孤独感を強めることになっているかもしれないことを伝えると、外来看護師は「早く治療をしてほしい余り、焦っていたかも」「深い話になるのが怖くて、一方的に説得していたかも」などと、自分たちのかかわりを振り返ることができていた。AYA患者*1に対して、同世代の看護

＊1 AYA患者（Adolescent and Young Adult；思春期若年患者）：主に思春期（15歳～）から30歳代までの世代をさす。AYA世代は、「親から精神的、経済的に自立し始める」「次世代を生み育て、社会を支える」など、この世代特有の課題をもつことが指摘されている。病気や治療による影響は、就学・就労、セクシュアリティ、生殖機能、精神的ストレス、将来への不安など多岐にわたり、個別的な心理社会的支援が必要とされている。

師が感情移入し過ぎて力みが生じたり、投影同一視という防衛機制が起こりやすいことを説明し、看護師がそのような感情にもちこたえられるよう、体験を共有し支え合うことの重要性を確認した。ケアの方向性として、まずは痛みなどの身体症状緩和に一緒に取り組み、ストレス軽減を図ること、また看護師との自然なコミュニケーションを通して、孤独感の軽減や安心感の獲得、現実的な問題解決を図り、高津さんの対処能力を高めていくことを、ストレス・バランス・モデルを用いて理解、共有した。

（ⅲ）主治医への報告、精神科受診調整

　これらの経過に加え、不眠と抑うつに対する精神科受診の必要性を乳腺外科主治医に伝えた。精神科受診が調整され、抑うつを伴う適応障害の診断で、抗うつ薬と睡眠剤が処方された。次第に高津さんの思考の柔軟性が戻り、医療者や家族に気持ちを表現したり、具体的な心配事の相談ができるようになった。乳腺外科主治医と話し合いのうえ、がん治療開始を決断し、そのときにはがん治療薬を無理なく飲み込めるようになっていた。

〈介入の効果〉

　リエゾンナースとの月1回の面談は継続し、流産した児への思いも「自責感」から「一緒に治療を頑張り、見守ってくれる存在」へと変化した。何より外来看護師との継続的、支持的な対話によって、高津さんの健康な自我が補強され、高津さん本来の力が発揮されて、がんとともに生きる生活の再構築を支えていたと考える。

1.3　看護師のストレスマネジメント

　リエゾン精神看護の対象は、患者・家族だけでなく、看護師へのメンタルヘルス支援も含まれる。看護師の仕事は、自分の感情をコントロールし、患者に安心を与える「感情労働」とよばれる。病いを抱えた患者や家族の悲しみ、不安や死の恐怖、怒りなどのさまざまな感情は、患者を親身にケアする看護師に向けられることが多い。負の感情をぶつけられる経験は、看護師の精神状態に大きな影響を及ぼす。例え、自分に対する怒りではないことを理解していても、深く傷つき、自分を責め、無力感や意欲の減退などを引き起こす。患者の死に遭遇することや、身体機能の喪失を目の当たりにすることも、精神的に大きなダメージになる。

　夜勤などの勤務もまた、精神的な不健康状態を招きやすい。生活リズムの変動は、不眠や慢性的な疲労を感じることにつながる。実際に、看護師は燃え尽き症候群（バーンアウト）を引き起こしやすい職業として知られている。

　さまざまな疾患をもつ患者や家族に、質の高い看護を提供するために、看護師が

健康な精神状態を保つことは重要である。リエゾン精神看護専門看護師は、個々の看護師の精神状態を判断し、精神的健康の回復に向け、適切なアドバイスを行う。同時に、看護師が感情を吐き出し、冷静さや平常心を取り戻すことができるよう心理的支援を行う。さらに、看護師が抱えている課題の解決に向け、本人が前向きに取り組むための支援を行う。加えて、課題の解決を看護師一人で抱え込むのではなく、職場全体で支え合うことが可能になるよう、職場の環境調整などを行うことも必要である。

　一人の看護師の精神的不調は、その人だけでなく、他の看護師も同じ悩みを抱えていることが多い。そのため、看護師の抱える課題を個人の問題として捉えるだけでなく、看護師の所属あるいは病院全体に共通する課題かどうかを見極め、必要に応じて組織全体の取り組みを検討する。

2 災害時の精神保健

2.1 災害時の精神保健医療活動

　日本の災害の法体系は**災害対策基本法**を中心に 40 近い災害関連の法律が関係づけされており、なかでも災害救助の実務は主に**災害救助法**を根拠としている。この基本法第 2 条 1 項に災害とは**地震、洪水**や**噴火**などの異常な自然現象と定められており、その他に基本法施行令第 1 条では**放射線被害**や**船舶事故**なども災害に含まれている。

　日本においては、国立保健医療科学院が①長期研修：専門課程Ⅰ保健福祉行政管理分野分割前期（基礎）と②短期研修：健康危機管理保健所長研修（実務編、高度技術編）を実施している（國井、2012）。災害時精神保健医療活動の質に大きな影響を与える組織および人材の育成については、より広汎で体系的なシステムづくりが国家指針として全国規模で推進されている。

　海外の災害時の精神保健医療活動は、CDC を中心に健康危機事象に対応する人材・指導者の育成が行われている。代表的なプログラムに Preparedness and emergency response learning centers (PERLC) がある。また Center for Mental Health Services 主催の災害時メンタルヘルス訓練が、学校においてメンタルヘルの専門家、医学の専門家、牧師、消防士、警察、学校職員および専門職により体系的に行われている (Young et al., in Ritchie et al., 2006)。

　英国では健康危機管理を統括する英国健康保護局（HPA）が 2011 年より新たな健康危機計画研修（Health emergency planning program）を開始し、従来のディプロマ

プログラムと危機計画官コースを伸展拡充させている。カナダ、イタリアでの避難所対応では、大勢の被災者の遠隔地避難を想定し避難所に最も優先的必要事項として Space（広さ）、Security（安全）、Time（時間）をあげ、疫学的思考と質的データ、雑魚寝による健康被害の把握、情報通信技術の活用を重点課題として取り組みを行っている（棒沢、2021）。

　災害は多くの人々にとって予期しない出来事であり、家族に犠牲者が出たり、家財を失ったり、一瞬にして絶望の渕に突き落とされ（喪失、悲嘆反応）、また被災後の生活への不安は、被災した人々の上に重くのしかかる。とりわけ、**災害弱者とよばれる高齢者、乳幼児、傷病者、障害者**、外国からの居住者や旅行者などは、災害後の生活に順応することが難しく、そのストレスは計り知れないものがある。そのために持病が悪化したり、新たに罹患することもある。特に、災害により治療が中断した場合には、精神の疾患はもちろんのこと、身体の疾患であっても精神的な健康に悪影響を及ぼす。また、人の死傷の現場を目撃したり、地震や火災を体感することによるショックが心に刻み込まれ、**フラッシュバック**することもある。また精神的に不安定となり、個人のパーソナルスペースを求めて自家用車に長期間寝泊りすることで**エコノミークラス症候群**を発症し、死に至るケースも見られる。

　危機とは、不安が強い状態で喪失に対する脅威、あるいは喪失という困難に直面して、それに対処するには自分のレパートリー（知識や経験などの蓄え）が不足し、そのストレスを処理するための解決策をもたないときに体験するものである。

　死別に伴う悲嘆には、衝撃と無感動、否認、怒りと敵意、無意識、孤独感と抑うつ、精神的疲労、あきらめなどがある。病的な悲嘆として遅延した悲嘆、悲嘆の欠如、抑制された悲嘆、慢性の悲嘆、ひどい抑うつ、心気症、精神生理的反応、精神病的状態がある。

　カプランは、危機の特徴を 4 段階として示している（概論　第 3 章　2.1 参照）。
① 緊張が強く、習慣的な問題解決法を用いて解決しようとする。
② しかしながら問題解決できず、しだいに緊張が高まり、さらに感情面の混乱が生じる。
③ さらに緊張が増大し、その緊張が強力な内的刺激として働き、内的・外的資源を動員し、緊急の問題解決法が試みられる。
④ 問題が持続するとパーソナリティの統合性が失われ、精神障害の状態になるのである。

　危機の特質は、（1）危機を促進するはっきりとした出来事がある。（2）危機は通過していくもので時間制限がある。（3）危機の間、人は防衛機制が弱くなるために

他からの影響を受けやすい。これは、危機状態にある人は援助を受け入れやすいことを表している。

このように災害時には多数の地域住民にさまざまな精神的な影響が出ることから、地方自治体、保健所、精神保健福祉センターなどを中心とする地域精神保健医療上の対応が必要となる。この業務に従事する医師、保健師、看護師、精神保健福祉士、その他の専門職、行政職員などの連携によるチームワーク医療活動が必要となる。

近年、**精神看護学の中では、災害後の人々の心を理解するために「サバイバーズ・ギルト（生き残りによる罪悪感）」**について研究、教育を行うようになってきた。サバイバーズ・ギルトは、心的外傷反応の特別な一側面とされている。日本や東洋の国では恥の文化であると言われているが、アメリカや他の西洋の国々では罪（ギルト）の文化であると言われている点から外国では早くから発展してきた。ギルトは不快や悔恨、後悔や自責を含んだ不愉快で、不快な、否定的な感情であり、法的、宗教的、心理的な罪の意識を含むと言える。このような考え方を災害時の精神看護学を語るうえで必要であるとして広く紹介したのが**パトリシア・アンダーウッド**（Patricia R.Underwood）である。

日本では、阪神・淡路大震災以降、災害時の心の問題は、精神看護学において重大かつ重要な問題として認識され、東日本大震災では、まさに、このサバイバーズ・ギルトに直面したことになる。医療専門職として十分に理解し、看護実践することが必要である。現在、サバイバーズ・ギルトという診断は存在せず、**PTSD（心的外傷後ストレス障害）**の否定的認知のひとつに罪悪感が含まれることから、PTSD との関連で、あるいは複雑性悲嘆との関連で言及されることが多い。特化した有効な治療法がなく、サバイバーズ・ギルトと深く関連する死生観には文化差が指摘されていることから時系列順に体験を考え、心理教育を行うことが重要である。

災害時の精神保健医療活動は、（1）地域全体（集団）の精神保健を高め、集団としてのストレスと心的トラウマを減少させるための活動、（2）個別の精神疾患に対する予防、早期発見、治療のための活動の2点に大別される。

（1）は、一般援助者や地域精神保健医療従事者が被災地域に出かけていくアウトリーチ活動と、災害情報の提供、一般的な心理的教育、比較的簡単な相談活動が中心となる。また災害復旧や生活支援などの現実的な援助は、それ自体が集団の精神健康を高める効果をもつ。

（2）は、疾患のある個人をスクリーニングし、受診への動機づけ、個別的な心理教育、専門医への引き渡しが中心となる。

（1）を十分に行うことが（2）における精神疾患の予防、増悪防止につながる。加

えて慢性疾患を抱える患者の受診困難、薬剤投与不足などからの精神症状の出現、全身状態の悪化からの混乱等多面的な点からの精神保健医療を看護専門職は考える必要がある。特に常時、治療、処置を必要とする透析患者や血糖コントロール不良の糖尿病患者などは、疾患の特異性からさらなる精神的混乱状態になりかねないといえる。

　災害直後に現場に入る援助者は、医療従事者だけではなく一般援助者が多い。また医療従事者であっても災害時の地域精神保健医療活動や PTSD への対応の経験が少ない場合もある。知識と対応方法の教育、現場での住民への声かけ、現実のニーズへの対応が重要である。災害時の時間経過別心理状態を考慮し活動することが必要となってくる。日本では、**全国災害ボランティア支援団体ネットワーク（JVOAD）**の活躍も目覚ましい。

　また災害発生時には、精神科病院の被害を確認する必要がある。建物の損壊やライフライン被害などのために、病棟機能の維持が困難となっていれば、早急に入院患者を他の医療施設に搬送しなければならない。病棟機能が保たれていても、人員や物質が不足していれば、人的物的な支援が必要になる。看護職は、医療専門職者として迅速で正確な情報収集、アセスメントを行い、報告する役割がある。日本では、**災害診療記録（J-SPEED）**を採用している場合が多い。

　次に地域住民のための精神科医療の確保が重要となる。災害発生前から精神科に通院していた住民のための医療確保に加え、災害の影響で新たに発症する急性ストレス反応、PTSD、うつ病などにも対応しなければならない。これら精神科医療ニーズに対応するため、**災害派遣公衆衛生チーム（DPAT）**など外部支援団体の支援を受けることも必要である。

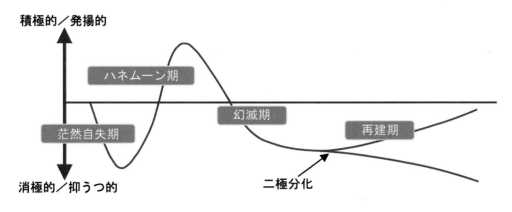

出典）Zunih&Myer, 2000 より

図 4.2　被災者の一般的な心理変化

表4.4 災害時の心理状態などの変化と留意点

時間経過	被災直後〜1週間	1週間〜1カ月	1か月〜3カ月	被災後3カ月後
状況	災害の混乱の中救急救命、安全確保、災害復旧、現実的な生活支援などが優先	被害回復を目指し被災者や支援者間で連帯感も生まれ（ハネムーン期）、一見元気であるが、生活ストレスの蓄積	徐々に平常を取り戻し、復旧が進む一方、さまざまな格差も表面化する。メディアの報道が減り、被災地外の人々の関心が薄れていく。	徐々に平常の生活に戻っていく時期であるが、回復に向かう過程にはさまざまな差が現れる。新たな地域コミュニティづくりなどの課題が出現
被災者	ショック、茫然自失、恐怖感、悲しみ、血圧上昇、心拍数増加、積極的に立ち上がろうとしたり（英雄期）、強い使命感や精神的な高揚感を抱くこともある。【誰にでも起こるストレス反応】気分の落ち込み・不安・イライラ・混乱・判断力低下・無気力、頭痛・高血圧・不眠・持病の悪化	過労や過剰なストレスにより心身の不調が起こりやすくなる。頭痛や腰痛、睡眠の問題などが生じ、不安や抑うつ感、喪失感を感じる。しばしば恐怖感が蘇ることもある。アルコール関連問題も起こりやすい。【急性ストレス反応・障害(ASD)】被災状況が繰り返し思い出される。災害関連の情報を避ける。感情麻痺、不眠、過剰反応、多動など	多くの場合、心身に現れていたさまざまな反応が、徐々に落ち着いていくが生活上のさまざまな混乱に直面することもあり、不満が高まったり、さまざまな不調が明らかになりやすい。生活の目途を立てて立ち直っていく人と、取り残され感を抱いたりして立ち直りが遅れる人が見られ、回復の2極分化が進んでいく。【心的外傷後ストレス障害（PTSD）】	被害の程度や元々の経済状況、受けられる支援などの要因により、回復の2極分化がさらに進んでいく。時間が経つにつれて災害直後の精神的打撃から脱していく人が増える一方で、その影響を引きずる人もいる。また、長引く避難所生活や仮設住宅での生活、転居、就労形態の変化など、さまざまな生活環境の変化がもたらす二次的なストレスの影響で不調となる人も出てくる。PTSDが長引くこともあり、長期的視点でのサポートが必要。
ご家族ご遺族	受け入れがたい出来事に大きなショックを受け、死の事実を否認、心理的麻痺状態	死別を現実として受け入れる過程で、激しい感情の波が生じることがある。	憂うつ感や非哀感、亡くなった方への追慕、罪悪感（サバイバーズ・ギルト）、怒り、睡眠障害などのさまざまな悲嘆反応が見られる。	徐々に再適応の時期を迎えるようになるが、悲嘆の現れや推移には個人差があり、なかには複雑化・長期化する人もいる。命日等の特別な日に強い悲嘆反応（記念日反応）が生じることもある。
支援者	情報が錯綜する中で、被災状況の確認、救助活動の実施、各支援機関との調整、避難所の設置などの支援活動に追われる。	疲労が蓄積してくるが、使命感もあって、自身のケアは後回しにされがち。支援の中で二次受傷状態に陥ることもある。	救助活動にあたる支援者等は惨事ストレス(CIS)の影響で、PTSDを発症することもある。また、無力感を感じてバーンアウトを来たしてしまうことや、さまざまな心理的な問題を抱えてしまうことも起こり得る。支援者自身のケアも重要で、心理的影響が大きいと思われる方を把握して、ケアすることが大切。

出典）「災害時のこころのケア 2015」から

表4.5　災害時の精神保健医療活動の流れ

段階・時期	状況・課題	主な活動内容
平常時 （災害発生前）	○地域の課題 ・ハザードマップづくり ・支援が必要な住民の把握 ・避難体制の構築 ○心のケア活動の課題 ・支援活動実施体制の構築	○地域での活動 ・市町村等行政機関主導による災害 　対応の体制づくり（防災計画） ・福祉避難所の指定　等 ○心のケア活動 ・都道府県等による活動要領作成 　（派遣スタッフや指揮命令系統等） ・活動に向けた演習 ・普及啓発活動/研修会
初動期 （災害発生直後～ 約1週）	○災害直後の混乱状態 ・被災者の安全確保と被害拡大防止 ・被災地の情報収集とニーズの把握 ・避難場所の確保 ・ライフラインの確保 ・マスコミ対応 ○要援護者の課題 ・必要な支援物質の不足（普段服用し 　ている薬やその他の医療品、おむつ 　など）	○災害対策本部の立ち上げ ・被災状況の把握 ・災害規模に応じ、自衛隊・DMAT・ 　DPAT等の派遣要請の検討 ・被災地のバックアップ ○地域での活動 ・救急救命活動DMATの活動 ・避難所の設置と運営/生活支援 ○心のケア活動（都道府県等） ・先遣隊派遣 ・DPAT派遣 ・心のケアチーム派遣準備
早期 （災害発生後 1週間～1カ月）	・復旧活動の推進 ・生活ストレスの蓄積 ・プライバシーの確保 ・被災者の過労や心身の不調 ・急性ストレス反応・障害の表面化 ・マスコミ対応 ・支援者の負担蓄積	○地域での活動 ・避難所の維持・運営 ・必要に応じて福祉避難所の設営 ・支援者の負担軽減の取り組み ・マスコミ取材への対応 ○心のケア活動（都道府県等） ・避難所対応を中心とした被災者の 　心のケア（相談・心理教育等） ・支援活動継続と引継ぎ
中・長期 （災害発生後 1カ月以降）	・回復の2極分化 ・PTSD等の遷延化 ・元々の課題を抱えていた方の支援 ・精神医療体制再構築 ・地域コミュニティ再生 ・支援者支援	○地域での活動 ・仮設住宅や災害復興住宅等の生活の 　場の確保 ・長期的視点での地域復興活動 ○心のケア活動（都道府県等） ・地域の支援者への橋渡し ・地域支援者のバックアップ

2.2　災害時の精神保健に関する初期対応

　対応について災害時の精神保健医療ガイドラインによるとガイドラインが必要と
されるのは、初期の4週間である。それ以降は、必要な情報が揃い、専門家による
援助チームも結成され、外部からの助言も得られるとある。自治体により、また災

害の実情によっても精神保健医療と福祉を追加したマニュアルなどが策定され、さまざまな対応が実施されている。地域や災害の内容によっても対応は異なるため共通して対応すべきことについて述べる。

(1) 現実対応と精神保健

　災害直後の住民は、現実的な被害としての死傷や、家財の被害などによる苦痛を感じていると同時に、このような突然の運命に見舞われたことによる、言いようのない恐怖や不安をも感じている。現実の被害に基づいた苦痛に対しては、当然のことながらそれに適切に対応することが最良の対策である。不安などの心理的な反応に対応するためには、まず生命、身体、生活への対応が速やかに行われることが前提となる。しかしそれだけで心理的反応としての恐怖や不安のすべてが解消されるわけではなく、精神的な問題を念頭に置いた対策が必要となる。

(2) 初回接触

　災害後、できるだけ早い時期に、援助者が、被災現場や避難所に出向いて、被災者と顔をあわせ言葉を交わすことが重要である。この場合の援助者は、その時々の住民ニーズに応じた者が駆けつけることが原則である。災害直後には、当然、救命救急や鎮火、ライフラインの確保などが優先されることから、それに対応する援助者が現地に入るべきであって、住民への声かけなども、できるだけそのような援助者が担当することがよいとされている。

　またその際、可能な限り、見守りチェックと心理的応急処置を行い、心理的に不安定な者の同定と、そうした者について心理学的情報提供を行うことが望ましい。効果的な援助活動実施のためには、災害前からの、多職種との連携による精神保健医療の総合対策の策定、打ち合わせを行う必要がある。

(3) 見守りを要する対象者のスクリーニング

　特に重症感があり、精神保健医療上の援助を必要とする住民を適切にスクリーニングすることが必要となるが、初期に現場に入る者は一般援助者であることが多いため、専門的な診断はできない。しかしながら、そうした一般援助者であっても、見守り必要性チェックリストを用いることによってある程度のスクリーニングを行ったり、心理的応急処置を行うことは可能である。一般援助者に対して、看護職はこうした対応方法を、できるだけ早い時期に伝達し、見守り必要性のチェックリストを配布することなどが望ましい。あわせて、プライバシーへの十分な配慮を指導する必要がある。実際には災害直後にこうした伝達を行うことは難しいので、防災訓練などを通じて、あらかじめ伝達しておくことが実際的である。また、こうした見守り必要性のチェックの結果について、一般援助者が必要と感じたときには、地

域精神保健医療の担当機関に助言を仰ぎ、状況に応じて地域精神保健医療従事者に
その後の対応を依頼できるような、連絡体制の確立が望ましい。

(4) 心理的応急処置

この時期の精神的な変化の多くは急性期のストレス反応であり、症状も多彩であ
り、かつ速やかに変化する。重症感、苦痛を感じている人の早期の同定が必要とな
る。そのためには、顔をあわせて言葉を交わすことが大切となる。住民一人ひとり
と援助者が接すること自体が、住民の不安を軽減し、安心感をもたらすことになる。
加えてホットラインや相談所の開設についても積極的にかかわる必要がある。災害
の後で新たに生じた不安、落ち込み、苛立ち、焦りなどは、一時的で誰にでもある
ことであるが、程度がひどい場合には、迷わずにホットラインや相談所などを利用
するように伝えることが重要である。

不眠、パニック、興奮、放心などが強い場合には、できるだけ早期に専門の医療
につなげる必要がある。こうした場合には、災害だけが原因ではなく、災害の前に
別に強い衝撃があったり、何らかの精神疾患があったり、あるいは疾患が始まりか
けている場合があるからである。こうした重症感の非常に強い事例は、身体医療の
救急治療の対象となる場合もある。

これとは別に注意すべきことは、これまでの投薬治療が中断することによる増悪
である。特に、てんかんで治療を受けていた者が、服薬が中断されることによって
発作を起こす場合は注意を要する。重積発作の場合は命にかかわることがあり、中
断後、最短で2日後に発作が起こる可能性があるからである。

(5) 医学的スクリーニング

災害後3週間以降になると症状が半ば固定するので、現場の必要性に応じて、医
学的スクリーニングを行うことが望ましい。スクリーニングの時期としては災害後
1カ月程度が目安となるが、個別の現場の事情によって遅くなることもある。全住
民に対して精神科医の確保は困難であることが多い。精神的な症状の重篤度や、家
族、地域的な背景からのハイリスク者を特定し、必要な援助を重点的に行うことが
大切である。隠れている個人的な精神保健に関する課題、DVやアルコール、認知症
の発症などを発見することが重要である。まず包括的な精神保健に関する質問紙や
面接によって簡単なスクリーニングを行い、その後、精神科医の診断面接につなげ
ることである。また住民の受診率を高めるためには、「ストレス健診」といった受け
入れやすい名称を用いたり、一般的な身体健康についての健診と合同で行うことが
実際的である。

この時期のスクリーニングの結果がその後の精神保健医療活動の計画と継続的な

援助の評価をする際の基礎資料となる。しかしながら発災後 3〜4 週間で**急性ストレス障害**（Acute Stress Disorder：**ASD**）の診断がついたとしても、1〜2 カ月後のうちには半数程度は自然に回復すると言われている。

(6) 情報提供

1）現実情報の提供

　災害の規模、家族の安否、今後の見通し、援助や医療についての情報を適切に与えることが、住民の不安を鎮め、孤独感を和らげ、無用の混乱やパニックを未然に防ぐことになる。

2）心理情報の提供

　地域精神保健医療の立場からの災害に伴う一般的な心理的変化と、それへの対処方法、そして精神的な援助体制に関する情報提供を行なわなければならない。特に心理的な変化は本人からも周囲からも否定されやすいので、そうした変化が生じ得ることを知らせることは重要である。またホットラインなどの相談窓口についてもできるだけ早期に周知徹底することが大切である。

(7) 「心の相談」ホットライン

　情報の提供によって住民の全般的な不安は軽減するとしても、個別にはやはり不安や精神的な課題を抱えた住民は存在する。そうした住民からの自発的な心の相談の窓口としてホットラインを開設することは非常に有効である。災害直後は、災害の一般情報や、身体、生活全般に関する相談が多いが、その中から心の相談として対応すべきと判断したものが埋もれることなく、早期に精神保健医療の専門家につなげることができる体制づくりが必要である。

(8) 「PTSD」をどのように扱うか

　これまでの多くの災害では、住民の心理的問題の多くは生活不安と、避難所での生活ストレスであった。しかしながら中には、情報不足による混乱に起因して PTSDが生じることもあった。火災や洪水、家屋倒壊の体験、身近な人の死傷、死体の目撃などが、最も多くみられる原因である。

　ここで重要な点は、PTSD の危険が予測されたとしても、精神保健医療活動の中心を、PTSD の早期発見、治療だけに置くべきでないということである。災害後は、PTSD以外にも多彩な心理反応が生じるからである。また PTSD の症状が軽快した後でも、トラウマ反応の一種の後遺症として、社会からの引きこもりや、不適応などが生じるからである。あくまでも心理的な変化を幅広く捉え、必要に応じた診断、評価、援助を行っていくという基本姿勢が重要である。

　被災者の現実的な不安に対応し、その原因となっている生活上の困難をできるだ

け軽減するよう援助を行う。被災者の孤立感を和らげ、援助のネットワークによって守られているという感覚を与えるよう援助することによって、安全、安心、安眠をできるだけ早く実現することである。

　一般的に、**体験の内容や感情を聞き出すような災害直後のカウンセリングは有害である**。これまでは、早い時期にそうした形のカウンセリング（心理的でフリーフィング）を行うことで、将来のPTSDが予防できるという考え方があった。しかしその効果は現在では否定されており、国際学会や米国の国立PTSDセンターのガイドラインなどでも行うべきでないと明記されている。

2.3 災害派遣精神医療チーム＜DPAT＞（図4.3）

　自然災害や犯罪事件・航空機・列車事故などの集団災害が発生した場合、被災地域の精神保健医療機能が一時的に低下し、さらに災害ストレス等により新たに精神的問題が生じるなど、精神保健医療への需要が拡大する。このような災害の場合には、被災地域の精神保健医療ニーズの把握、他の保健医療体制との連携、各種関係機関とのマネジメント、専門性の高い精神科医療の提供と精神保健活動の支援が必要である。このような活動を行うために**都道府県および政令指定都市によって組織**される、専門的な研修・訓練を受けた**災害派遣精神医療チーム**がDPAT（Disaster Psychiatric Assistance Team）である。

　DPATは厚労省の委託を受けて日本精神科病院協会に事務局を置く。自然災害や航空機・列車事故、犯罪事件などの集団災害の後、被災地域に入り、精神科医療および精神保健活動の支援を行う専門的な研修・訓練を受けたチームである。DPATは、被災都道府県からの派遣要請に基づき活動し、被災都道府県等の災害対策本部の指示に従う。発災から概ね**48時間以内**に、被災した都道府県において活動する隊を**DPAT先遣隊**といい、精神科医師（精神保健指定医：先遣隊は必須）、看護師、業務調整員、その他、被災地のニーズにあわせて、児童精神科医、薬剤師、保健師、精神保健福祉士や公認心理師などを含めて構成される。また地域の実情に応じて、大学付属病院、国立病院、公立病院、その他の病院、診療所などの職員で構成される。1隊あたりの活動期間は1週間（移動日2日・活動日5日）を標準として、必要に応じて、同じ地域には同一の都道府県が数週間から数カ月継続して派遣される。また、災害派遣チームは**自己完結型**の活動チームで、移動、食事、通信、宿泊などはすべて自ら確保し、自立活動をする。

　この中で看護師は専門職者として心のケアを中心に精神保健医療を高める役割を担う。具体的には、被災都道府県の精神科病院の診療支援や、精神科救護所の開設

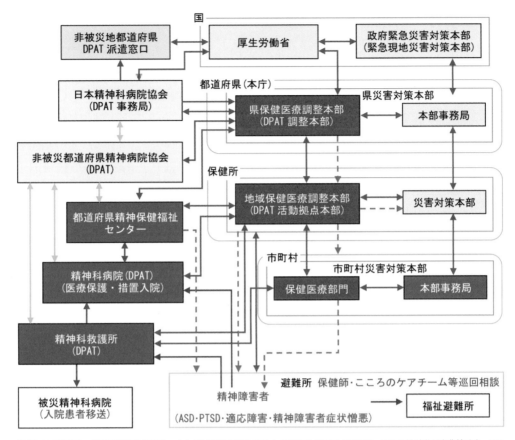

出典）太刀川弘和、災害派遣精神医療チームと地域精神保健システムの連携手法に関する研究、厚生労働科学研究費補助金、2021

図 4.3　DPAT と連携した災害時の精神保健医療福祉体制

などの支援を行う。精神科病院の被災の程度が激しいため入院継続や診療が困難と判断した場合は、**災害派遣医療チーム DMAT**（Disaster Medical Assistance Team）と連携をして転院先病院の調整と精神障害者の移送を行う。

　DMAT は厚生労働省に事務局を置く「災害急性期に活動できる機動性をもったトレーニングを受けた医療チーム」のことで、医師、看護師、業務調整員（医師・看護師以外の医療職および事務職員）で構成され、大規模災害や多傷病者が発生した事故などの現場に、急性期（おおむね 48 時間以内）から活動できる機動性をもった、専門的な訓練を受けた医療チームである。

　指定避難所や自宅避難者の一次支援は、通常、保健師班やその他行政チームが行い、精神症状や問題行動などがみられた場合や精神科医療が必要と判断された場合は、DPAT の診療につなぐとともに、症状が重篤で鑑定が必要と判断された場合は、保健所、都道府県庁からの担当者の派遣や精神保健指定医の診察を行い措置入院や医療入院を行う。

2.4 災害時の精神障害者への治療継続

　日本において精神疾患をもつ患者数は年々上昇傾向にある。厚生労働省による2017（平成29）年の「患者調査」によれば、419.3万人で、その数はいわゆる4大疾病よりも多い状況である。特に外来患者数は年々増加傾向にあり、2017（平成29）年には約389.1万人を数える。入院患者数においても約30.2万人と減少傾向にはあるが、日本は人口当たり世界最大の精神病床数を有し、2022（令和4）年の病院報告によれば、最新の精神病床平均在院日数は297日にのぼり、一般病床の17.4日と比較すると、その日数は極端に長い。またメンタルヘルス不調・精神疾患の原因は多岐にわたる。社会不安、経済状況の悪化に伴う雇用不安、家庭環境など社会・経済的要因も大きい。精神障害にも対応した地域包括ケアシステムによる精神保健医療福祉体制の推進が求められている。特に災害時の精神障害者への治療継続に対する柔軟な体制づくりが必要である。

　災害直後から精神障害者に対してのさまざまな支援が必要となる。病院に入院している障害者については被災状況の確認とともに診療支援、精神科救護所の開設などにより治療の継続を行うことが必要となる。被災の状況が激しい場合は、転院先病院の調整、搬送を行う。初期対応での現実対応は、社会的弱者である精神障害者にとっては生と死を分けるほどの意味合いをもつ。また地域で生活をしている精神障害者は、通所している施設などの被災により救助が遅れる場合がある。混乱の中での疾患の悪化、常時服用している薬の中断により、さらなる生活全体への悪影響が表出する。そのためにも災害直後の対応、初回接触が大切である。医学的知識のない一般住民の援助者にも被災地での活動前に精神障害者を医療専門職につなげる簡単なマニュアルを配布し、オリエンテーションすることが必要である。

　また見守りを要する精神障害者はスクリーニングし、継続して見守りを実施することが重要であり、状況によっては、地域精神保健医療の従事者につなげる支援が治療継続の鍵と言える。心理的応急処置や医学的スクリーニングが必要な場合など、情報提供により早期に的確な治療につなぐことができる。現実情報と心理情報の提供は、ときには「心の相談」ホットラインの対応を求めることもあり、その場合は、速やかに相談できる環境づくりを行うことが大切である。

　二次的災害からの保護、住環境の整備、生活再建への展望、ストレスの軽減など日常生活が安定するまで継続的に支援することが医療専門職としての看護師が果たす重要な役割となる。

健康保険法による医療	災害救助法による医療
❖ 平常時・災害時（原則救助法適用地域） ❖ 保健医療機関で実施 ❖ 治療・健康管理（予防やリハビリ等も含む） ❖ 保険処方箋の発行（保険薬局） ❖ 保険料と自己負担（免税あり） ❖ 免税部分は健保組合に請求 ❖ 災害臨時特例補助金の対象	❖ 災害時（原則救助法適用地域） ❖ 原則救護班が救護所等で実施 ❖ 治療のみ（原則健康管理や予防・リハビリは対象以外） ❖ 災害処方箋の発行（指定の調剤所や移動薬局等） ❖ 救助事務費と実費（自治体へ請求）

図 4. 4　災害時に被災地で行われる医療

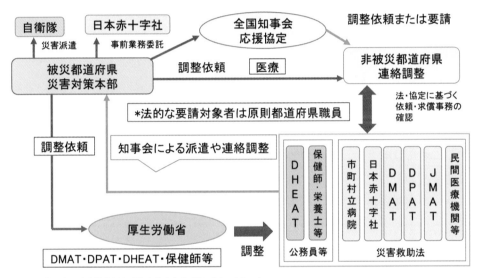

出典）内閣府政策統括官「災害救助事務取扱要領　令和 4 年」

図 4. 5　災害時保健医療の応援体制

2. 5　災害拠点病院の整備

　多発外傷、挫滅症候群、広範囲熱傷などの災害時に多発する重篤救急患者の救命医療を行うための高度の診療機能を有し、被災地からのとりあえずの重症傷病者の受入れ機能を有するとともに、DMAT 等の受入れ機能、傷病者等の受入れおよび搬出を行う広域搬送への対応機能、DMAT の派遣機能、地域の医療機関への応急用資器材の貸出し機能を有する病院が「**地域災害拠点病院**」であり、さらにそれらの機能を強化し、災害医療に関して都道府県の中心的な役割を果たす病院が「**基幹災害拠点病院**」である。**各都道府県**において、**表 4. 6** に示す指定要件を満たす災害拠点病院について**指定**が行なわれ、指定要件を満たさなくなった場合には指定は解除される。

「地域災害拠点病院」については原則として二次医療圏ごとに1カ所、「基幹災害拠点病院」については原則として都道府県ごとに1カ所が整備される。

表4.6　災害拠点病院の指定要件（運営体制）

1. 24時間緊急対応し、被災時に被災地内の傷病者を受入・搬入できる体制を有する
2. 災害時に受入拠点となり、傷病者の搬送や物資等の輸送を行える機能を有する
3. 災害派遣医療チーム（DMAT）を保有しており、その派遣体制を有する
4. 救急救命センター、または第二次救急医療機関である
5. 被災後に診療機能を早期回復できるよう、BCP（業務継続計画）を整備している
6. BCP（業務継続計画）に基づいて、被災を想定した研修・訓練を実施している
7. 第二次救急医療機関や医師会、医療関係団体と定期的な訓練を実施している
8. ヘリコプター搬送の際には、同乗する医師を派遣できる体制が望ましい

2.6 トリアージ

　トリアージとは、災害が発生した際に限られたリソースの中で最大限に効果を発揮することを目的とし、**治療や搬送の優先順位づけ**を行うことである。

　災害医療のトリアージでは、対象者を呼吸、循環、意識状態から、**赤：緊急治療群、黄：非緊急治療群、緑：処置群、黒：死亡群**の4つに分類し、治療や搬送の優先順位づけを行う。この区分上の死亡群では、死亡していない場合でも、医療資源がないために救命の可能性が著しく低い者も対象となる。

(1) 手順

　災害医療のトリアージ実施手順は、時間軸や事象によって異なるが、使用頻度の高いSTART（Simple Triage And Rapid Treatment）法を説明する（図4.6）。START法は比較的容易であるため、修練しやすく、多くの医療機関や災害現場で使用されている。通常、災害現場で行う一次トリアージ（振り分け）と患者を細かに診療し順を決める二次トリアージ（医療機関前等）を行う。待機中や搬送中に容態が変化したときにトリアージを行う。

(2) 記録と伝達

　現場で判断されたトリアージの情報はトリアージタグ（紙）を用い、記録と伝達が行われる。トリアージを行った者は、トリアージタグに短時間で必要な情報を記入し、その後に搬送される医療機関にて使用するカルテの一部となる。このタグに記載すべき主な項目は以下のとおりである。

❖年齢、性別、住所、電話番号など

❖傷病名

❖バイタルサイン（呼吸、脈拍、血圧、意識など）

❖搬送機関、医療機関

❖トリアージ実施場所、実施機関

❖トリアージ区分の記入（チェック）、トリアージ結果を残し、不必要な部分をちぎり捨てる

❖トリアージ時刻

　情報が記載されたトリアージタグは、トリアージが行われた被災者の**右手首**に装着される（右手首に装着できない際には、以下の優先順位で装着する：**左手首、右足首、左足首**）。トリアージを行った後に被災者の容態が変化した場合はトリアージタグの区分を変更し、変化した情報を記載する。

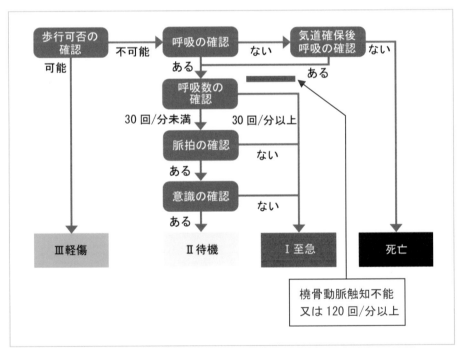

図 4.6　START（Simple Triage And Rapid Treatment）法

災害対策基本法

1. 制定の背景及び趣旨

　災害対策基本法は、昭和34年の伊勢湾台風を契機として昭和36年に制定された、我が国の災害対策関係法律の一般法である。

　この法律の制定以前は、災害の都度、関連法律が制定され、他法律との整合性について充分考慮されないままに作用していたため、防災行政は充分な効果をあげることができなかった。災害対策基本法は、このような防災体制の不備を改め、災害対策全体を体系化し、総合的かつ計画的な防災行政の整備及び推進を図ることを目的として制定されたものであり、阪神・淡路大震災後の平成7年には、その教訓を踏まえ、2度にわたり災害対策の強化を図るための改正が行われている。

　この法律は、国土並びに国民の生命、身体及び財産を災害から保護し、もって社会の秩序の維持と公共の福祉の確保に資するべく、様々な規定を置いている。

2. 法の概要

①防災に関する責務の明確化

　国、都道府県、市町村、指定公共機関及び指定地方公共機関には、各々、防災に関する計画を作成し、それを実施するとともに、相互に協力する等の責務があり、住民等についても、自発的な防災活動参加等の責務が規定されている。

②総合的防災行政の整備

　防災活動の組織化計画化を図るための総合調整機関として、国、都道府県市町村それぞれに中央防災会議、都道府県防災会議、市町村防災会議を設置することとされている。災害発生又はそのおそれがある場合には、総合的かつ有効に災害応急対策等を実施するため、都道府県又は市町村に災害対策本部を設置することとされている。非常災害発生の際には、国においても、非常（緊急）災害対策本部を設置し、的確かつ迅速な災害応急対策の実施のための総合調整等を行う。

③計画的防災行政の整備

　中央防災会議は、防災基本計画を作成し、防災に関する総合的かつ長期的な計画を定めるとともに、指定公共機関等が作成する防災業務計画及び都道府県防災会議等が作成する地域防災計画において重点をおくべき事項等を明らかにしている。

④災害対策の推進

　災害対策を災害予防、災害応急対策及び災害復旧という段階に分け、それぞれの段階毎に、各実施責任主体の果たすべき役割や権限が規定されている。具体的には、**防災訓練義務**、市町村長の警戒区域設定権、応急公用負担、災害時における交通の規制等についての規定が設けられている。

⑤激甚災害に対処する財政援助等

災害予防及び災害応急対策に関する費用の負担等については、原則として、実施責任者が負担するものとしながらも、特に激甚な災害については、地方公共団体に対する国の特別の財政援助、被災者に対する助成等を行うこととされている。これを受け、激甚災害に対処するための特別の財政援助等に関する法律（昭和 37 年法律第 150 号）が制定された。

⑥災害緊急事態に対する措置

国の経済及び社会の秩序の維持に重大な影響を及ぼす異常かつ激甚な災害が発生した場合には、内閣総理大臣は災害緊急事態の布告を発することができるものとされ、国会が閉会中等であっても、国の経済の秩序を維持し、公共の福祉を確保する緊急の必要がある場合には、内閣は金銭債務の支払いの延期等について政令をもって必要な措置をとることができるものとされている。

4．災害拠点病院の整備

多発外傷、挫滅症候群、広範囲熱傷等の災害時に多発する重篤救急患者の救命医療を行うための高度の診療機能を有し、被災地からのとりあえずの重症傷病者の受入れ機能を有するとともに、DMAT 等の受入れ機能、傷病者等の受入れ及び搬出を行う広域搬送への対応機能、DMAT の派遣機能、地域の医療機関への応急用資器材の貸出し機能を有する「地域災害拠点病院」を整備し、さらにそれらの機能を強化し、災害医療に関して 都道府県の中心的な役割を果たす「基幹災害拠点病院」を整備することが必要である。 各都道府県においては、別紙に示す指定要件を満たす災害拠点病院について指定を行い、指定要件を満たさなくなった場合には指定の解除を行うこと。なお、指定又は指定の解除を行った際には、速やかに当職まで報告されたいこと。また、災害拠点病院は、第一線の地域の医療機関を支援するものであるので、医師会等の医療関係団体の意見を聴き、応急用医療資器材の貸出し要件他を事前に決めておくこと。さらに、都道府県は、災害拠点病院の施設が被災することを想定して、近隣の広場を確保し、仮設の救護所等として使用する場合があることについて地域住民の理解を得ておくことが望ましいこと。

「地域災害拠点病院」については原則として二次医療圏ごとに 1 か所、「基幹災害拠点病院」については原則として都道府県ごとに 1 か所整備することが必要であること。

コラム
阪神・淡路大震災

　1995（平成7）年1月17日（火曜日）に兵庫県南部地震により発生した災害である。兵庫県淡路島北部、明石海峡を震源として、マグニチュード7.3の地震が兵庫県南部を中心に発生した。近畿圏の広域が大きな被害を受けた。特に震源に近い神戸市の市街地、兵庫区の被害は甚大で近代都市での災害として日本国内のみならず、世界中に衝撃を与えた。犠牲者は6,434人にも達し、第二次世界大戦後に発生した地震災害としては東日本大震災に次ぐ被害規模であった。戦後に発生した自然災害全体でも、東日本大震災が発生するまでは最悪のものであった。同年7月25日、激甚災害に対処するための特別財政支援等に関する法律に基づく激甚災害に指定された。

東日本大震災

　2011（平成23）年3月11日（金曜日）に東北地方太平洋沖地震により発生した災害およびこれに伴う福島第一原子力発電所事故に拠る災害である。宮城県牡鹿半島の東南東沖130 kmを震源として、マグニチュード9.0の地震が東北地方太平洋沖を中心に発生した。東日本各地での大きな揺れ、大津波・火災等により、東北地方を中心に12都道府県で2万2318名の死者・行方不明者が発生した（震災関連死を含む）。明治以降の日本の地震被害としては関東大震災、明治三陸地震に次ぐ3番目の規模の被害となった。発生時点において日本周辺における観測史上最大の地震である。カメラ付き携帯電話・スマートフォン等の普及で数々の映像や写真が克明に記録され、沿岸部の街を津波が襲来し破壊し尽くす様子や、福島第一原子力発電所におけるメルトダウン発生は、全世界に大きな衝撃を与えた。

章末問題

1　リエゾン精神看護の活動はどれか。
1.　行動制限の指示
2.　向精神薬の処方
3.　他科への転棟指示
4.　コンサルテーションへの対応　　　　　　　　　　　　　　　（第108回午後60問）

解説　（232～233頁参照）リエゾン（仏語）という言葉には、「つなぐ」「連携する」「橋渡しする」などの意味がある。内科や外科など精神科以外の身体科領域において、患者の心の問題だけでなく、家族・医療従事者に対しても精神的ケアやコンサルテーション、教育的支援などを行う看護領域である。

解答4

2 災害時における心のケアで適切なのはどれか。

1. 心のケアと身体のケアは切り離して考える。

2. 直接被害にあわなかった住民への心のケアはあまり必要がない。

3. 仮設住宅の入居者には要望があったときに行う。

4. 継続的な心のケアが必要である。 （第 105 回午後 59 問）

解説 わが国で災害時の心のケアの必要性が叫ばれるようになったきっかけは、1995（平成 7）年の阪神・淡路大震災である。2011（平成 23）年の東日本大震災による甚大な被害も、記憶に新しい。災害は一瞬にして大切な人命や住まいを奪い去り、幸いにして生きのびた人々も計り知れないほど大きな心の傷を背負って生きていかなければならない。災害の影響は長期化が予測されるので、心のケアに携わるスタッフは忍耐強く継続的にかかわっていく必要がある。 解答 4

3 災害医療について正しいのはどれか。

1. 災害拠点病院は市町村が指定する。

2. 医療計画の中に災害医療が含まれる。

3. 防災訓練は災害救助法に規定されている。

4. 災害派遣医療チーム（DMAT）は災害に関連した長期的な医療支援活動を担う。（第 107 回午前 67 問）

解説 1.（261 頁参照）災害拠点病院は、都道府県が指定する。 2.「医療法」第 30 条の 4 第 1 項に「都道府県は、基本方針に即して、かつ、地域の実情に応じて、当該都道府県における医療提供体制の確保を図るための計画（以下医療計画）を定めるものとする」とあり、さらに医療計画に含まれるものとして、同第 2 項 5 号に「災害時における医療」が明記されている。 3.（264 頁参照）防災訓練を含む災害対策に関する項目は、災害対策基本法④災害対策の推進に規定されている。 4.（259 頁参照）災害派遣医療チーム（DMAT）は、大規模災害や多傷病者が発生した事故などの現場に、急性期（おおむね 48 時間以内）に即応する目的で、機動性をもち専門的な訓練を受けた医療チームである。 解答 2

4 山村部で地震による家屋倒壊と死者が出た災害が発生し、3 週が経過した。避難所では、自宅の半壊や全壊の被害にあった高齢者を中心に 10 世帯が過ごしている。高齢者の心のケアとして最も適切なのはどれか。

1. 認知行動療法を行う。

2. 自分が助かったことを喜ぶように説明する。

3. 地震発生時の状況について詳しく聞き取る。

4. 長年親しんだものの喪失について話せる場をつくる。 （第 105 回午後 66 問）

解説 発災 3 週間目であり、心の反応としてはつらさや悲しみ、喪失感など、一旦抑えてきた感情がわきだし、頭痛や睡眠障害などの身体反応を呈しやすい反応期にある。これまで築いてきた家・財産などを失ったショックは、高齢者ではより大きい。また、新しい環境である避難所での生活に適応しにくく、孤立しがちであることから、喪失感を深めやすい。感情を吐露し、共有できる場や関係が築けるように配慮する。 解答 4

---

5 Aさん（75歳、男性）は、2型糖尿病で超速効型インスリンによる治療を行っている。災害に備えてAさんに指導する必要のあるのはどれか。

1. 開封したインスリンは1年間使用できる。

2. 使用しているインスリンの名称を正確に覚える。

3. 消毒薬の入手が難しい場合は消毒せずに注射してもよい。

4. 平常時と同じように非常時もインスリン注射は食前に行う。

（第105回午前66問）

解説　被災後も血糖コントロールを継続する必要があるが、かかりつけ医に受診できるとは限らない。また、かかりつけ医に受診しても診療録（カルテ）がない場合もある。インスリンの名称や使用量などを正確に覚えるよう指導する。また避難所の食事は炭水化物が多く、水分摂取量が減少する可能性が高く、高血糖に陥りやすい。消毒薬（アルコール綿）がなくても注射は行うよう指導する（日本糖尿病教育・看護学会：災害時の糖尿病看護マニュアル、p6、2013）　　　　　　　　　　　解答 2、3

---

6 災害急性期における精神障害者への看護師の対応で最も適切なのはどれか。

1. 名札の着用を指示する。

2. 災害の状況については説明しない。

3. 不眠が続いても一時的な変化と判断する。

4. 服薬している薬剤を中断しないように支援する。

（第104回午後74問）

解説　プライバシーを守りつつ、災害状況についての情報は、状況に応じて説明し安心につなげる必要がある。一時的な変化であっても、不眠の状態が悪化する可能性があるので、改善できるように対応することが必要で、できる限り服薬を中断しないように支援する。特に精神障害者の場合、災害による環境の変化でストレスを感じやすく、環境の変化に適応できるような対応を行う必要がある。　　解答 4

---

7 災害発生後、避難先の体育館で生活を始めた高齢者への対応で最も適切なのはどれか。

1. トイレに近い場所を確保する。

2. 持参薬を回収して被災者に分ける。

3. 区画された範囲内で過ごすよう促す。

4. 私語を控えて館内の静穏が保てるように指導する。

（第104回午後75問）

解説　1. 高齢者はトイレが近いため便所に近い場所を確保することは適切である。　　2. 薬は病状にあわせて調合されるので他者と分けて飲むことは危険である。　　3. 狭い場所に長時間居ることは健康上好ましくない。日中は広い場所で体を動かすように指導する。　　4. 場所柄、大声で話すことは控える必要があるが、他者とも交流からも度を過ぎない程度の会話は必要である。　　　　　　　　解答 1

---

8 災害発生後の時期と災害看護活動の組み合わせで最も適切なのはどれか。

1. 災害発生直後〜数時間―――――食中毒予防

2. 災害発生後3日〜1週―――――外傷後ストレス障害〈PTSD〉への対応

3. 災害発生後1週〜1カ月―――廃用症候群の予防

4. 災害発生後1か月以降―――――救命処置

（第104回午前75問）

解説 1. 災害発生直後〜数時間—救命処置 2. 災害発生後3日〜1週—食中毒予防 4. 災害発生後1カ月以降—外傷後ストレス障害〈PTSD〉への対応　　　　　　　　　　　　　　解答3

9 災害に関する記述で正しいのはどれか。
1. 災害時の要配慮者には高齢者が含まれる。
2. 人為的災害の被災範囲は局地災害にとどまる。
3. 複合災害は同じ地域で複数回災害が発生することである。
4. 発災直後に被災者診療を行う場では医療の供給が需要を上回る。　　　（第108回午前78問）

解説 1. 災害対策基本法において、「高齢者、障害者、乳幼児その他の特に配慮を要する者」との表記がある。 2. 人為的災害でも原発の事故などは局地災害とは言い難い広範囲な被害をもたらす。 3. 複合災害とは地震と津波のように異なる2つ以上の災害が同時に起こることである。 4. 発災直後に被災者診療を行う場では医療の需要が供給を上回る。　　　　　　解答1

10 朝9時に大規模地震が発生した。病棟の患者と職員の安全は確認できた。病棟内の壁や天井に破損はなかったが、病院は、停電によって自家発電装置が作動した。 病棟の看護師長が行う対応で適切なのはどれか。
1. 災害対策本部を設置する。
2. 災害時マニュアルを整備する。
3. 隣接する病棟に支援を要請する。
4. スタッフに避難経路の安全確認を指示する。　　　　　　　　　　　　　（第109回午後76問）

解説 1. 災害対策本部の設置は、災害時マニュアルに定められた本部長（通常は院長）が行う。 2. 災害時マニュアルの整備は平時に行う。 3. 支援の要請前に全病棟の状況を点検する。　　　解答4

11 大規模災害発生後2カ月が経過し、応急仮設住宅で生活を始めた被災地の住民に出現する可能性が高い健康問題はどれか。
1. 慢性疾患の悪化
2. 消化器感染症の発症
3. 深部静脈血栓症（deep vein thrombosis）の発症
4. 急性ストレス障害 （acute stress disorder）の発症　　　　　　　　（第110回午前71問）

解説 1. 発災後2カ月頃から仮設住宅の生活環境の悪さから慢性疾患が悪化する傾向にある。 2. 消化器感染症は、災害発生後3日〜1週間位の避難所生活で感染の可能性が高くなる。 3. 深部静脈血栓症は、車中での寝泊りや狭い室内での生活で発症のリスクが高くなる。 4. 急性ストレス障害は、発災後1週間〜1カ月に発症する可能性が高い。　　　　　　　　　解答1

12 災害派遣精神医療チーム〈DPAT〉で正しいのはどれか。

1. 厚生労働省が組織する。

2. 被災地域の精神科医療機関と連携する。

3. 発災1カ月後に最初のチームを派遣する。

4. 派遣チームの食事は被災自治体が用意する。

（第109回午前64問）

解説　（258頁参照）1. DPATは都道府県および政令指定都市によって組織される。　2. 被災地域の精神科医療機関と連携する役割がある。　3. 発災後48時間以内に、DPAT先遣隊の派遣が位置づけられる。　4. 災害派遣チームは自己完結型の活動チームで、移動、食事、通信、宿泊などは自ら確保し、自立活動をする。　　　解答 2

13 災害時のトリアージで正しいのはどれか。

1. トリアージタッグは衣服に装着する。

2. 治療優先度の高さはトリアージ区分のⅠ、Ⅱ、Ⅲの順である。

3. トリアージの判定は患者の到着時および到着後30分の2回行う。

4. 最優先に治療を必要とする者には、黄色のトリアージタッグを装着する。　（第110回午後71問）

解説　（262～263頁参照）1. トリアージタッグは原則右手首に装着するが、それが出来ない場合には、左手首、右足首、左足首の優先順位で装着する。　2. Ⅰ.赤（最優先・要緊急治療）、Ⅱ.黄（待機・非緊急治療）、Ⅲ.緑（軽症・救急搬送不要）の順である。なお、死亡は黒色である。　3. 時間経過による変更ではなく、被災者の容態が変化した時にトリアージタッグの区分を変更する。　4. 最優先者は、Ⅰ.赤色のトリアージタッグを装着する。　　　　　　　　　　　　　　　　　　　　　　　　　　　　　　　解答 2

14 災害拠点病院の説明で正しいのはどれか。

1. 国が指定する。

2. 災害発生時に指定される。

3. 広域搬送の体制を備えている。

4. 地域災害拠点病院は各都道府県に1カ所設置される。

（第111回午後75問）

解説　（261～262頁及び264頁災害対策基本法参照）1. 災害拠点病院は都道府県が指定する。　2. 災害発生時に緊急対応するために平時に指定される。　3. 災害対策基本法の「災害拠点病院の整備」の項目に規定されている。　4. 地域災害拠点病院は、二次医療圏ごとに原則1カ所の設置が規定されている。　　　解答 3

15 災害時の医療を支える体制で正しいのはどれか。

1. 地域災害拠点病院は市町村が指定する。

2. 災害対策基本法に防災計画の作成が規定されている。

3. トリアージは救命困難な患者の治療を優先するために行う。

4. 災害医療派遣チーム（DMAT）は被災地域の精神科医療および精神保健活動を専門的に行う。

（第112回　午後71問）

解説　1.（261〜262頁参照）災害拠点病院は都道府県知事が指定する。　2.（264頁③参照）災害対策基本法に規定されている。　3.（262頁参照）トリアージとは、災害が発生した際に限られたリソースの中で最大限に効果を発揮することを目的とし、治療や搬送の優先順位づけを行うことである。4.（258頁参照）災害急性期に活動できる機動性をもったトレーニングを受けた医療チームであり、災害現場での救命処置を担う。　　　　　　　　　　　　　　　　　　　　　　　　　　　　　　　　解答2

16　大規模災害が発生し、被災した住民は自治体が設置した避難所に集まり避難生活を始めた。発災3日、自治体から派遣された看護師は避難所の片隅で涙ぐんでいるAさんへのかかわりを始めた。Aさんは「悲しい気持ちが止まりません」と話している。

このときのAさんへの看護師の発言で適切なのはどれか。

1.「災害以外のことを何か考えましょう」

2.「あなたの悲しい気持ちは乗り越えられるものですよ」

3.「悲しい気持ちが止まらないのは異常なことではないですよ」

4.「みんなが大変なのですからAさんも元気を出してください」　　　　　（第112回午後62問）

解説　3.　災害時の急性期（直後〜数日）のこころのケアのポイントとして重要な点は「支持的態度」である。被災者の状態をそのまま 受け入れ、こちらから指示を出さないことが大切 。被災者の価値観を尊重し肯定的にかかわる。相手のペースに合わせ、ひたすら聴く、うなづく、相手の感情に寄り添うように配慮する。感情をあるがままに受け止め、途中で話を妨げない。安心感を抱いてもらえるよう努める。無理に聞きだしたりせず、安易な励ましや助言をしないよう配慮することが大切。　　　　　解答3

引用・参考文献

1.1

1)　資格認定制度｜日本看護協会 》専門看護師（nurse. or. jp）

2)　https://nintei. nurse. or. jp/nursing/qualification/cns（2022年9月最終閲覧）

3)　野末聖香編　リエゾン精神看護　医歯薬出版

4)　川名典子；がん患者のメンタルケア　南江堂、2014、

5)　山脇成人（編）；リエゾン精神医学とその治療学、P3〜10、中山書店、2009

6)　野末聖香編　リエゾン精神看護　医歯薬出版

7)　野末聖香編　リエゾン精神看護　医歯薬出版 p5

8)　チーム医療の推進に関する検討会｜厚生労働省（mhlw. go. jp）　2022年9月最終閲覧

9)　平成24年度診療報酬改定について（mhlw. go. jp）2022年9月最終閲覧

10)　pn J Gen Hosp Psychiatry（JGHP）Copyright © 2013 by The Japanese Society of General Hospital Psychiatry Vol. 25, No. 1 Printed in Japan 総説 特集 精神科リエゾンチームの実践と課題 Overview 精神科リエゾンチーム医療の現状と課題 吉邨 善孝　桐山啓一郎　藤原修一郎

11)　野末聖香編　リエゾン精神看護　医歯薬出版

12)　第63回がん対策推進協議会（議事録）（2016年12月21日）（mhlw. go. jp）
2022年9月最終閲覧

13)　厚生労働省　第2回医療計画等に関する検討会　資料2（平成28年6月15日）
https://www.mhlw.go.jp/file/05-Shingikai-10801000-Iseikyoku-Soumuka/0000127304.pdf（2022年9月最終閲覧）

14)　川名典子；がん患者のメンタルケア　p31〜32、改変　南江堂　2014、

15) 野末聖香編　リエゾン精神看護　医歯薬出版

1.2

1) 日本サイコオンコロジー学会、日本サポーティブケア学会編集　がん患者におけるせん妄ガイドライン, P10, 2019 年版　金原出版.

2) 酒井郁子他編　せん妄のスタンダードケア Q&A100, 南江堂, 2014.

3) National Institute for Health and Care Excellence(NICE) : Delirium : prevention, diagnosis and management(CG103). 2010 https://www.nice.org.uk/guidance/cg103/ (2022 年 9 月最終閲覧)

4) 本テキスト　認知行動療法の項目参照

5) Winnicott, D.W. (1960). The Maturational Processes and the Facilitating Environment. London : Hogarth Press. 牛島定信 (訳). 情緒発達の精神分析理論. 岩崎学術 出版社 (1977), P32〜49,

6) 同. P255〜272

7) Hildegard E. Peplau, ; Interpersonal relations in nursing ‐ a conceptual frame of reference for psychodynamic nursing 、稲田八重子 [ほか] 訳, ペプロウ人間関係の看護論、医学書院、1973

8) 平成 27−29 年度厚生労働省科学研究費補助金がん対策推進総合研究事業　「総合的な思春期・若年成人（AYA）世代のがん対策の在り方に関する研究」　班編：医療従事者が知っておきたい AYA 世代がんサポートガイド, 2018, 金原出版.

2.1

1) 小島操子：看護における危機理論・危機介入　改訂 2 版、金芳堂、2009

2) Caplan G(1968), 加藤正明監訳、山本和郎訳：地域精神衛生の理論と実際、医学書院、1977

3) パトリシア・アンダーウッド：サバイバー・ギルト：災害後の人々の心を理解するために、日本災害看護学会別刷第 7 巻第 2 号、2005

4) 金　吉晴：災害時地域精神保健医療活動ガイドライン、平成 13 年厚生科学研究費補助金（厚生科学特別研究事業）、2003

4) 太刀川弘和：災害派遣精神医療チーム（DPAT）と地域精神保健システムの連携手法に関する研究、厚生労働科学研究費補助金（障害者政策総合研究事業）、2021

5) 内閣府政策統括官（防災担当）：災害救助事務取扱要領. 令和 4 年
(https://www.bousai.go.jp/oyakudachi/pdf/kyuujo_bl.pdf) (2023 年 3 月閲覧)

6) 坂本　昇：災害と法律（保健医療）、災害医療 Vol.40. No.12：12-15、2022

7) Ayumi Nishigami, Aiko Yamamoto, Masumi Murakami el: Evaluation the use of the disaster preparedness scale for nursing in Japan, Health Emergency and Disaster Nursing 9:74-94, 2022

8) 横山恵子：精神障害者家族のストレスとピアサポート、ストレス科学 37 (1) : 1-10、2022

9) 千葉理恵：精神疾患をもつ人のセルフケアとリカバリー、PAS セルフケアセラピー看護学会誌 Vol3:52-55, 2021

10) 國井修（編）：災害時の公衆衛生-私たちにできること‐、南山堂、2012

11) E.C., Watson, P.J., &Friedman, M.J.: Inteventions Following Mass Violence and Ditcuie, Disasters: Strategies for Mental Health Practice. New York, NY:Guilford Press. 、2006

12) Syouichi Katada, Toshiro Makino, Kunihiro Mashiko, Yuko Katada: First Aid and Nursing Economy Class Syndrome、Emergency Nursing Vol.15, No.12, 68-73, 2002

13) Yuko Katada, Mayumi Stustumi: Characteristics of Nursing Practices of chronic disease certified nurse specialists centered on literature review, The Medical Journal of Ibaraki Prefectural Hospital, Vol.39, No.129-41, 2022

14) Yuko Katada, Mayumi Stustumi: Realities and characteristics of benefit-finding during recovery in patients with type 2 diabetes mellitus, The Medical Journal of Ibaraki Prefectural Hospitals Vol.37, No.1 21-30, 2020

15) Yuko Katada, Kikuyo Koitabashi, Syouichi Tomono, Michiyo Oka: Impact of concomitant relaxation technique intervention on medical and health behaviors in patients treated for type 2 diabetes mellitus, Kitakanto Medical Journal 64(2)135-148, 2014

自立への支援

第5章

1　精神障害者が地域で暮らすということ

　1950年代にデンマークのN.E.バンク-ミケルセン（N.E.Bank-Mikkelsem）は、施設に収容されている知的障害者（児）の実態に心を痛め、「**ノーマライゼーション**」という考え方を提唱した。「ノーマライゼーション」とは、**障害のある人もない人も、ともに支え合いながら地域で生活をしていく**という考え方である。

　精神障害者も、地域社会の一員として、自分らしい生活を送る権利をもっている。精神科病院に入院している状況は、精神障害者の本来の姿とは言い難い。彼らも地域社会の中で尊重され、支えられながら、自分らしい生活を送る権利がある。その実現には、適切な支援や環境が提供されることが重要である。

　従来、日本の精神科医療は入院治療に重点を置いており、「入院医療中心」と言われていた。精神科病床は次第に減少し（現在は約32万床）、患者の平均在院日数も約9カ月と2000年時点から2カ月ほど短くなっている。しかし、国際的に見ると、日本の精神科病床数（人口1,000人当たり）は非常に多く、患者の平均入院期間も長い（詳細は概論第4章7.3参照）。

　第3章では、臨床における精神科看護について、詳細に説明されている。精神科看護師が、臨床で患者の回復に大きな役割を果たしていることは言うまでもない。しかし、精神障害者が地域生活へ移行・継続するためには、精神科看護師は、臨床の場だけでなく、患者の退院促進や地域で生活する精神障害者への支援においても、その活躍が大いに期待される。

　2017（平成29）年の「これからの精神保健医療福祉のあり方に関する検討会」報告書では、「地域生活中心」という理念を基軸とし、精神障害者の地域移行を進めるために「**精神障害にも対応した地域包括ケアシステム**」の構築を目指すことが明確にされた。

　2021（令和3）年には、より具体的な取り組みが検討され、ケアシステム実現に向けて、一層の推進が示された。現時点で、精神科医療は、「入院医療中心から地域生活中心へ」という理念の実現には至っていないが、今後、精神科看護ケアは、地域において、精神障害者に展開していくことが求められるだろう。

　心の病を発症すると、本人も家族も大変な苦難を強いられることも多く、地域生活を送る中でさまざまな「生活のしづらさ」に直面する。私たちの意識のな中には、依然として障害者に対する無知や無関心、偏見や差別などが「心のバリア」となって存在している。なかでも、精神障害者は何をするかわからない、怖いというイメ

ージをもつ人が少なくない。精神科看護師は、精神障害者が心の病を再燃せず、周囲の人々とよい関係を築いていく支援を行う。そのために、疾患に対するアプローチに加え、精神障害者の自立支援に活用できる医療福祉制度、インフォーマルなサービスを熟知しておくことが必要である。

1.1 精神障害者の生活の場に出向く：アウトリーチ

アウトリーチとは、対象者が訪れるのを待つのではなく、こちらから対象者のもとに出向くアプローチをいう。

精神科訪問看護や、ACT（Assertive Community Treatment：包括型地域生活支援プログラム）は、アウトリーチを基本とする援助方法である。地域で生活する精神障害者にとって、アウトリーチによる支援は症状悪化の早期発見や怠薬防止により、再入院を防ぐことに役立つ。また、精神障害者が病院とは異なり、心を開いて相談ができる点でも、意義のあるアプローチである。

精神障害者の自宅に出向くことは、対象者の生活を把握でき、そこから、医療だけではない対象者のニーズを汲み取り、より本人のニーズに沿った支援につなげることができる。受診や入院では見ることのできない日常の本人に出会うことで、受診を拒否する理由や薬を飲まない要因も探ることもでき、病状の悪化を防ぐことにつながる。また、定期的に看護師などの医療者が自宅に出向くことで、日常生活での些細なことにも相談にのることができ、本人にとっても、家族にとっても大変力強い支えになる。

ACT は、重い精神障害をもった人へのアウトリーチ型支援である。精神障害者の中には、病識が欠如して怠薬を起こしたり服薬を拒否する人も多い。服薬中断によって急性症状が再燃すると、他害行為や自傷行為など、本人・家族だけでなく周囲の人々にも迷惑が及ぶことがある。このような場合、精神科を受診させることは非常に困難であるが、ACT の支援チームには、精神科医師が加わることが多く、在宅治療が可能なことも利点である。

1.2 精神障害にも対応した地域包括ケアシステム

「精神障害にも対応した地域包括ケアシステム（図 5.1）」とは、精神障害のある人が、地域の一員として、安心して自分らしい暮らしができるよう、地域の中で必要な支援（サービス）が一体的に受けられるような仕組みをいう。具体的には、おおむね 30 分以内にサービスが提供される日常生活圏域（中学校区域程度）の中に、**医療、障害福祉・介護、社会参加、住まい、地域の助け合い、教育等のサービスが、**

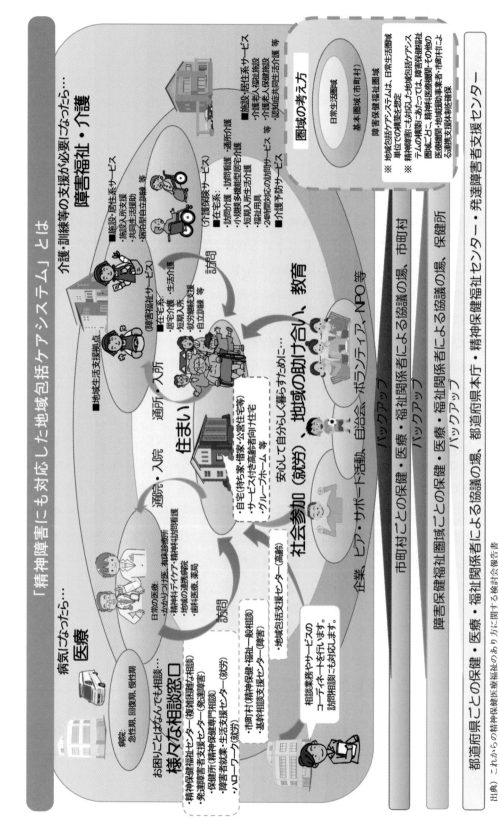

図 5.1　精神障害にも対応した地域包括ケアシステムの構築（イメージ）

出典）これからの精神保健医療福祉のあり方に関する検討会報告書

包括的に確保された仕組み（システム）のことである。「包括的に」とは、その人が必要とするサービスがすべてまとまって（調整されて）提供できることをいう。

　精神障害者が地域での生活を継続するためには、まず、安心して生活できる住まいが必要である。そして、生活圏の中で受診が継続できなければいけない。また、他者とのかかわりや自己実現、生きがいをもつために、社会参加や教育を受ける機会が必要である。精神障害にも対応した地域包括ケアシステムを構築するには、地域の中に前述したさまざまなサービスを確保するだけでなく、サービス提供機関同士が互いに協力できるつながり（連携）も重要であるため、現在、都道府県や地方自治体において、保健医療サービスの確保や連携づくりが推進されている。

1.3　対応困難事例に関する行政との連携

　地域には、治療拒否や治療中断により精神症状が悪化しているにもかかわらず、受診させることが難しい事例やゴミ屋敷から大声をあげているが精神症状の有無が不確かな事例など、対応困難とよばれる事例が多く存在する。このような事例に対して保健所や市役所へ家族や近隣者、医療関係者、福祉施設、警察などさまざまな方面から相談が持ち込まれる。対応困難事例と言われる者の中には、精神科医療を必要とする統合失調症やうつ病、発達障害や認知症などを抱えている者が少なくない。行政機関に所属する保健師などの専門職は、精神症状を疑う言動・行動の有無やその程度などを正確に把握しながら、相談者との間に支援可能な関係性を構築していく。

　対応困難事例の多くは、問題が長期化し、相談者が悩み抜いたうえで行政の窓口に訪れるため、一度の相談で問題解決に至ることは少ない。加えて、過去のつらい治療経験、家族関係や経済の問題など、問題の背景に複雑な要因が絡み合っている事例がほとんどで継続した支援が必要となる。しかし、専門職単独では支援を継続しても問題解決に至ることは難しい場合が多く、行政の福祉部門や医療機関、地域の医療福祉サービス機関等の協力が必要になる。なかでも、医療機関の協力は、対応困難事例の問題解決に不可欠である。精神科病院への受診や入院など医療とつながることは、症状の改善や生活を立て直すきっかけとなることが多い。医療機関は地域の社会資源のひとつとして、行政機関とともに対応困難事例にかかわっていくことが求められている。

　対応困難事例は、行政に持ち込まれる場合だけでなく、医療機関や訪問看護ステーションがかかわっている場合も多い。精神科デイケアや精神科訪問看護で繰り返しトラブルを起こす患者の事例、精神障害者の治療継続や退院を拒否する家族の事

例、医療保護入院が必要な場合に入院を拒否する家族の事例などさまざまである。このような事例においては、医療機関と行政機関がともにかかわっていくことが必要になる。そのためには、医療機関や行政機関それぞれが、自分の機関内だけで対応するのではなく、立場の異なる複数の機関で互いの経験を共有し、連携をとりながら、多方面からアプローチしていくことが求められる。

　必要なときに、タイムリーに機能するためには、精神科看護師は地域支援システムを担う一員として、地域の支援機関や支援者と良好な連携関係を構築し、地域ケアシステムづくりに主体的に参画していくことが望まれる。

2 精神保健医療福祉に関する社会資源の活用と調整

2.1 精神障害者の自立を支える保健医療福祉サービスと社会資源

　精神障害は「生活のしづらさ」の障害であるといわれるように、精神障害者が地域で生活していくうえでは、多様な困難が存在する。「生活のしづらさ」をできるだけ取り除き、精神障害者が地域の中で、質の高いQOLを実現しながら、自立した生活を送るためには、さまざまな支援が必要となる。

　精神障害者の自立を支える支援には、フォーマル・インフォーマルな制度やサービス、患者同士で集まるセルフヘルプグループのような社会資源がある。公的な医療福祉制度には、医療的なサービスと福祉的なサービスの二つがある。

　医療的なサービスは、医療保険によって提供されており、精神科病院などへの通所型リハビリテーションである精神科デイケア・ナイトケアや精神科訪問看護がある。訪問看護は、医療保険によるものと介護保険によるものがあるが、65歳未満の精神障害者の場合は、精神科訪問看護（医療保険適応）が利用できる場合が多い。認知症などの患者については、介護保険による訪問看護が提供される。

　また、医療的なサービスに伴う自己負担は、障害者総合支援法に基づく自立支援医療（精神通院医療）の適応により、自己負担額が軽減・免除される（＊所得制限あり）。

　生活を支援する福祉的なサービスの多くは、障害者総合支援法による自立支援給付によるサービスである。福祉的なサービスには、居宅介護（ホームヘルプサービス）や福祉的な就労である就労継続支援A型・B型などがある。

　自立支援給付を申請するためには、精神障害者保健福祉手帳の交付を受けることが必要である。精神障害者保健福祉手帳の交付は、精神保健福祉法に基づく制度である。

(1) 精神科デイケア、精神科ナイトケアとは

精神科デイケアとは、精神科病院や精神科診療所が開設している通所型リハビリテーションのことである。日本では、1958（昭和33）年に開始され、1974（昭和49）年に診療報酬化された。精神科医、看護師、作業療法士、精神保健福祉士、臨床心理士などの専門職の支援を受けながら、利用者同士交流し、プログラムに沿って、1日6時間程度日中活動を行う。

一方、精神科ナイトケアとは、夕方から夜の時間帯にかけて1日4時間程度実施される。日中は仕事や学校、または就労支援施設などに通う精神障害者が、一日の身体的・精神的疲れを癒しリラックスした時間を過ごし、専門職の支援を受ける場として利用する。

その他に、精神科の通所型リハビリテーション施設とし、利用者の目的に応じて、1日3時間程度活動するショートケアや、朝から夜まで10時間程度活動するデイナイトケアなどがある。

1) 精神科デイケアの目的

生活リズムの維持・調整、精神症状の再燃・入院の防止、社会機能の回復、社会参加の促進など、デイケアを利用する人の状態やニーズによってさまざまである。近年では、デイケアの多様化が進み、依存症や摂食障害、発達障害など、疾患や障害に応じたデイケア、復職を目的としたリワークデイケアなど、利用者のニーズに応じた支援が行われている。

2) 精神科デイケアの活動

精神科デイケアにおける活動は、集団の構成員による相互作用を通して、各自の自己表現・自己洞察を促すグループ活動が基本であり、以下のようにリハビリテーション課題に則した多様な側面がある。

❖ 手工芸や工作、絵画、音楽などの活動を通して集中力、自己表現や手技の巧緻性を養う場
❖ 自主活動、自由活動などを通して利用者が主体的に集団の運営を主導する場
❖ スポーツやダンスなどの身体的活動を通して他者とのかかわり、体力づくりを行う場
❖ お花見やクリスマス会などの季節のイベントを通して、仲間との交流が深まる場
❖ ソーシャルスキル・トレーニング（SST）や心理教育などを通して、協調性の獲得や対人関係の練習、精神疾患の特徴や治療法、症状の対処法を知り、自分の障害との付き合い方を学習する場

また、集団で行われるリハビリテーション活動の展開とともに、個別的なケアも

並行して行われている。利用者に応じた日常生活の援助の他に、その時々の状態に応じた薬剤処方の調整、服薬の介助・指導、認知行動療法など、利用者の必要性に応じてデイケアでの活動内容は工夫されている。

3）精神科デイケアにおける看護の役割

　精神科デイケアでは多職種のスタッフが利用者にかかわるが、それぞれの職種に捉われずに行わなければならない役割と、各職種の独自性をわきまえたうえで役割分担しなければならない事柄が複雑に絡み合った中で、精神科デイケアのスタッフは協力して業務を遂行している（表5.1）。

表5.1　デイケアにおけるかかわり

	導入期	定着期～回復期		終了期
具体的なかかわり	電話利用相談 見学案内 インテーク面接 オリエンテーション メンバーへの紹介 グループへの導入	電話相談 週間プログラム活動参加 行事プログラム活動参加 治療介助（服薬・注射） 身体的健康管理 家族相談会 評価カンファレンス	日常生活相談 個別面接 運営に関する会議 薬物療法の調整 外来主治医との連絡調整 社会復帰施設見学 スタッフミーティング	他機関連絡・調整 本人・家族面接 アフターケア対応 外来の継続 心理的サポート
かかわりの視点	モチベーションの喚起 不安の除去 仮のゴール設定 信頼関係の形成	集団適応の確認 対人交流の展開 ストレス・マネジメント 日常生活能力の把握 社会生活技能向上 精神症状の改善 機能レベル障害の評価	社会資源利用の査定 現実的な目標設定 危機介入 集団内役割の遂行 心理教育的アプローチ エンパワメント 活動レベル障害の評価	地域での生活支援 就労稼動能力の査定 自立への支援 ケアマネジメント ピア・サポート 参加レベル障害の評価

出典）「精神科リハビリテーション看護」p.132　一部改変　中山書店　2004

　看護師は、利用者のデイケア導入におけるインテーク面接から、プログラムの運営、患者・家族の相談面接、危機的状況への対応など、デイケアでの業務全般に関与していく必要がある。

　精神科デイケアにおける、看護本来の「診療の補助」と「療養上の世話」の役割について、看護師には、服薬の援助や健康チェック、精神状態の観察などの「診療の補助」の援助を行い、利用者と活動をともにしてプログラムを遂行しながら利用者の反応を観察し、プログラムの効果を評価し、スタッフ相互の意見を反映し合いながら「療養上の世話」を行うという役割がある。

　一方で、精神科デイケアでは利用者の生活全般における相談援助の機能が大きい。グループを基本としたプログラム活動への援助には、個別ケースへの援助と信頼関係がセットになって存在している。利用者は精神科デイケア内での対人関係上の問題、症状に対する不安や焦燥感、家族との葛藤、医療職に対する不満や不信など、さまざまな課題を抱えることがある。グループ活動の場面でこれらの課題解決が図

られることも少なくないが、看護師は患者とコミュニケーションをとりながら、日常生活上の困りごとの相談にあたり、症状の訴えを聴取しながら対応を判断している。このような個別相談が利用者にとってのリハビリテーション課題と目標の設定に有効に機能することも多く、精神障害者の地域での生活を支えるうえで、常に相談援助にあたる看護師が身近にいることの意味は大きい。

(2) 精神科訪問看護とは

精神疾患を有する人とその家族を対象とした在宅看護として、精神科訪問看護がある。精神科訪問看護は、精神科を標榜する病院や診療所、訪問看護ステーションに所属する保健師、看護師、作業療法士、精神保健福祉士などが自宅で療養する利用者やその家族を訪問し、利用者の同意や要望に基づいて必要な支援を提供するものである。どの職種も利用者のリカバリーを支援するという目的に向かって役割を果たすことが原則であるが、表5.2のようにその職種の特徴によって役割の違いがある。

表5.2 訪問看護者の職種および役割

職　種	役　　割
看護師・保健師	身体合併症を含めた疾病管理、家族の健康管理、生活支援・子育て支援など
作業療法士	作業能力や生活能力の評価に基づいた生活援助など
精神保健福祉士	各保健福祉サービスの利用や調整など

出典)「精神科リハビリテーション看護」p.132 一部改変 中山書店 2004

精神科訪問看護の対象は、「精神障害を有する者、またはその家族等」と規定されており、外来通院や就労支援事業所や地域活動支援センターでの活動、または一般就労している人であっても訪問看護の必要がある人には精神科訪問看護を提供する。精神科訪問看護では、精神科を標榜する保険医療機関の主治医が発行する「**精神訪問看護指示書**」に記載された、「留意事項及び指示事項」に基づいて看護計画の立案、実践、評価を行う。「留意事項及び指示事項」には、生活リズムの確立、家事能力・社会技能の獲得、対人関係の改善、薬物療法継続への援助、身体合併症の発症・悪化の防止などの項目がある。

1) 精神科訪問看護の種類
(i) 退院前訪問

入院期間が3カ月を超えると見込まれる者の退院に先立って、対象者の家やグループホーム、精神障害者社会復帰施設などに訪問し、本人や家族と退院に伴う不安の軽減や再発予防についての指導が重要になる。

（ⅱ）自宅療養者への訪問

　自宅療養中の人の自宅を訪れ、対象者やその家族に対して個別に看護、または療養上必要な指導を行う。ここでは、病状悪化の早期発見と生活援助が中心となる。生活援助については、家庭内における生活援助だけでなく、デイケアや就労支援施設、地域生活支援センターの利用者などへの援助も行なわれている。

2）精神科訪問看護における看護師の機能

　高齢化が進行し、精神疾患と身体疾患を併せ持ちながら自宅で療養する人も増えており、医療と介護の連続性は強化されてきている。精神科訪問看護にかかわる専門職者には「精神医療」としての機能、「在宅医療」としての機能、さらに「地域医療保健福祉」の包括的なシステムにおける位置づけの中で主導的に実践していく姿勢が求められている。

3）精神科訪問看護の役割と実践

　精神科訪問看護の目的は、精神障害をもつ人自身がしたいことや夢を実現できるように必要なサポートを提供することである。利用者のリカバリーの感覚を重視し、利用者の言葉で表現された夢や目標に向かって、利用者の強みに注目し、利用者を力づける役割が重要となる。

　図 5.2 で示すように、精神科訪問看護師によるケアは提供の仕方に特徴がある。具体的援助の割合では、「力づける援助」以外は比較的少なく、相談・助言・情報提供による支援と、観察・アセスメントのみの場合が多い。精神疾患患者は、身体機能の低下により生活行動ができないというより、物事に集中できなかったり、意欲が継続しない場合もあり、看護師が声をかけたり、一緒に行動しながら支援することが必要になる。

　精神科訪問看護師は次のような実践を行っている。

（ⅰ）病状の把握および支援

　利用者の幻覚・幻聴、妄想などの精神症状や身体合併症などを把握し、病状悪化の早期発見に努めることが最重要である。さらに、薬物療法の効果を査定し、薬物の副作用などにより拒薬や受診拒否などがみられている場合には、利用者の気持ちに寄り添ったうえで、服薬や受診の必要性について説明し、状況に応じて主治医にその調整を依頼するなどの対応が必要になる。

（ⅱ）生活状況の把握および支援

　精神障害者への訪問では、生活状況の把握が病状悪化を判断する重要な鍵となる。そのため、生活リズムや服薬状況、睡眠や食事、部屋の整頓、入浴、身だしなみなどのセルフケアの状況、金銭管理や外出の様子、対人関係の状況などを把握するこ

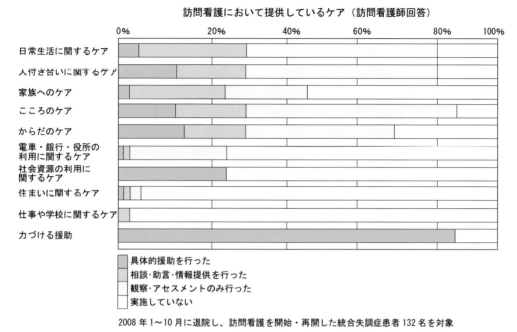

訪問看護において提供しているケア（訪問看護師回答）

2008年1〜10月に退院し、訪問看護を開始・再開した統合失調症患者132名を対象

出典）「精神科訪問看護テキスト」p.17 一部改変 中央法規 2020

図 5.2 統合失調症の患者を対象に精神科訪問看護で実施したケア内容

とが必要である。また、利用者のこれまでの生活様式を尊重しながら、利用者とともに家事を行うなどのかかわりを通して、利用者のセルフケア能力を高めることも訪問看護の重要な役割である。このような生活支援は、利用者や家族との間に信頼関係を築くための有効な手段にもなる。

　また、利用者の日常生活が少しずつ拡大されるように、利用者の年齢や価値観、ライフスタイルを尊重しながら、本人がもっている力が発揮できるような社会資源の利用を検討することも重要である。一方、日常生活が拡大していかない場合であっても、維持できていること、悪化が緩やかであること、意思決定や優先順位について考えられるようになったことなど、利用者の日々の努力や工夫を支持し、日常生活の状況について肯定的に評価し、利用者が日常生活に対し意欲を持ち続けられるような支援が大切である。

（iii）セルフケア能力が向上するための知識の提供

　利用者に思考障害や知覚障害、気分障害、行動の障害などによる症状があっても、その症状に影響されずにセルフケア行動ができて、社会生活に支障が生じないためには、利用者が自分の症状とうまく付き合い、症状をコントロールできるようにセルフケア能力を高めることが必要になる。利用者が実際の生活の中でどのような事に困難が生じているのか、抱えている困難や要望に着目して、対応策を知識として

提供することが求められる。その際には、利用者の理解力に応じた方法で、具体的な援助を行うことが重要である。幻聴や妄想などの精神症状への対処の仕方や、利用者が服用している薬剤の種類、用法、用量、作用、副作用などの服薬管理について、利用者自らが取り組める力を身につけられるような教育的な支援も重要になる。

（ⅳ）身体状態のアセスメント

加齢や薬物治療による影響などから、利用者には、身体疾患を併せ持つ可能性があることを常に意識して全身状態をアセスメントする必要がある。利用者が身体症状を訴える場合は、それが精神状態の悪化の徴候である可能性も含めて、多面的にアセスメントしていくことが重要である。また、利用者の訴えをもたなくても、定期的にモニタリングシートなどを用いて身体の状態について把握するなどの方策が必要になる。

身体の状態に異常の徴候がある場合は、利用者や家族と身体症状に応じた診療科の受診について話し合い、精神科の主治医をはじめとする関係者と速やかに連携する。利用者が一般診療科に通院している際には、通院の状況について把握し、治療上の諸注意や服薬などがどのように実践されているのか情報収集し、利用者の精神状態とあわせてアセスメントする。

（ⅴ）自殺や暴力のリスクを考慮する

利用者が「消えてしまいたい」「死にたい」「死ぬしかない」などの言動で表出していないからといって、自殺のリスクがないとは言い切れない。利用者の中に希死念慮が潜在して進行している可能性もある。利用者を支援する人が、利用者の自殺リスクの高まりに気づくのが早期であればある程、その対応の選択肢も広がる。訪問看護師は、利用者の中に希死念慮が潜在している可能性があることを常に念頭におきながら、自殺のリスクをアセスメントし、具体的な危機対応について想定しておく必要がある。

また、利用者と家族の間の葛藤や緊張が高まった際に、家族内での暴力に発展する可能性もある。訪問看護では、利用者と家族を取り巻く暴力の可能性についても危機意識をもち、その徴候がみられた際には、訪問看護のみで抱え込むことなく、他機関を含め多職種による介入で取り組む対応が効果的である。

（ⅵ）家族への支援

精神障害者の家族は、利用者自身のセルフケア能力の低下のために、多くの生活援助を求められる。また、長期間の介護に疲弊している家族も多い。そのような状況の中では、利用者本人だけでなく、家族への支援も重要になる。

家族支援では、家族の不安や困りごとに耳を傾け、家族の苦労をねぎらうことが

必要になる。また、利用者の病気や療養についての情報を家族に提供し、利用者への具体的な支援方法を家族と一緒に考えていくことが家族の負担の軽減につながる。さらに、家族の健康状態をよく確認しながら、状況に応じて地域の福祉サービスなどを紹介し、家族だけで問題を抱え込まないように説明していくことも、家族支援として重要なことである。

4）精神科訪問看護師に求められる姿勢

❖ 利用者のプライバシーに配慮する

　利用者の生活圏を訪ねる訪問看護では、利用者や家族のプライバシーに十分配慮する必要がある。訪問時間や玄関先での名乗り方など、利用者の希望に応じた言動を行うことが必要になる。看護師の方から真摯な姿勢で利用者の意向に添おうとする問いかけややり取りを行い、利用者と家族との間に信頼関係を築いていくことが重要である。

❖ 利用者の同意を得ながら意思を尊重してかかわる

　利用者のプライベートな場に滞在する訪問看護では、利用者や家族を脅かさないような訪問看護師の態度が前提になる。受け入れ、招き入れられるのを待ち、何事も利用者の意向を尊重し、同意を得てから実施する。看護師の価値観を押し付けることなく、利用者の「できていること」「強み」を伝える。また、説明をする際にはできるだけ専門用語は用いずに、利用者が自分で考えて対処できるように、いくつかの選択肢から提案し、利用者自らの試行錯誤に寄り添い続ける姿勢が大切である。

❖ 利用者と家族のこれまでの歩みを尊重する

　看護師は、利用者と家族が精神疾患の診断を受ける前からこれまでの生活の中で、多くの葛藤や苦悩を抱えながら生きてきていることを推察し、現在の状況が、さまざまな困難を乗り越えてきた努力の結果であることを肯定的に捉える必要がある。そして、それを本人と家族の「強み」として認識し、共感や支持、ねぎらいや称賛など、利用者と家族を肯定する言葉を意識的に用いることで自己肯定感、自己効力感に働きかけ、利用者と家族がそれぞれの人生に前向きになれるように支援していく姿勢が重要である。

❖ 利用者の「実現したいこと」を共有する

　訪問看護師は、利用者の「実現したいこと」「好きなこと」「これからの希望」「強み」などに関する思いを共有し、それを支持しながら、利用者本人がリカバリーを実現していく力を発揮できるように、利用者の「希望」や「願い」に関する対話を継続して行っていく姿勢が大切である。

(3) 自立支援医療

　障害者総合支援法における受療支援に、自立支援給付のひとつである自立支援医療がある。これは、心身の障害の除去・軽減を目的とした医療について、医療費の自己負担額を軽減する公費負担医療制度であり、従来の児童福祉法に基づく**育成医療**、精神保健福祉法に基づく**精神通院医療**、そして身体障害者福祉法に基づく**更生医療**を統合したものである。

　障害者総合支援法のサービスの種類は、大きく「自立支援給付」と「地域支援事業」に分けられる。「自立支援給付」の体系のなかから、「**介護給付費**」「**訓練等給付費**」「**自立支援医療**」に該当するサービスを（**表5.3**）に示す。

表5.3　障害者総合支援法　自立支援給付のサービス概要

介護給付費	**居宅介護** （ホームヘルプ） 法第5条第2項	自宅で入浴、排泄、食事等の介護、調理、洗濯および掃除等の家事ならびに生活等に関する相談および助言、その他の生活全般にわたる援助を行う。
	重度訪問看護 法第5条第2項	重度の肢体不自由者で常に介護を必要とする人（重度の知的障害者・精神障害者も含む）に、自宅で、入浴、排泄、食事等の介護、調理、洗濯および掃除等の家事ならびに生活等に関する相談および助言、その他の生活全般にわたる援助を行う。 外出時における移動支援等を総合的に行う。
	同行援護 法第5条第4項	視覚障害により、移動に著しい困難を有する人に同行し、移動に必要な情報の提供（代筆・代読を含む）、移動の援護、排泄および食事等の介護その他の外出支援を行う。
	行動援護 法第5条第5項	自己判断能力が制限されている人（知的障害または精神障害により行動上著しい困難を有する障害者等）が行動するときに、危険を回避するための必要な援護、外出時における移動中の介護、排泄及び食事等の介護、その他行動する際の支援を行う。
	重度障害者等 包括支援 法第5条第9項	常時介護を必要とする障害者等で、意思疎通を図ることに著しい支障があるもののうち、四肢の麻痺および寝たきりの状態にあるもの、ならびに知的障害または精神障害により行動上著しい困難を有する者を対象に、居宅介護等複数のサービスを包括的に行う。
	短期入所 （ショートステイ） 法第5条第8項	自宅で介護する人が病気の場合等に、障害者支援施設等の施設に、夜間を含め短期間入所を必要とする障害者を対象に、入浴、排泄、食事の介護等を行う。
	療養介護 法第5条第6項	医療と常時介護を必要とする障害者に、医療機関で機能訓練、療養上の管理、看護、介護および日常生活の世話を行う。
	生活介護 法第5条第7項	常時介護を必要とする障害者に、主として夜間において、入浴、排泄、食事の介護等を行うとともに、創作的活動または生産活動の機会を提供する。
	施設入所支援 法第5条第10項	施設に入所する障害者に、主として夜間において、入浴、排泄、食事の介護、生活等に関する相談および助言その他の日常生活上の支援を行う。

表 5.3　つづき

訓練等給付費	自立訓練 法第 5 条 12 項	自立した日常生活または社会生活ができるよう、一定期間、身体機能または生活能力向上のために必要な訓練を行う。 【機能訓練】身体障害者を対象に 1 年半（頸椎損傷による四肢麻痺等の場合は 3 年間）、障害者支援施設もしくはサービス事業所または居宅において、理学療法、作業療法その他必要なリハビリテーション、生活等に関する相談および助言その他の必要な支援を行う。 【生活訓練】知的障害者、精神障害者を対象に、2 年間（長期入院等の事由の場合は 3 年間）、障害者支援施設もしくはサービス事業所または居宅において、入浴、排泄および食事等に関する自立した日常生活を営むために必要な訓練、生活等に関する相談および助言その他の必要な支援を行う。 【宿泊型】知的障害者、精神障害者を対象に居室その他の設備を利用し、家事等の日常生活能力を向上させるための支援、生活等に関する相談および助言その他の必要な支援を行う。
	就労移行支援 法第 5 条 13 項	一般企業への就労を希望する 65 歳未満の障害者であり、通常の事業所に雇用されることが可能と見込まれるものを対象に一定期間、就労に必要な知識および能力の向上のために、生産活動や職場体験等その他の活動の機会や、就労に必要な訓練、生活等に関する相談および助言その他の必要な支援を行う。
	就労継続支援 法第 5 条 14 項	通常の事業所に雇用されることが困難な障害者に、就労の機会を提供するとともに、生産活動の機会の提供その他就労に必要な知識および能力の向上のために必要な訓練を行う。 【就労継続支援 A 型・雇用型】雇用契約に基づき継続的に就労することが可能な 65 歳未満の障害者が対象。 【就労継続支援 B 型・非雇用型】雇用契約に基づく就労が困難である障害者が対象。
	就労定着支援 法第 5 条 15 項	事業所に新たに雇用された障害者を対象に、一定の期間、就労の継続を図るために事業主、障害福祉サービス事業者、医療機関との連絡調整等の支援を行う。（平成 30 年度より）
	自立生活援助 法第 5 条 16 項	施設入所支援やグループホーム等から一人暮らしへの移行を希望する知的障害者や精神障害者等に対し、一定期間にわたり定期的な巡回訪問や障害者からの相談に応じ必要な支援を行う。（平成 30 年度より）
	共同生活援助 法第 5 条 17 項	主として夜間において、共同生活を行う住居で、相談、入浴、排泄、食事等の介護、その他の日常生活上の援助を行う。
自立支援医療費	法第 52 条 第 53 条 第 54 条	心身の障害を除去・軽減するための医療について、医療費の自己負担額を軽減する公費負担（実施主体は、更生医療および育成医療は市町村、精神通院医療は都道府県・指定都市、ただし巾町村経由で申請）による 3 種類の医療制度。利用手続きは、申請→支給認定→受給者証（有効期間 1 年）の交付→指定自立支援医療機関受診といった流れになる。 【更生医療】身体障害者福祉法に基づき身体障害者手帳の交付を受けた 18 歳以上で、その障害を除去・軽減する手術等の治療により、確実に効果が期待できる者。 【育成医療】身体に障害を有する 18 歳未満で、その障害を除去・軽減する手術等の治療により確実に効果が期待できる者。 【精神通院医療】精神保健福祉法第 5 条に規定する統合失調症などの精神疾患を有する者で、通院による精神医療を継続的に要する者に対し、通院医療にかかる自立支援医療費の支給を行う。症状が殆ど消失している患者であっても、軽快状態を維持し、再発を予防するためになお通院治療を続ける必要がある場合も対象となる。

　精神通院医療は、すべての精神疾患を対象としており、医療費の軽減が受けられる範囲は、精神疾患、精神障害や精神障害のために生じた病態に対して、指定自立支援医療機関において入院しないで行われる精神医療（外来診療、デイケア、訪問看護）が対象となる。また、担当する医療機関は、**指定自立支援医療機関**（精神通院医療）として、都道府県および指定都市に指定を受ける必要がある。指定自立支援医療機関は各都道府県のウェブサイトなどで公表されている。

　自立支援医療における自己負担は、所得に応じ、1月当たりの負担上限額が設定されている。ただし、実際にかかった費用の1割の方が低い場合は1割負担となる。なお、低所得者や一定の負担能力があっても継続的に相当額の医療費負担が生じる人々にも1月当たりの負担に上限額が設定され、自己負担の軽減を図っている。

　精神通院医療は市町村を経由して実施主体である都道府県に申請する。申請には、申請書と医師の診断書（指定自立支援医療機関の医師のみ作成できる）に加え、医療保険の被保険者証等の写し、世帯所得の確認ができる書類が必要である。精神障害者保健福祉手帳と自立支援医療を同時に申請することも可能であり、この場合は手帳用診断書のみで申請が可能なため、手続きが省略化できる。申請後、利用者は受給者証（自立支援医療受給者証）の交付を受け、指定自立支援医療機関で診療を受ける際には、この受給者証を提出しなければならない。

(4) 居宅介護（ホームヘルプ）、同行援護および行動援護

1) 居宅介護（ホームヘルプ）（図5.3）

　居宅介護（ホームヘルプ）は、自宅で、入浴、排泄、食事等の介護、調理、洗濯、掃除などの家事、生活に関する相談など生活全般にわたる支援を行うもので、障害者総合支援法の自立支援給付のサービスの介護給付にあたる。障害支援区分が1以上（身体介護を伴う通院介助は区分2以上）の人が対象になる。

2) 同行援護

　同行援護とは、単なる介護ではなく、「視覚情報の提供」として位置づけられ、視覚障害等で移動に対し著しく困難を有する障害者などについて、外出時に同行し、移動に必要な情報提供を行い、目的地での代筆・代読を行い、さらに、排泄および食事の介助その他の移動の援護を行うことである。障害者総合支援法の自立支援給付のサービスの介護給付にあたる。

　同行援護の範囲は、「通勤・営業活動等の経済活動に係る外出、通年かつ長期にわたる外出及び社会通念上適当でない外出を除き、原則として1日の範囲内で用務を終えるもの」とされている。このため、仕事や学校などは範囲に入らないが、日常的な買い物や余暇活動などで利用することができる。

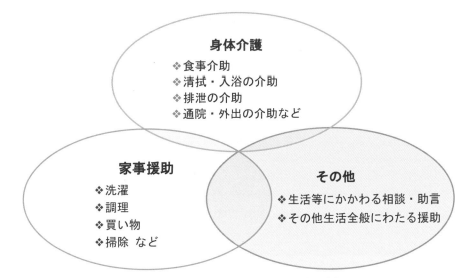

出典）二本柳覚編著「これならわかる障害者総合支援法」第2版 p.63 一部改変 翔泳社 2018

図 5.3 居宅介護＜ホームヘルプ＞サービスの内容

3) 行動援護

　行動援護は、利用者の外出中における移動の介護、排泄および食事の介助などのいわゆる身体介護も含まれるが、特徴的なのは、行動するときに起こり得る危険を回避するための援護を行うことである。障害支援区分（図 5.4）3 以上、または障害支援区分認定調査の調査項目のうち行動関連項目[*1]等（12 項目）の合計点数が 8 点以上（児童にあってはこれに相当する支援の度合）の重度の知的・精神障害者が対象になる。外出先で、てんかんの発作をコントロールできなかったり、自閉症をもつ者がパニックを起こしたりすると、その者自身に危険が及ぶことがある。また、自傷行為や異食、徘徊など、重度の障害によって引き起こされる状況に対し、不安が起こらないような予防的な対応や気持ちを落ち着かせるための対応などの支援を行う。この制度を利用することで、普段パニックが起きてしまったらどうしようと、

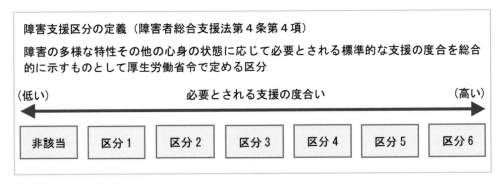

図 5.4 障害支援区分

不安で行くことができなかった場所に、レクリエーションなどで行くことが可能になる。ただし、行動援護は同行援護と同様に、「通勤・営業活動等の経済活動に係る外出、通年かつ長期にわたる外出及び社会通念上適当でない外出を除き、原則として1日の範囲内で用務を終えるもの」とされている。

(5) 重度訪問介護

　重度訪問介護とは、常時介護を必要とする障害者に対して、食事、入浴、排泄の身体介護、家事援助、コミュニケーション支援、外出時の移動の際の介護を総合的に行うことである。対象となる人は、重度の肢体不自由者で常時介護を必要とする障害者、重度の知的障害者および精神障害者で、障害支援区分が4以上、または2肢以上に麻痺があり、障害支援区分認定調査で「歩行」「移乗」「排尿」「排便」のどれかに「できる」以外に認定されている人である。

　四肢の麻痺および寝たきりの状態にある者等の最重度の障害者が医療機関に入院した際に重度訪問介護の支援が受けられなくなることから、「体位交換などについて特殊な介護が必要な者に適切な方法が取られにくくなることにより苦痛が生じてしまう」「行動上著しい困難を有する者について、本人の障害特性に応じた支援が行われないことにより、強い不安や恐怖等による混乱（パニック）を起こし、自傷行為等に至ってしまう」などの事例に対応するために障害者総合支援法の改正により、重度の障害者であって重度訪問介護を利用している者に対し、入院中の医療機関においても、利用者の状態などを熟知しているヘルパーを引き続き利用し、そのニーズを的確に医療従事者に伝達するなどの支援を行うことができるようになった。

(6) 生活介護 （表 5.4）

　生活介護は、常時介護を必要とする人が安定した生活を営むために、主として昼間に支援施設での、入浴、排泄、食事などの介護の他、創作活動や生産活動の機会を提供するものである。

(7) 短期入所（ショートステイ） （表 5.5）

短期入所（ショートステイ）とは、家族の支援を一時的に受けることができない

*1 **行動関連項目**：障害支援区分は認定調査を基に決められる。認定調査で用いられる認定調査票には、基本調査と特記事項があり、基本調査とは、歩行等移動の状況、立ち上がり等動作の状況、排尿・排便等介護の状況、衣服の着脱・金銭の管理等身辺状況、視力・説明の理解等コミュニケーションの状況、昼夜逆転・異食等行動の状況、多動行動や停止等行動関連状況、反復的行動等精神関連状況、褥瘡の処置等医療状況、調理・買物等生活関連状況など80項目に渡り、できる・できない（3択から5択）の選択式で点数化される（この調査結果に基づき一次判定が行われる）。この基本調査項目の中の、コミュニケーション、大声・奇声を出す、異食行動、多動・行動停止、不安定な行動、自らを傷つける行為、他人を傷つける行為などの12項目を行動関連項目としている。

出典）厚生労働省ホームページ

表 5.4　生活介護の対象者

地域や入所施設において、安定した生活を営むため、常時介護などの支援が必要な者	① 障害支援区分 3（障害者支援施設等に入所する場合は区分 4）以上の者
	② 年齢が 50 歳以上の場合は障害支援区分が区分 2（障害者支援施設等に入所する場合は区分 4）の者
	③ 障害者支援施設に入所する者であって、障害支援区分が区分 4（50 歳以上の場合は区分 3）より低い者のうち、指定特定相談支援事業者によるサービス等利用計画の作成手続きを経た上で、市町村が利用の組み合わせの必要性を認めた者

表 5.5　短期入所（ショートステイ）の対象者

福祉型（障害者支援施設等で実施可能）	・障害支援区分 1 以上の障害者 ・障害児の障害の程度に応じて、厚生労働大臣が定める区分における区分 1 に該当する障害児
医療型 病院・診療所・介護老人保健施設等で実施可能）	・遷延性意識障害児・者：ALS 等の運動ニューロン疾患の分類に属する疾患をもつ者、重症心身障害児・者

ときに、入浴、排泄、食事などの介護や日常生活上の支援を施設内で、短期間利用できる支援のことである。地域で生活するうえで、家族による支援は大きな役割を担っているが、家族自身が体調を崩すこともあれば、仕事で出張などにより数日間家を不在にすることもある。そのような家族が不在の間、居宅介護だけでは十分な支援が得られない場合に利用できる障害者総合支援法自立支援給付サービスの「介護給付」として短期入所（ショートステイ）がある。短期入所（ショートステイ）は、家族の介護疲れなどの際のレスパイトケアの役割としても重要で、地域生活を無理なく継続していくための支援として不可欠なものといえる。

(8) 生活訓練

　地域生活を送るために必要な、身体能力や生活能力の維持・向上のための訓練や、生活相談・助言などを目的として行われるのが障害者総合支援法の自立支援給付の訓練等給付のサービスである「自立訓練」である。「自立訓練」には身体障害者を対象とした「機能訓練」と、知的障害者・精神障害者を対象とした「生活訓練」に分けられる。

　「生活訓練」は、知的障害者や精神障害による入院や施設入所などで社会での生活体験が少なく、社会生活を送るための能力が十分でない者に対し、食事や家事など日常生活に必要な能力を身につけるために行われる。「生活訓練」には宿泊型もあるため入院や施設入所後、地域生活に戻っていくための訓練という目的もあり、また、訓練だけでなく、地域生活を維持していくための支援も継続して行われる（図 5.5）。

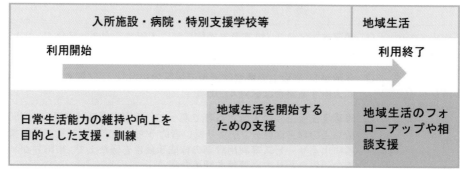

出典）二本柳覚編著「これならわかる障害者総合支援法第2版」p.85 一部改変 翔泳社 2018

図5.5　生活訓練事業の支援プロセス

(9) 就労移行支援（図5.6）

　就労移行支援は、一般企業での就業や、独立した仕事を目指す障害者が、本人に見合った職場への就職と定着を目指して行われる、障害者総合支援法の自立支援給付訓練等給付のサービスである。

　就労移行支援は、その特性上対象者は65歳未満に限定されている。また、集中的に支援活動ができるように、利用期間は24カ月（必要性がある場合は最大12カ月の更新が可能）と定められている。原則として日中に通所して、事業所内や企業で作業や実習を行い、適性にあった職場探しや就労後の職場定着のための支援を受ける。個別支援計画の進捗に応じて、職場訪問などを組み合わせて支援する。報酬は定員に応じて設定されている。

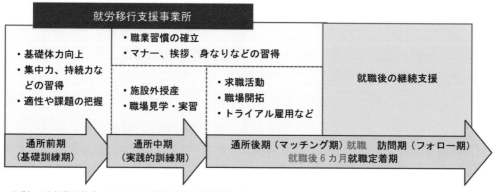

出典）二本柳覚編著「これならわかる障害者総合支援法第2版」p.87 一部改変 翔泳社 2018

図5.6　就労移行支援の流れ

(10) 就労継続支援A型・B型（表5.6、表5.7）

　障害者が支援を受けながら働くための訓練を受けることができるサービスが就労継続支援である。就労継続支援には施設と利用者との間で雇用契約を結び、労働基準法に準じた業務を行う「A型」（雇用型）と、雇用契約を結ばずに施設内で就労や

生産活動の機会を提供し、知識や能力が促進されたら就労への移行につながるように支援する「B型」（非雇用型）がある。

　就労継続支援A型は、就労移行支援のようにいつまでに企業に就職しなければならないという制限はない。しかし、施設側と雇用契約が行われるため、ある程度の

表5.6　就労継続支援A型の対象者

就労機会の提供を通じ、生産活動に係る知識及び能力の向上を図ることにより雇用契約に基づく就労が可能な者（利用開始時65歳未満の者）	①　企業や就労移行支援を利用したが、企業等の雇用に結びつかなかった者
	②　特別支援学級を卒業して就職活動を行ったが、企業等の雇用に結びつかなかった者
	③　企業等を離職した者等就職経験のある者で、現に雇用関係がない者

表5.7　就労継続支援B型の対象者

就労移行支援事業等を利用したが、一般企業等の雇用に結びつかない者や、一定年齢に達している者などであって、就労の機会等を通じ、生産活動に係る知識及び能力の向上や維持が期待される者	①　企業や就労支援事業（A型）での就労経験がある者であって、年齢や体力の面で一般企業に雇用されることが困難となった者
	②　50歳に達している者、または障害基礎年金1級受給者
	③　①②に該当しない者で、就労移行支援事業所等によるアセスメントにより、就労面に係る課題の把握が行われている者

出典）二本柳覚編著「これならわかる障害者総合支援法第2版」p.91　一部改変　翔泳社　2018年

就業能力が必要となる。そのため、利用者は、一般企業に就職したいけどなかなか就職できない人や、ほんの少しフォローがあれば働くことができるという人が中心になる。事業の内容も機械製造業やクリーニング業、配食サービスや飲食店など多彩である。

　就労継続支援B型は働くだけでなく、働く場とともに居場所を求める人のための支援という性質がある。就労継続支援B型の施設利用者の障害の程度はさまざまで、その人ができる作業を行い、利用者の状態にあわせて作業内容を調整することができるため、就職に対してはハードルが高い人でも通いやすい。内職作業中心の施設や、自主製品の作成、パン屋や喫茶店、レストランなどの飲食店などの施設があるが、工賃は低めであり、お金をしっかり稼ぐことが目的ではなく、施設を居場所として活用し、社会的孤立を防ぐという役割が強い。

(11) 就労選択支援

　就労選択支援とは、障害者をもつ人が、自分の希望や能力に合う仕事探しができるように就労能力などをアセスメントし、関係機関との橋渡しを担うサービスで、

2022年10月の「障害者の日常生活及び社会生活を総合的に支援するための法律（障害者総合支援法）」改正法の中で新設された。この新たなサービスは2025年までをめどに開始される予定である。

(12) 共同生活援助（グループホーム）(表5.8)

共同生活援助（グループホーム）は、居宅介護、短期入所と並んで、精神障害者の地域生活を支える中心的な制度のひとつである。障害をもった人たちが共同生活を送り、職員がそれを支援するという形は、障害者の高齢化が進むなか、親亡き後の役割を担う支援としてますます求められている。

入所には日中活動をする場があることが求められ、職員体制は1施設に世話人1人配置される程度で、主に生活のフォローをする役割を担う。そのため、共同生活援助（グループホーム）の利用者はある程度自活能力がある人に限られる。

総合支援法では、利用者の1人暮らしのニーズに応えるために、本体住居との連携を前提にした「サテライト型住居」が創設されている。「サテライト型住居」は、民間のアパートなどで生活し、余暇活動や食事などは本体住居を利用する。また、利用促進のためグループホーム入居に対する助成もあり、生活保護や低所得世帯に限られているが、家賃を対象に特定障害者特別給付費として、上限1万円の助成が下りる。さらに、高齢の利用者に介護が必要になった際には、外部の居宅介護事業所と連携し、以下に示すように、利用者の状況にあわせた介護の提供を行う。

(13) 地域生活支援事業

障害者総合支援法によるサービスは、利用者に個別に給付される自立支援給付に対し、対象者に利用してもらうために市町村、都道府県が実施する地域生活支援事業がある。障害者が基本的人権を享受する個人としての尊厳にふさわしい日常生活または社会生活を営むことができるよう、地域の特性や利用者の状況に応じた柔軟

表5.8　共同生活援助の類型ごとのサービス内容

	外部サービス利用型	介護サービス包括型
サービスの概要	・障害支援区分にかかわらず利用可能 ・介護提供については、外部の居宅介護事業所等に委託	・障害支援区分にかかわらず利用可能 ・当該事業所の従業員が介護を提供
標準的な支援内容	・日常的に必要な相談・援助 ・食事の提供、健康管理、金銭管理の援助、計画作成、緊急時対応 ・介護サービスの手配（アレンジメント）	・日常的に必要な相談・援助 ・食事の提供、健康管理、金銭管理の援助、計画作成、緊急時対応 ・食事・入浴・排泄等の介護

出典）二本柳覚編著「これならわかる障害者総合支援法第2版」p.81　一部改変　翔泳社　2018

な事業形態による事業を計画的に実施し、障害者等の福祉の増進を図るとともに、障害の有無にかかわらず国民が相互に人格と個性を尊重し、安心して暮らすことのできる地域社会の実現に寄与することを目的とした事業である。

　事業の内容として、地域の特性や利用者の状況に応じて柔軟な事業形態で計画的に実施する事業、地方分権の観点から地方が自主的に取り組む事業、障害者保健福祉サービスに関する普及啓発などの事業がある。地域生活支援事業は、国の実施要項が定められており、都道府県および市町村は障害福祉計画に事業の種類ごとに実施に関する事項を定めなければならないとされている。

　主な市町村地域生活支援事業と都道府県地域生活支援事業については、（**表 5.9**、**表 5.10**）に示すようなものがある。必須事業とは、行うことが義務づけられている中核的な事業で、任意事業は、市町村が現在の状況などを考慮して実施される事業である。

表 5.9　市町村が行う事業（一部）

必須事業	任意事業
・理解促進研修・啓発事業 ・自発的活動支援事業 ・相談事業 ・成年後見制度利用支援事業 ・成年後見制度法人後見支援事業 ・意思疎通支援事業 ・日常生活用具給付等事業 ・手話奉仕員養成研修事業 ・移動支援事業 ・地域生活支援センター機能強化事業	【日常生活支援】 ・福祉ホームの運営　・訪問入浴サービス ・生活訓練等　・日中一時支援 ・地域移行のための安心生活支援　等 【社会参加支援】 ・スポーツ・レクリエーション教室開催　等 ・芸術文化活動振興　・奉仕員養成 ・点字・声の広報等発行 【就労支援事業】 ・盲人ホームの運営 ・知的障害者職親委託　等

表 5.10　都道府県が行う事業（一部）

必須事業	任意事業
・専門性の高い相談支援事業 ・専門性の高い意思疎通支援を行う者の養成研修事業 ・専門性の高い意思疎通支援を行う者の派遣事業 ・意思疎通支援を行う者の派遣に係る市町村相互間の連絡調整事業 ・広域的な支援事業 　都道府県相談支援体制整備事業 　精神障害者地域生活支援広域調整等事業（保健所設置市・特別区を含む） 　発達障害者支援地域協議会による体制整備事業	【日常生活支援】 福祉ホームの運営 オストメイト（人工肛門、人工膀胱造設者） 社会適応訓練 音声機能障害者発声訓練 児童発達支援センター等の機能強化等 【社会参加支援】 手話通訳者設置等 字幕入り映像ライブラリーの提供 点字・声の広報等発行 点字による即時情報ネットワーク 障害者 IT サポートセンター運営等 【就労支援事業】 盲人ホームの運営 重度障害者在宅就労促進　等

(14) 精神障害者保健福祉手帳

　精神障害者保健福祉手帳は、精神障害のため、長期にわたり日常生活や社会生活への制約がある人が対象の都道府県や政令指定都市・中核市などの自治体が発行し、税制の優遇措置や公共料金の割引などの福祉サービスを受ける際の「証明書」となるものである。精神障害者保健福祉手帳を取得できる対象となる障害は、**統合失調症、うつ病・双極性障害などの気分障害、てんかん、薬物やアルコールによる中毒精神病、高次脳機能障害、発達障害（自閉症、学習障害、注意欠陥多動性障害**等）となっている。精神障害者保健福祉手帳は、以下のように障害状況によって1〜3級まで等級が分かれ、精神疾患の状態とそれに伴う能力障害の状態の両面から総合的に判断される（**表5.11**）。さらに、精神障害の場合、病状が安定しにくいことが想定されるため、精神障害者保健福祉手帳は、2年ごとの更新が必要となっている。

表5.11　精神障害者保健福祉手帳の等級判定基準

1級	精神障害であって日常生活の用を弁ずることを不能ならしめる程度のもの
2級	精神障害であって日常生活が著しい制限を受けるか、または日常生活に著しい制限を加えることを必要とする程度のもの
3級	精神障害であって日常生活もしくは社会生活が制限を受けるか、または日常生活もしくは社会生活に制限を加えることを必要とする程度のもの

　精神障害者保健福祉手帳交付のメリットとしては、障害者雇用での就職・転職活動ができる。等級によって所得税・住民税・自動車税などが軽減される。公共交通機関の割引サービスやNHKの放送受信料などさまざまな公共料金の割引サービス、携帯電話会社の料金割引サービスなどが受けられる。その他に美術館や博物館、動物園など、公共施設の多くで手帳を提示すると入場料割引が受けられる。このように多くのメリットがあるが、精神障害者の手帳取得率は、他の障害に比べて低い。

　内閣府の「令和2年版障害者白書」によると、精神障害者総数は約419万人であるが、精神障害者保健福祉手帳の交付台帳登載数は2019（令和元）年で約113万人と、3分の1弱ほどである。精神障害者の総数は医療機関を利用した患者数となっており、必ずしもすべての精神障害者が生活のしづらさを感じているわけではないとしても、手帳取得率が低い現状がある。その要因として、精神障害の発症の多くが10代後半以降であり、精神障害をもったことを本人が受容しづらいため、手帳取得につながらないことが考えられる。

2.2 社会資源の活用とソーシャルサポート

　社会資源とは生活環境に実在し、目標を達成するために活用できる制度的、物的、

人的の各要素および情報をさす。「**社会資源**」ばかりが資源ではなく、**利用者の内面にある問題解決の力**、援助への動機づけも資源と考えられる。援助者は社会資源を動員しながら、利用者が依存し自らの能力を低下させるのではなく、利用者の能力といった内的資源を刺激し活用することで利用者の「自律性」を高めることを目指す。

　ソーシャルサポートネットワークとは、フォーマルおよびインフォーマルな社会資源（施設や機関、人的なもの等）を有機的に結合して、包括的な支援を行うコミュニティワークのひとつである。ソーシャルサポートの人的な社会資源には、フォーマルなものとして、精神保健福祉士、保健師、訪問看護師、地域活動支援センターや就労支援施設、デイケアのスタッフ、ホームヘルパーなどをあげることができ、インフォーマルなものとして、家族、友人、近隣の住民、仲間、セルフヘルプグループなどがあげられる。これらのソーシャルサポートを有機的に結合し、ネットワークを構築して援助を展開することにソーシャルサポートネットワークの意義がある。また、専門職中心の閉鎖的なフォーマルネットワークに偏らないように、インフォーマルネットワークの弾力性や可能性に着眼したネットワークを構築することが重要になる。

（1）セルフヘルプグループ（Self Help Group：SHG）

　セルフヘルプグループとは、自助グループ・自助組織・当事者組織・本人の会などとよばれ、共通のハンディキャップや生きにくさをもつ仲間（ピア）同士が相互援助のために集まったグループ（ピアグループ）のことである。日本においては、病気、障害、依存症や嗜癖、マイノリティグループなど、共通の悩みや問題をもった仲間同士が、それぞれの体験や思いを語ることを通して、それを分かち合い、メンバー各自が自らの問題を解決する力を獲得していくことができるように、相互支援していくものである。さらに、グループとしての活動が社会的支援活動に発展し、相互扶助として社会全体にも変化を引き起こすような影響力をもつ側面もある。

　セルフヘルプグループの働きと目的、成り立ちの条件について、表 5.12 のような特徴がある。

表 5.12　セルフヘルプグループの働きと目的

1. **分かち合い**（sharing）： 困難な状況の解決や緩和につながる情報や、苦しさや喜びの気持ち、体験の意味づけや考え方を分かち合う。
2. **独り立ち**（independence）： 諸問題の解決方法や生き方を自己決定する
3. **解き放ち**（emancipation）： 内面的な自己抑圧（とらわれ）から解放される
■ 成り立ちの条件：1. 体験の共通性　2. 参加の自発性　3. 活動の継続性

出典）庄司洋子他「福祉社会事典」弘文堂　1999

精神保健福祉領域のセルフヘルプグループとしては、次のようなものがある。

■全国精神障害者団体連合会（全精連：精神障害者の全国団体）

■SA（Schizophrenics Anonymous；統合失調症匿名者の会）

■公益社団法人全日本断酒連盟（アルコール依存症者の全国団体）

■AA（Alcoholics Anonymous；アルコール依存症匿名者の会）

■アラノン（Al-Anon；アルコール依存症者の家族のための会）

■アラティーン（Alateen；アルコール依存症者の子どもの会）

■NA（Narcotics Anonymous；薬物依存症者のための会）

■ナラノン（Nar-Anon；薬物依存症者の家族や友人のための会）

■NABA（ナバ）（Nippon Anorexia Bulimia Association；正式名称は、日本アノレキシア（拒食症）・ブリミア（過食症）協会）

■GA（Gamblers Anonymous；ギャンブル依存症者の会）

■ギャマノン（Gam-Anon；ギャンブル依存症者の配偶者や家族がお互いに支え合うことを目的にした会）

■EA（Emotions Anonymous；感情障害をもつ人々のための自助グループ）

■KA（Kleptomaniacs Anonymous；窃盗壁をもつ人々のための自助グループ）

■SA（Sexaholics Anonymous；性依存症者のための自助グループ）

(2) 家族会

セルフヘルプ・グループには、家族が参加する精神障害者の家族会、引きこもり者の家族会、自死遺族の会などがある。これらのグループでは、家族が苦悩を分かち合い、他の家族から経験を学ぶ場としての役割がある。

看護師は、発症して間もない精神障害者をもつ家族や、精神障害者本人への対応に困っている家族などにグループへの参加を促し、他の家族の経験から学んだり、励まし合ったりできるようにする。

グループの中には、活動が社会的支援活動に発展し、相互扶助として社会全体にも変化を引き起こすような影響力をもつ団体や、精神障害者の施設を運営する法人になっていくこともある。就労継続支援A型・B型の施設は、家族会が共同作業所を経て、発展したものが多く存在する。

3 社会資源の活用とケアマネジメント

3.1 精神障害者ケアマネジメントの基本的考え方

(1) 精神障害者ケアマネジメントとは

　精神障害者の地域における生活を支援するために、ケアマネジメントを希望する者の意向をふまえ、保健・福祉・医療・教育・就労などの幅広いニーズと、地域のさまざまな社会資源の間に立って、複数のサービスを適切に結びつけて調整を図るとともに、総合的かつ継続的なサービスの供給を確保し、さらには社会資源の改善および開発を推進する援助方法をいう。

(2) 精神障害者ケアガイドライン

　市区町村が精神障害者に保健福祉サービスを提供する際の理念・原則と、その実施方法を示したのが「精神障害者ケアガイドライン」である。これにより、精神障害者へのケアがその人のニーズを中心に統合的に提供されるとともに、暮らしている地域にかかわりなく一定水準以上のサービスを受けられるようになることが期待できる。「精神障害者ケアガイドライン」の根底には精神障害者へのケアの理念がある。精神障害者のケアマネジメントは、表5.13に示す理念を基に実践されるものである。

表5.13　ケアの理念

❖ ノーマライゼーション理念に基づくケアサービスの提供
❖ ニーズ中心のケアサービスの提供　　❖ 自立と質の高い生活実現への支援
❖ 自己決定の尊重　　　　　　　　　　❖ 一般社会の理解促進

1) ノーマライゼーション理念に基づくケアサービスの提供

　障害者に対する保健福祉等ケアサービス提供の基本理念は、ノーマライゼーションの理念に基づいたものである。すなわち、障害のある人もない人も、だれもが住み慣れた地域社会で普通の生活を営み、活動できる社会を構築するとともに、障害者が社会活動に参加できるよう必要な援助を必要に応じて受けることができることを基本とする。

2) ニーズ中心のケアサービスの提供

　ケアマネジメントの焦点は、本人のニーズである。最初にケアサービスに対する本人の要望や、本人が感じる生活面の諸困難を明らかにし、ケアの必要度を本人の生活能力や病状に応じ、専門的な観点から把握する。また、ニーズに合致した社会資源の活用方法を検討する。

3）自立と質の高い生活実現への支援

　障害者の自立とは「障害者一人ひとりが社会生活力をもち、責任ある個人として主体的に生きること」といえる。そのための基礎的な要件として、日常的な生活が営めること、その生活を維持していくために必要な生活条件が整備されること、社会参加の機会を可能にする環境条件を整備することなどがあげられる。

　障害者が地域社会の中で生活し、人生や生活のあり方を自らの意思で決定し、身体的、精神的、社会的、文化的に満足できるように支援することが重要である。

4）自己決定の尊重

　障害者一人ひとりの考え、生活様式に関する好み、性格などを尊重しながら本人が自分の能力を最大限発揮できるように援助する。サービス提供のすべての経過において、常に情報を本人に伝え、その中から本人が選択できることが重要である。

5）一般社会の理解の促進

　一般社会の偏見や差別意識が重要な問題であり、これらに対する社会への知識の普及、啓発活動が行われなければならない。

(3) ケアマネジメント技法

　ケアマネジメントは、地域社会の中でサービスを提供する際に、利用者の生活全般にわたるニーズと、公私にわたるさまざまな社会資源とを適切に結びつけ、調整を図りながら包括的かつ継続的にサービス供給を確保する機能である。

　ケアマネジメントの理念は、サービス利用者やその家族が望んでいる暮らし、生活を実現するための「ケア」をマネジメントするものである。そのためには、利用者の主体性、自立性、選択性を尊重し、ケアマネジメントのすべての過程において、利用者（および家族）の意向を十分に生かしたうえで支援する。この意味において、精神障害者を対象とするケアマネジメントは専門家主導のモデルではなく、利用者全体の生活に視点を置いた「生活モデル」でなければならない。

(4) 精神障害者ケアマネジメントの対象者

　精神障害者ケアマネジメントでは、精神保健福祉法に定義されたすべての精神障害者を対象としている。ただし、精神障害と診断されていない人の援助も含まれる。また、主として地域社会において生活している人を対象としているが、地域での生活を目指して医療機関やその他を生活の場としている精神障害者も含まれる。

　ケアマネジメントでは、複数または複雑なニーズをもち、複数のサービスを総合的かつ継続的に利用する必要がある精神障害者が対象となる。原則として障害者手帳や手当の申請、他機関の紹介など1回だけの相談で相談窓口を訪れる人は対象とならないが、ケアサービスのニーズの有無については注意して対応する必要がある。

(5) ケアマネジメントの過程 （図5.7）

ケアマネジメントの過程として、最初に利用者のアセスメントを行う。そしてアセスメントの結果に基づき、利用者および援助チームの担当者が話し合い、具体的なケアの目標と期間を設定し、計画的にケアを実施する。提供したケアが生活状況の安定・改善につながっているかどうか、自分の望む生活に向かっているか（自己実現）を定期的に見直し、必要に応じてケアの内容を変更する。ニーズが継続していれば、期間を延長することになる。

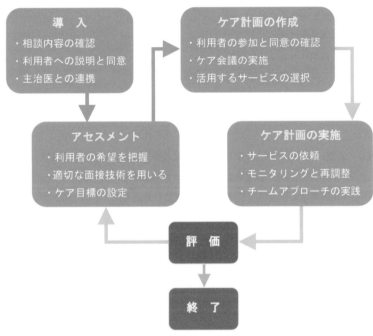

出典）寺田一郎「精神障害者ケアマネジメントマニュアル」p.10 一部改変 中央法規 2003

図5.7 ケアマネジメントの過程

章末問題

---

1 地域包括ケアシステムについて正しいのはどれか。

1. 都道府県を単位として構築することが想定されている。
2. 75歳以上の人口が急増する地域に重点が置かれている。
3. 本人・家族の在宅生活の選択と心構えが前提条件とされている。
4. 地域特性にかかわらず同じサービスが受けられることを目指している。　　　（第106午後第58問）

解説 （275〜277 頁参照）　1. 地域包括ケアシステムは、おおむね 30 分以内に必要なサービスが提供される日常生活圏域（具体的には中学校区）を単位として想定されている。　2. 地域包括ケアシステムは、75 歳以上の人口が急増する 2025 年をめどに、すべての自治体において、地域の特性に応じて構築されることを目標としている。特定の地域に重点が置かれているわけではない。　3. 地域包括ケアシステムは、住み慣れた地域で暮らし続ける「本人の選択と本人・家族の心構え」を土台として、それを支えるための「医療」「介護」「福祉」サービスと「予防」「生活支援」を充実させることを目指している。　4. 地域特性に応じたサービスの開発・提供を目指している。　　　　　　　　　　　　　　　　　　解答 3

---

2 地域包括ケアシステムにおける支援のあり方で、「互助」を示すのはどれか。

1. 高齢者が生活保護を受けること
2. 住民が定期的に体重測定すること
3. 要介護者が介護保険サービスを利用すること
4. 住民ボランティアが要支援者の家のごみを出すこと　　　　　　　　（第 108 午後 74 問）

解説 （275〜277 頁参照）　人々の暮らしを支えるための役割分担について、「自助・互助・共助・公助」という考え方がある。「自助」は自らの負担、「互助」は公的な制度ではない助け合い、「共助」は主に社会保険をさし、「公助」は公の負担、つまり税による負担を言う。　1. 生活保護は、税による負担で「公助」である。　2. 住民が定期的に体重測定するのは、自ら健康を守る行動であり、「自助」である。　3. 介護保険サービスの提供は、社会保険制度による「共助」である。　4. 住民ボランティアは、公的な制度によらない自発的に支え合う活動で、「互助」である。　　　　　　　　　　　　解答 4

---

3 精神科デイケアの目的で最も適切なのはどれか。

1. 陽性症状を鎮静化する。
2. 家族の疾病理解を深める。
3. 単身で生活できるようにする。
4. 対人関係能力の向上を目指す。　　　　　　　　　　　　　　　　（第 107 回午後 61 問）

解説 （279 頁参照）　精神科デイケアの目的である社会生活機能の回復としては 4 が一番適切と思われる。もちろん 1 の陽性症状の鎮静も、2 の家族の疾病理解も、3 の単身で生活できるようになるのも、社会生活機能の回復には必要であるが「最も適切なのは」と聞かれているので 4 を選択するべきである。　　　　　　　　　　　　　　　　　　解答 4

---

4 訪問看護制度で正しいのはどれか。

1. 管理栄養士による訪問は保険請求できる。
2. 精神科訪問看護は医療保険から給付される。
3. 医療処置がなければ訪問看護指示書は不要である。
4. 訪問看護事業所の開設には常勤換算で 3 人以上の看護職員が必要である。　　（第 108 回午後 65 問）

解説 訪問看護には、医療保険によるサービスと介護保険によるサービスの2種類がある。医療保険・介護保険のいずれにおいても、医師の指示が必要である。訪問看護は、看護師、理学療法士、作業療法士、言語聴覚士などが実施した場合に保険請求できる。　1. 管理栄養士による訪問は在宅患者訪問栄養食事指導となり、訪問看護として保険請求できない。　2. 精神科訪問看護指示書に基づく訪問看護は、介護保険の対象者であっても医療保険から給付される（精神科訪問看護基本療養費）。　3. 医療処置の有無にかかわらず、訪問看護指示書が必要である。　4. 訪問看護事業所の開設には、常勤換算で2.5人以上の看護職員が必要である。　解答 2

---

5 ソーシャルサポートのうち、情緒的サポートはどれか。

1. 傾聴する。　　2. 情報提供する。　　3. 外出に付き添う。　　4. 経済的支援をする。

（第109回午後31問）

解説 ソーシャルサポートには、情緒的サポート、道具的サポート、情報的サポート、評価的サポートの4つに分類できる。　1. 傾聴して共感を示すことは、肯定的な評価の提供にあたり、情緒的サポート。　2. 問題解決に必要なアドバイスや情報の提供は、情報的サポート。　3. 外出の付き添いなどの直接的なサービス・物の提供は、道具的サポート。　4. 経済的支援は、道具的サポートに含まれる。　解答 1

---

6 ソーシャルサポートネットワークで正しいのはどれか。

1. 個人の対人関係調整力
2. 障害者の社会復帰訓練
3. 社会福祉職の専門業務
4. 社会的なつながりによる援助

（第96回午後29問）

解説 （295頁参照）ソーシャルサポートネットワークとは、フォーマルおよびインフォーマルな社会資源（施設や機関、人的なもの等）を有機的に結合して、包括的な支援を行うコミュニティワークのひとつである。　解答4

---

7 Aさん（57歳、女性）は1人暮らし。統合失調症（schizophrenia）で精神科病院への入退院を繰り返しており、今回は入院してから1年が経過している。日常生活動作〈ADL〉はほぼ自立し、服薬の自己管理ができるようになってきた。　Aさんが退院に向けて利用するサービスとして適切なのはどれか。

1. 療養介護　　2. 施設入所支援　　3. 地域移行支援　　4. 自立訓練としての機能訓練

（第110回午前第61問）

解説 （297〜298頁表5.14参照）　1. 療養介護は、病院などに入院している障害者に、介護・世話を行うことである。　2. 施設入所支援は、日常生活上の支援を行う場所である。Aさんは既に日常生活動作〈ADL〉はほぼ自立しているので、施設入所支援ではなく、地域生活を送るための支援が必要である。　3. 日常生活動作〈ADL〉がほぼ自立しているAさんには、地域生活を送るための地域移行支援が必要である。　4. 自立訓練としての機能訓練は、日常生活動作〈ADL〉がほぼ自立しているAさんには必要ない。　解答 3

8 Aさん（40歳、男性）は、5年前に勤めていた会社が倒産し再就職ができず、うつ病（depression）になった。その後、治療を受けて回復してきたため、一般企業への再就職を希望している。Aさんが就労を目指して利用できる社会資源はどれか。

1. 就労移行支援
2. 就労継続支援A型
3. 就労継続支援B型
4. 自立訓練〈生活訓練〉

（第105回午後59問）

解説　（290-291頁参照）1. 就労移行支援は、一般企業での就業や独立した仕事を目指す障害者が、本人に見合った職場への定着を目指して行われる。Aさんはこの社会資源にあてはまる。　2. 就労継続支援A型（雇用型）は、一般企業への就職を希望するがなかなか就職できない人を対象に、施設と利用者の間で雇用契約を結び、労働基準法に準じた業務を行うものである。Aさんにはあてはまらない。　3. 就労継続支援B型（非雇用型）は、一般企業への就職が困難な人と雇用契約を結ばずに施設内で就労の機会を提供するものである。　4.（298頁表5.14参照）自立訓練（生活訓練）は、障害者に対して自立した日常生活を送るための訓練を行うサービスである。　　　　解答　1

9 原則として、診断名だけでは精神障害者保健福祉手帳の取得ができないのはどれか。2つ選べ。

1. 神経症
2. てんかん
3. 統合失調症
4. 自閉症
5. 境界性人格障害

（予想問題）

解説　（294-295頁参照）精神障害者保健福祉手帳を取得できる対象となる障害は、統合失調症、うつ病・双極性障害などの気分障害、てんかん、薬物やアルコールによる中毒精神病、高次脳機能障害、発達障害（自閉症、学習障害、注意欠陥多動性障害など）となっている。　　　　解答　1、5

10 精神障害者保健福祉手帳で正しいのはどれか。

1. 知的障害（intellectual disability）も交付対象である。
2. 取得すると住民税の控除対象となる。
3. 交付によって生活保護費の支給が開始される。
4. 疾病によって障害が永続する人が対象である。

（第110回午後63問）

解説　（294〜296頁参照）精神障害者（知的障害者を除く）は、精神障害者手帳の交付を申請することができる。その申請は、精神障害のため長期にわたり日常生活や社会生活への制約がある人を対象にするが、疾病により障害が永続する人に限定されるわけではない。また、精神障害者手帳は、都道府県や政令指定都市・中核市などの自治体が発行し、税制の優遇措置や公共料金の割引などの福祉サービスを受ける際の「証明書」となるものである。　　　　解答　2

参考文献

1) 日本精神保健福祉協会監修, 二品性了編集, 利用者主導を貫く精神障害者ケアマネジメントの実践技術, へるす出版, 2003 年.

2) 寺田一郎, 改定精神障害者ケアマネジメントマニュアル, 中央法規, 2003 年.

3) 庄司洋子他, 福祉社会事典, 弘文堂, 1999 年.

4) 二本柳覚編著, これならわかる障害者総合支援法第 2 版, 翔泳社, 2018 年.

5) 二本柳覚編著, これならわかる精神保健福祉制度のきほん, 翔泳社, 2021 年.

6) 一般社団法人日本ソーシャルワーク教育学校連盟編集, 精神保健福祉に関する制度とサービス第 6 版, p109-111, 中央法規, 2017 年.

7) 一般社団法人日本ソーシャルワーク教育学校連盟編集, 精神障害者の生活支援システム第 3 版, 中央法規, 2019 年.

8) 岩上洋一, 全国地域で暮らそうネットワーク著, 精神障害者の地域移行支援・地域定着支援・自立生活援助導入ガイド, 金剛出版, 2019 年.

9) 萱間真美, 稲垣 中編集, 精神看護学 II 地域・臨床で活かすケア改訂第 3 版, 南江堂, 2021 年.

10) 坂田三允総編集, 精神看護エクスペール, 精神科訪問看護第 2 版, 中山書店, 2009 年.

11) 坂田三允総編集, 精神看護エクスペール, 精神科リハビリテーション看護第 2 版, 中山書店, 2009 年.

12) 一般社団法人全国訪問看護事業協会監修, 萱間真美編集, 精神科訪問看護テキスト, 中央法規, 2020 年.

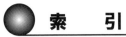

索　引

和文

あ

アウトリーチ …………… 149,275
アカシジア ……………………… 72
アサーショントレーニング ‥ 238
アストロサイト ………………… 3
アセスメントシート ………… 205
アセチルコリン ………… 10,13
アセチルコリンエステラーゼ阻害
薬 ………………………… 10,49
アドヒアランス ………… 188,220
アトモキセチン ………………… 9
アヘン類 ………………………… 62
アミロイドβ …………………… 48
アミロイドカスケード仮説 …… 48
アメリカ精神医学会 ………… 31
アラティーン ………………… 298
アラノン ……………………… 298
アルコール・リハビリテーション・
プログラム …………………… 64
アルコール依存症 …………… 60
アルコール幻覚症 …………… 61
アルコール使用障害 ………… 63
アルコール性嫉妬妄想 ……… 61
アルコール認知症 …………… 62
アルコール乱用 ……………… 60
アルコール離脱症状 ………… 61
アルコホーリクス・アノニマス
………………………………… 64
アルゴリズム作成 …………… 237
アルツハイマー型認知症
………………………… 7,10,48
アンガーマネジメント ……… 149
アンフェタミン ………… 8,62,65

い

イーミス ……………………… 224
生き残りによる罪悪感 ……… 251
育成医療 ……………………… 286
意識混濁 ……………………… 19
異食 …………………………… 23
依存症集団療法 ……………… 140
一次トリアージ ……………… 262
一次妄想 ……………………… 20,66

一部代償的看護システム
………………………… 197,198
一般適応症候群 ……………… 11
意味記憶 ……………………… 22
意味性認知症 ………………… 51
医療ソーシャルワーカー …… 153
医療保護入院 ………………… 176
陰性症状 ……………………… 66,67
インターロイキン …………… 13
インテーク面接 ……………… 64
インフォーマルネットワーク
………………………………… 295
インフォームド・コンセント
………………………… 71.145

う

ウィスク ……………………… 120
ウィプシ ……………………… 120
ウィルヒョウの3徴 ………… 208
ウェイス ……………………… 120
ウェクスラー式知能検査 …… 120
ウェルニッケ・コルサコフ症候群
………………………………… 7,22
ウェルニッケ脳症 ……… 22,52,62
ウェルニッケ野 ………………… 7
迂遠 …………………………… 20
うつ状態 ……………………… 75
うつ病 ………………… 79,296
うつ病の三大妄想 …………… 76
運動心迫 ……………………… 24
運動野 ………………………… 6

え

易刺激性 ……………………… 23
液性免疫 ……………………… 13
エコノミークラス症候群 …… 250
エピソード記憶 ……………… 22
遠隔記憶 ……………………… 22
エンケファリン ……………… 10
延髄 …………………………… 3,4
エンドルフィン ……………… 10

お

応用行動分析 ………………… 129
オキシトシン ………………… 10
オペラント条件づけ ………… 129

オリゴデンドロサイト ………… 3
オレキシン …………………… 11
オレキシン受容体拮抗薬 …… 16
オレム−アンダーウッド …… 192
オレム−アンダーウッドのセルフ
ケア理論 ……………………… 198

か

外因性精神障害 ……………… 47
絵画欲求不満テスト ………… 134
快感系 ………………………… 9
介護支援専門員 ……………… 156
概日リズム …………………… 15
概日リズム睡眠障害 …… 15,17,18
改訂長谷川式簡易知能評価スケー
ル ……………………………… 49
海馬 …………………………… 7
解離性健忘 …………………… 85
解離性昏迷 …………………… 85
解離性遁走 …………………… 85
家屋 - 樹木 - 人物画法テスト ‥ 134
過活動性せん妄 ……………… 53
学習障害 ……………………… 296
覚せい剤 ……………………… 62
覚せい剤取締法 ……………… 62,63
獲得免疫 ……………………… 12
隔離 …………………………… 206
家系図 ………………………… 44
過食症 ………………………… 93,95
過食性障害 …………………… 93,95
下垂体 ………………………… 5
仮性認知症 …………………… 76
家族会 ………………………… 298
家族心理教育 ………………… 141
家族精神療法 ………………… 135
カプラン ……………………… 250
過眠症 ………………………… 15
ガランタミン ………………… 49
カルバマゼピン ……………… 81
感覚統合訓練 ………………… 129
眼球運動による脱感作と再処理法
………………………………… 88
関係妄想 ……………………… 21,66
看護エージェンシー …… 192,194
看護システム理論 ‥ 192,195,196
感情鈍麻 ……………………… 23,67

観念奔逸 …………………… 20,77
間脳 ………………………… 3,5

き

基幹災害拠点病院 …………… 261
偽コリンエステラーゼ欠損症
………………………………… 146
器質性精神障害 ……………… 47
季節性感情障害 ……………… 148
機能訓練 ……………………… 291
気分障害 ……………………… 293
逆向健忘 ……………………… 22
ギャマノン …………………… 298
ギャンブラーズ・アノニマス
………………………………… 103
ギャンブル依存症 …………… 59
ギャンブル障害 ……………… 102
ギャンブル等依存症対策基本法
………………………………… 103
急性アルコール中毒 ………… 60
急性ジストニア ……………… 72
急性ストレス障害 ……… 84,257
急性ストレス反応 …………… 253
急速眼球運動 ………………… 14
橋 …………………………… 3,4
境界性パーソナリティ障害
………………………… 98,99,101
共同意思決定 …………… 188,190
共同生活援助 ………………… 294
共同創造 ……………………… 190
協同的経験主義 ……………… 142
強迫観念 …………………… 20,83
強迫行為 ……………………… 83
強迫思考 ……………………… 20
強迫スペクトラム …………… 106
強迫性障害 …………………… 83
恐怖症性不安障害 …………… 83
拒食症 ………………………… 95
居宅介護 ……………………… 288
近時記憶 ……………………… 22
近時記憶障害 ………………… 49
緊張型 ………………………… 68
緊張病症候群 ………………… 24

く

グリア細胞 …………………… 2
グループ・ダイナミクス …… 139
グループホーム ……………… 294
グルタミン酸 ………………… 10
グルタミン酸仮説 …………… 10
グルタメート ………………… 10

クレッチマー ………………… 74
クレプトマニア ……………… 105
クレペリン ………………… 65,73
クロイツフェルト・ヤコブ病
………………………………… 52
クロウ ………………………… 66
クロルプロマジン …………… 72

け

ケアマネージャー …………… 156
ケアマネジメント
…………………… 157,299,300,301
血管性認知症 ……………… 48,50
血統妄想 ……………………… 21
ゲルストマン症候群 ………… 6
幻覚 …………………………… 19
限局性学習障害 ……………… 124
健康逸脱に対するセルフケア要件
………………………………… 194
幻視 ………………………… 19,51
幻聴 …………………………… 19

こ

コ・プロダクション ………… 190
広域災害・救急医療情報システム
………………………………… 224
行為心迫 …………………… 24,76
抗うつ薬 …………………… 9,10
交感神経 ……………………… 11
後期離脱症候群 ……………… 61
抗コリン作用 ………………… 72
高次脳機能障害 ……………… 296
抗酒薬 ………………………… 61
高照度光療法 ……………… 18,148
更生医療 ……………………… 286
構造化 ………………………… 129
考想化声 ……………………… 66
考想干渉 ……………………… 25
考想察知 ……………………… 25
考想吹入 ……………………… 24
考想奪取 ……………………… 25
考想伝播 ……………………… 25
好中球 ………………………… 12
行動援護 …………………… 288,289,290
行動活性化 …………………… 142
行動心理症状 ………………… 48
行動制限 …………………… 205,207
行動制限最小化委員会 ……… 207
後頭葉 ………………………… 6,7
抗ドパミン作用 ……………… 9
公認心理師 …………………… 160

広汎性発達障害 ……………… 127
高プロラクチン血症 ………… 9
コーピング獲得 ………… 86,89,90
コカイン ……………………… 8
国際疾病分類 ………………… 111
国際統計分類 ………………… 110
黒質線条体系 ………………… 8
心の相談ホットライン ……… 260
個人精神療法 ………………… 139
誇大妄想 …………………… 21,77
こびと幻覚 …………………… 61
コミュニティワーク ………… 297
コルサコフ症候群 ……… 22,52,62
ゴルジ体 ……………………… 2
コルチゾール ……………… 12,75
混合性特異的発達障害 ……… 127
コンコーダンス ……………… 188
コンサルタント ………… 237,238
コンサルティ ………………… 237
コンサルテーション ………… 237
コンサルテーション・リエゾン精
神医学 …………………… 232,233
コンサルテーション・リエゾン精
神看護学 ……………………… 233
コンピューター支援型認知行動療
法 …………………………… 142
コンプライアンス …………… 188
昏迷 ……………………… 24,67

さ

サーカディアン・リズム …… 5,15
再栄養症候群 ………………… 95
災害救助法 …………………… 249
災害診療記録 ………………… 252
災害対策基本法 ……………… 249
災害派遣医療チーム …… 222,259
災害派遣公衆衛生チーム …… 252
災害派遣精神医療チーム
………………………… 222,258
罪業妄想 …………………… 21,76
サイトカイン ………………… 13
再トラウマ体験 ………… 220,222
細胞性免疫 …………………… 13
細胞体 ………………………… 2
サイマトロン ………… 144,147
作業療法 ……………………… 149
作業療法士 …………………… 155
作為体験 ……………………… 24
させられ思考 ………………… 20
させられ体験 ……………… 24,67
サテライト型住居 …………… 294

サバイバーズ・ギルト … 251,253
三環系抗うつ薬 ……… 79,80
算数能力の特異的障害 … 124,125

し

シアナマイド ……… 61
シーブイトリプルピー …… 218
ジェノグラム ……… 44
ジェンダー……… 108,109,110
視覚野……… 7
児戯性爽快 ……… 23
軸索 ……… 2
思考干渉 ……… 25
思考察知 ……… 25
思考散乱 ……… 20
思考吹入 ……… 24,67
思考制止 ……… 20
思考奪取 ……… 25,67
思考伝播 ……… 25,67
思考途絶 ……… 20,67
思考の貧困化 ……… 67
思考抑制 ……… 20
自殺総合対策大綱 ……… 209
自殺対策基本法 ……… 209
自殺対策大綱 ……… 208
時差ぼけ ……… 17
視床 ……… 3,5
視床下部 ……… 3,5,8
自傷行為 ……… 210
ジスルフィラム ……… 61
自然免疫 ……… 12
持続曝露療法 ……… 88,92
市町村地域生活支援事業 … 295
疾病心理教育 ……… 141
指定自立支援医療機関 … 288,289
自動思考 ……… 141
シナプス ……… 2
シナプス小胞 ……… 2
自発性減退 ……… 67
自閉症 ……… 296
自閉症診断観察検査第2版 … 128
自閉症診断面接改訂版 ……… 128
自閉スペクトラム症 …… 127,128
嗜癖……… 58,102
社会恐怖 ……… 83
社会資源 ……… 295
宗教妄想 ……… 21
修正型ECT ……… 144
集団精神療法 ……… 64,139
集団力動 ……… 139
重度訪問介護 ……… 290

周辺症状 ……… 48
従来型ECT ……… 144
就労移行支援 ……… 292
就労継続支援A型 …… 278,292,298
就労継続支援B型 ……… 278,292,293,298
就労選択支援 ……… 293
熟眠障害 ……… 15
樹状突起 ……… 2
主訴 ……… 42
障害支援区分認定調査 ……… 287
障害者総合支援法 … 278,286,294
障害者総合支援法自立支援給付サービス ……… 289
障害者保健福祉サービス …… 295
小学生の読み書きスクリーニング検査 ……… 126
条件反射制御法 ……… 104
症状性精神障害 ……… 47
状態－特性不安検査 ……… 91
情動失禁 ……… 23
小動物幻視 ……… 61
情動麻痺 ……… 23
小脳 ……… 3,7,8
小脳核 ……… 7
小脳脚 ……… 7
小離脱 ……… 61
ショートステイ ……… 290,291
助産師 ……… 153
徐波睡眠 ……… 14,15
自立訓練 ……… 291
自立支援医療 ……… 286
自立支援医療受給者証 ……… 288
自立支援給付訓練等給付 ……… 290
自律神経の嵐 ……… 63
心因性精神障害 ……… 48
心気障害 ……… 85
心気妄想 ……… 21,76
神経原線維変化 ……… 48
神経細胞消失 ……… 48
神経性過食症 ……… 93,95
神経性大食症 ……… 93,95
神経性無食欲症 ……… 92,94,95
神経性やせ症 ……… 92,94,95
神経伝達物質 ……… 2
進行性核上性麻痺 ……… 51
進行性非流暢性失語症 ……… 51
心身二元論 ……… 26
振戦せん妄 ……… 53,61,64
身体依存 ……… 59
身体化障害 ……… 85

身体障害者福祉法 ……… 286
身体的拘束 ……… 207
身体表現性障害 ……… 85
心的外傷 ……… 217
心的外傷後ストレス障害 ……… 84,99,251,253
心理・社会的療法 ……… 138
心理的視野狭窄 ……… 212
心理的発達の障害 ……… 123

す

錐体外路症状 ……… 8
錐体交叉 ……… 4
髄膜 ……… 3
睡眠衛生指導 ……… 16
睡眠相前進症候群・睡眠相後退症候群 ……… 17
須坂モデル ……… 154
ストレス・バランス・モデル ……… 236,248
ストレス状況対処行動尺度 …… 91
ストレス脆弱性仮説 ……… 11,12
ストレッサー ……… 11

せ

生活介護 ……… 290
生活技能訓練 ……… 143,149
生活訓練 ……… 291
静座不能症 ……… 72
制止 ……… 24
精神依存 ……… 59
精神運動興奮 ……… 67
精神科専門薬剤師 ……… 159
精神科デイケア ……… 279,280
精神科ナイトケア ……… 279
精神科訪問看護 …… 278,281,282
精神科薬物療法認定薬剤師 ‥ 159
精神看護専門看護師 ……… 221
精神作用物質 ……… 58
精神障害者ケアガイドライン ……… 299
精神障害者保健福祉手帳 ……… 278,298
精神障害にも対応した地域包括ケアシステム……… 274,275
精神遅滞 ……… 117
精神通院医療 ……… 286
精神訪問看護指示書 ……… 281
精神保健医療ガイドライン ‥ 254
精神保健指定医 …… 206,207,258
精神保健福祉士 ……… 154,157

精神保健福祉センター … 153,157
精神保健福祉相談員 ………… 157
精神保健福祉法 …… 205,278,300
性的指向 ……………………… 108
性同一性・性自認 …………… 108
性同一性障害 …………… 110,111
性の健康に関連する状態 …… 111
生物・心理・社会モデル …… 138
性別違和 … 108,109,110,111,114
性別不合 ……………………… 111
世界保健機関 ……… 27,110,209
セクシャルハラスメント …… 216
セクシュアリティ …………… 108
節酒 …………………………… 61
窃盗症 ………………………… 105
セルフケア …………………… 192
セルフケア・エージェンシー
　………………… 193,194,198
セルフケア不足理論 …… 192,194
セルフケア要件 ………… 192,193
セルフケア理論 ………… 192,193
セルフヘルプグループ … 278,298
セロトニン ……………… 9,10,80
セロトニン・ノルアドレナリン再
取り込み阻害薬 …………… 79
全健忘 ………………………… 22
全国災害ボランティア支援団体
ネットワーク ……………… 252
全国精神障害者団体連合会 ‥ 298
全身性エリテマトーデス …… 52
全代償的看護システム … 197,198
選択的セロトニン再取り込み阻害
薬 ……………… 50,79,87,96
前頭側頭型認知症 …………… 51
前頭葉 ………………………… 6
前頭連合野 …………………… 6
全般性不安障害 ……………… 83
せん妄 ……………… 19,53,240

そ
躁うつ病 ……………………… 74
爽快気分 ……………………… 22
双極性障害 ………… 74,98,296
早期離脱症候群 ……………… 61
操作的診断法 ………………… 27
躁状態 ………………………… 75
早朝覚醒 ……………… 15,76,81
躁病性興奮 …………………… 76
ソーシャルサポート ………… 297
ソーシャルサポートネットワーク
　……………………………… 297

即時記憶 ……………………… 22
側頭葉 ………………………… 6,7
措置入院 ……………………… 176
粗面小胞体 …………………… 2

た
対応困難事例 ………………… 277
帯状回 ………………………… 7
耐性 …………………………… 59
体性感覚野 …………………… 6
体内時計 ……………………… 15
大脳 ………………………… 3,6,7
大脳基底核 …………………… 7
大脳皮質 …………………… 3,6
大脳辺縁系 …………………… 7
大麻 …………………………… 62
大麻取締法 ……………… 62,63
大離脱 ………………………… 61
多幸感 ………………………… 23
多重人格 ……………………… 24
多職種間カンファレンス …… 151
多職種連携コンピテンシーモデル
　……………………………… 149
多動性行為障害 ……………… 131
田中ビネー式知能検査 ……… 120
多発性硬化症 ………………… 8
短期入所 ……………………… 290
断酒 …………………………… 60
断酒会 ……………… 60,64,65
断酒補助薬アカンプロサート
　……………………………… 61
単純ヘルペスウイルス脳炎 … 52
淡蒼球 ………………………… 7

ち
地域医療保健福祉 …………… 282
地域災害拠点病院 …………… 261
地域生活支援事業 …………… 294
地域生活支援センター ……… 282
チック障害 …………………… 136
知的障害 ………………… 117,122
知能指数 ……………………… 119
遅発性ジスキネジア ………… 72
注意欠陥多動性障害 ………… 296
注意欠如・多動症
　……………… 8,9,99,103,131
中核症状 ……………………… 48
注察妄想 ………………… 21,67
中心溝 ………………………… 6
中枢神経ループス …………… 52
中途覚醒 ……………………… 15

中毒性精神障害 ……………… 47
中脳 ………………………… 3,4,5
中脳皮質系 …………………… 9
中脳辺縁系 …………………… 9
中脳辺縁系ドパミン神経系 … 59
治療的セルフケア・デマンド
　……………………… 192,194
陳述記憶 ……………………… 22

つ
追跡妄想 ……………………… 67
通院集団精神療法 …………… 140

て
低活動性せん妄 ……………… 53
低カリウム血症 ………… 94,96
適応障害 ……………………… 84
出来事の侵入的回想 ………… 84
デキサメタゾン抑制試験陽性
　………………………………… 75
手続き記憶 …………………… 22
デブリーフィング …………… 214
テレンバッハ ………………… 74
てんかん ……………………… 296
電気けいれん療法 …………… 144
電気ショック療法 …………… 144

と
投影性同一視 ………………… 99
冬季うつ病 …………………… 148
同行援護 ………………… 288,290
統合失調症
　… 65,68,72,103,145,235,296
頭頂葉 ………………………… 6
同胞葛藤症 …………………… 135
特異的の恐怖 ………………… 83
特異的書字障害 ………… 124,125
特異的読字障害 ……………… 124
外口玉子 ……………………… 178
特定障害者特別給付費 ……… 292
閉じた質問 …………………… 45
途絶 …………………………… 24
都道府県地域生活支援事業 ‥ 295
ドネペジル …………………… 49
ドパミン …………………… 8,13
ドパミン仮説 ………………… 65
トラウマ ……………………… 217
トラウマインフォームド・ケア
　……………………… 219,222
トラウマティックストレス … 11
トラウマに熟知したケア …… 219

トラベルビー …………… 178,180
トリアージ ………………… 262
トリアージタグ ………… 262,263
トリコチロマニア ………… 106
ドロキシドパ ………………… 9
ドロセア E.オレム ………… 192
貪食細胞 ……………………… 12

な
内因性概日リズム障害 ……… 17
内因性精神障害 ……………… 47
ナバ ………………………… 298
ナラノン …………………… 298
ナルコレプシー ……… 8,11,15,18

に
二次トリアージ …………… 262
二次妄想 …………………… 66
二重自我 …………………… 24
二重人格 …………………… 24
日本アノレキシア(拒食症)・ブリ
ミア(過食症)協会 ………… 298
日本精神科病院協会 ……… 258
入院集団精神療法 ………… 140
入院生活技能訓練療法 ……… 144
乳頭体 ………………………… 7
入眠困難 ………………… 76,81
ニューロン ………………… 2,3
認知行動療法 88,89,92,129,135,141
認知再構成 ………………… 142
認知障害の動揺 …………… 51

の
脳幹 ………………… 3,4,8,9
脳深部刺激療法 …………… 145
脳内ドパミン神経系回路 …… 102
脳内報酬系 ………………… 59
脳梁 ………………………… 6
ノーマライゼーション … 274,299
ノルアドレナリン …………… 9
ノルエピネフリン …………… 9
ノンレム睡眠 …………… 13,14

は
パーキンソニズム ……… 51,54
パーキンソン症候群 ………… 10
パーキンソン症状 …………… 72
パーキンソン病 …… 8,9,50,145
パーソナリティ障害 …… 97,100
ハームリダクション ………… 61
バーンアウト ……………… 248

灰白質 ………………………… 3
破瓜型 ……………………… 68
迫害妄想 …………………… 66
白質 ………………………… 3,4
曝露療法 ………………… 87,92
橋本病 ……………………… 52
バゾプレシン ………………… 10
パターナリズム …………… 188
発達障害 …………………… 296
発達性読み書き障害 ……… 124
発達的セルフケア要件 ……… 193
発明妄想 …………………… 21
抜毛症 ……………………… 106
パトリシア・アンダーウッド
……………………… 198,251
パニック障害 ……………… 83
ハネムーン期 ……………… 253
ハミルトン不安尺度 ………… 91
バルプロ酸ナトリウム ……… 81
パレイドリア ………………… 51
ハロペリドール …………… 72
バンク-ミケルセン ………… 274
ハンス・セリエ ……………… 11
ハンチントン病 ……………… 10
反復経頭蓋磁気刺激療法 …… 148

ひ
ピアグループ ……………… 297
ピアサポーター …………… 158
被害妄想 ………………… 21,66
被殻 ………………………… 7
皮質基底核変性症 …………… 51
尾状核 ………………………… 7
微小妄想 ………………… 21,76
非陳述記憶 …………………… 22
ピック病 …………………… 51
被毒妄想 ………………… 21,67
非24時間睡眠覚醒症候群 …… 18
否認の病 …………………… 60
肥満恐怖 …………………… 94
病識欠如 …………………… 68
病的窃盗 ……………… 105,106
病的賭博 …………………… 102
病的放火 …………………… 103
開かれた質問 ……………… 45
広場恐怖 …………………… 83
貧困妄想 ………………… 21,76

ふ
ファシリテーター ……… 140,143
不安障害 …………………… 83

フェンシクリジン …………… 10
副交感神経 …………………… 11
複雑性悲嘆 ………………… 251
服薬心理教育 ……………… 141
父権主義 …………………… 188
部分健忘 …………………… 22
普遍的セルフケア要件 … 193,198
フラッシュバック … 84,220,250
プリオン病 ………………… 52
フロイト …………………… 104
ブロイラー ………………… 65
ブローカ野 …………………… 6
プロセスレコード
…………… 180,181,182,185
分離不安障害 ……………… 135

へ
ペアレント・トレーニング
…………………… 134,137
ペプロウ …………………… 178
ヘルシーワークプレイス …… 217
ヘルパーT細胞 ……………… 13
ヘロイン …………………… 62
ベンゾジアゼピン …………… 10
ベンゾジアゼピン系薬剤 …… 61
ベンゾジアゼピン受容体作動薬
…………………………… 16
扁桃体 ………………………… 7

ほ
防衛機制 ……… 99,246,248,250
放火症 ……………………… 103
包括型地域生活支援プログラム
…………………… 151,275
包括的暴力防止プログラム ‥ 218
報酬系 …………………… 9,102
縫線核 ………………………… 9
訪問看護 …………………… 278
訪問看護ステーション ……… 281
ホームヘルプ ……………… 288
ホームヘルプサービス ……… 278
保健師 ……………………… 153
保健センター ……………… 153
母子健康包括支援センター ‥ 153
保続 ………………………… 20
ホメオスタシス ………… 2,5,11
ポリフィリン症 …………… 146
ホルモン療法 ……………… 113

ま
前向健忘 …………………… 22

マクロファージ ……………… 12,13
マリファナ ……………………… 62

み

ミエリン鞘 ……………………… 2
ミクログリア …………………… 3
水中毒 …………………………… 72
ミトコンドリア ………………… 2
ミネソタ多面人格目録 ………… 91

む

無為自閉 ………………………… 67
むちゃ食い障害 ……………… 93,95

め

メタンフェタミン ……………… 62
メチルフェニデート …………… 8
滅裂思考 ……………………… 20,67
メマンチン ……………………… 10
メラトニン ……………………… 11
メラトニン受容体作動薬 ……… 16
メランコリー型 ………………… 74
免疫 …………………………… 12
免疫グロブリン ………………… 13

も

妄想型 …………………………… 68
妄想気分 ……………………… 21,66
妄想知覚 ……………………… 21,66
妄想着想 ……………………… 21,66
網様体 …………………………… 5
燃え尽き症候群 ……………… 248
モーズレイ性格検査 …………… 91
モダフィニル …………………… 18
モニタリングシート ………… 284
モノアミン仮説 ………………… 74
物盗られ妄想 …………………… 49
モルヒネ ………………………… 10
問診 ………………………… 40,125
問診表 …………………………… 40

や

夜間せん妄 ……………………… 53
薬剤性パーキンソニズム ……… 8
薬物探索行動 …………………… 58
ヤロム ………………………… 139

よ

陽性症状 ………………………… 66
抑うつ気分 ……………………… 22
四環系抗うつ薬 ……………… 79,80

り

リエゾン精神看護 …… 232,233,234
リエゾン精神看護専門看護師
……… 233,235,236,237,238,239,249
リカバリー …………………… 191
リカバリー―カレッジ ……… 191
離人症 …………………………… 24
離人体験 ………………………… 67
離脱症状 ………………………… 59
リバーマン ……………………… 66
リバスチグミン ………………… 49
リフィーディング症候群 ……… 95
療育手帳 ……………………… 120
両価性 …………………………… 23
リラクゼーション …………… 88,90
リン酸化タウ蛋白 ……………… 49
臨床心理士 …………………… 160

れ

レビー小体 ……………………… 50
レビー小体型認知症 …………… 50
レム睡眠 ……………………… 13,14
レム睡眠行動障害 ……………… 51
連合弛緩 ……………………… 20,67

ろ

老人斑 …………………………… 48
漏斗下垂体系 …………………… 9

英文

A

AA ……………………………… 64,298
acetylcholine esterase inhibitor：
49
AchE-I …………………………… 49
Achenbach System of Empirically
Based Assessment …………… 134
ACT ……………………………… 150,275
acute alcohol intoxication …… 60
Acute Stress Disorder ……… 84,257
AD ……………………… 48,49,50,51
addiction ……………………… 58
Addison病 ……………………… 52
ADHD ………………… 8,9,131,132
ADHD-Rating Scale …………… 131
ADHD-RS ……………………… 131
ADI-R …………………………… 128
ADOS-2 ………………………… 128
adult children ………………… 60

B

Al-Anon ……………………… 298
Alateen ………………………… 298
alcohol abuse ………………… 60
alcohol dependence syndrome 60
Alcohol Rehabilitation Program・
64
Alcohol use disorder ………… 63
Alcoholics Anonymous ……… 64,298
Alzheimer disease …………… 48
American Psychiatric Association
31
APA …………………………… 31
Applied Behavior Analysis …… 129
ARP …………………………… 64
ASD …… 84,127,129,130,253,257
ASEBA ………………………… 134
Assertive Community Treatment
150,275
Attention Deficit/Hyperactivity
Disorder ……………………… 131
AUD …………………………… 63
Autism Diagnostic Interview-
Revised ……………………… 128
Autism Diagnostic Observation
Schedule, Second Edition …… 128
Autism Spectrum Disorder … 127
AYA患者 ……………………… 247
Aβ ……………………………… 48,49

B

Basedow病 …………………… 52
Behavioral and Psychological
Symptoms of Dementia …… 25,48
Bio-Psycho-Social Model …… 138
Board Certified Pharmacist in
Psychiatric Pharmacy ……… 159
Board Certified Psychiatric
Pharmacy Specialist ………… 159
BPSD …………………………… 48,49

C

CAARS ………………………… 131,132
CBCL …………………………… 134
CBD …………………………… 51
CBT …………………………… 141
Certified Nurse Specialist 221,233
Child Behavior Checklist …… 134
CISS …………………………… 91
closed question ……………… 45
CLP …………………………… 232
CNS ……………………… 221,222,233

Cognitive Behavioral Therapy 141
collaborative empiricism ······ 142
Comprehensive Violence Prevention and protection Program ····························· 218
Conditions related to sexual health ····························· 111
Conners 3 ················· 131,132
Conners Adult ADHD Rating Scale ······························· 131
Consultation Liaison Psychiatry ······························· 232
Co-production ·············· 190
corticobasal degeneration ····· 51
CRCT ·························· 104
CT ·····················49,125
Cushing症候群 ················· 52
CVPPP ················· 218,222
DBS ·························· 145
Dementia with Lewy bodies ··· 50
Disaster Medical Assistance Team ····················· 222,258
Disaster Psychiatric Assistance Team ····················· 222,258
DLB ·····················50,51
DMAT ·············· 222,258,261
Dorothea E.Orem ············· 192
DPAT ·········· 222,252,258,259
DPAT先遣隊 ·················· 258
DSM ·················· 27,28,31
Dダイマー ·····················208

E
EA ·························· 297
ECT ··············· 145,146,147
EMDR ······················88,89
Emergency Medical Information System ····················· 224
EMIS ························· 224
Emotions Anonymous ········· 298
Eye Movement Desensitization and Reprocessing ············· 88

F
FAB ·························· 52
Female to Male ·············· 110
Female to X ················· 110
Frontal Assessment Battery ···· 52
frontotemporal dementia ······· 51
frontotemporal lober degeneration ······························· 51

FTD ·························· 51
FTLD ························· 51
FTM ·························· 110
FTX ················· 110,113,115

G
GA ····················· 103,297
GABA ························· 10
GABA受容体 ··················· 10
Gam-Anon ··················· 298
Gamblers Anonymous ········· 298
gateway drug ················· 62
Gender ······················ 108
Gender Dysphoria ············· 110
Gender Identity ··············· 108
Gender identity disorder ······ 110
Gender incongruence ·········· 111
Gender Role ·················· 108

H
HAM-A ······················· 91
HDS-R ··················49,50,51
HIV脳症 ······················ 52
holding（environment）······· 244
House-Tree-Person Test ······· 134
HTPテスト ····················· 134

I
ICD ·······················27,28
ICUせん妄 ····················· 53
Intelligence Quotient ·········· 119
IQ ·················· 119,120,125

J
J-SPEED ····················· 252
JVOAD ······················· 252

K
KA ·························· 298
Kleptomania ·················· 105
Kleptomaniacs Anonymous ·· 298

L
L-DOPA ······················· 51
LSD ·························· 10

M
Male to Female ·············· 110
Male to X ··················· 110
MDMA ····················10,62
m-ECT ······················· 144

mental retardation ············ 117
Mini-Mental State Examination ······························· 49
MMPI ························· 91
MMSE ··················49,50,51
modified Electro Convulsive Therapy ····················· 144
MPI ·························· 91
MRI ·············· 49,50,51,66,125
MTF ····················· 110,113
MTX ····················· 110,117
NA ·························· 298
NABA ························· 298
Nar-Anon ··················· 298
Narcotics Anonymous ········· 298
Nippon Anorexia Bulimia Association ·················· 298
NMDA ························· 10
NMDA受容体拮抗薬 ········· 10,49
N-methyl-D-aspartate ··········· 10
NPSLE ························ 52
nursing agency ··············· 192

O
Occupational-Therapist ······· 155
open question ················· 45
OT ·························· 155

P
Parkinson disease ············· 50
partly compensatory ·········· 197
Pathological Gambling ········· 102
Patricia R.Underwood ···· 198,251
PCP ·························· 10
PD ·························· 50
PERLC ······················ 249
PET ····················49,66,75
PFスタディ ····················· 134
physical dependence ··········· 59
Picture Frustration Study ····· 134
PNFA ························· 51
positron emission tomography ······························· 75
Post-Traumatic Stress-Disorder ······························· 84
PPP ·························· 159
PPS ·························· 159
Preparedness and emergency response learning centers ··· 249
progressive nonfluent aphasia ······························· 51

progressive supranuclear palsy
.... 51
PSP 51
PSW 154
Psychiatric Social Worker 154
psychic dependence 59
psychoactive substances 58
PTSD 84,89,91,251,252,253,257
Pyromania 103

Q
QOL 278

R
rapid eye movement 14
REM 14
Romantic Attraction 108
r-TMS療法 148

S
SA 298
Schizophrenics Anonymous .. 298
SD 51
SDM 188
Selective Serotonin Reuptake Inhibitor 50,87
Self Help Group 297
self-care 192
self-care agency 193
self-care requisites 192
semantic dementia 51
Sex 108
Sexaholics Anonymous 298
Sexual Characteristics 108
Sexual Orientation 108
Shared Decision Making 188
SHG 297
Simple Triage And Rapid Treatment
.... 262
single photon emission 75
SLE 52
SNRI 79,80
Social Skills Training 129,143
SPECT 49,50,66,75
SSRI 50,79,87,91,92,96,135
SST 129,143,149
STAI 91
START法 262
STRAW 126
supportive-educative 198

T
TALK"の原則 212,213
TEACCH 129
Th1細胞 13
Th2細胞 13
therapeutic self-care demands
.... 192
TIC 219,220
tolerance 59
Trauma Informed Care 219
Trichotillomania 106

V
vascular dementia 50
VD 50

W
WAIS 120
WAIS-R 49
Wechsler Adult In-telligence
Scale 120
Wechsler Intelligence Scale for
Children 120
Wechsler Preschool and Primary
Scale of Intelligence 120
WHO 27,28,110,209
wholly compensatory 197
Winnicott, D.W. 244
WISC 120
withdrawal symptom 59
WPPSI 120

X
Xジェンダー 110

看護学専門分野教科書シリーズ
精神看護学援助論

2024 年 1 月 28 日　初版第 1 刷発行

編 著 者　小　俣　直　人
　　　　　近　田　真美子
　　　　　北　川　　　明

発 行 者　柴　山　斐呂子

発 行 所　理工図書株式会社

〒102-0082　東京都千代田区一番町 27-2
電話 03 (3230) 0221 (代表)
ＦＡＸ03 (3262) 8247
振替口座　00180-3-36087 番
http://www.rikohtosho.co.jp

© 小俣直人　2024　Printed in Japan　ISBN978-4-8446-0939-1
印刷・製本　丸井工文社

〈日本複製権センター委託出版物〉
＊本書を無断で複写複製（コピー）することは、著作権法上の例外を除き、
禁じられています。本書をコピーされる場合は、事前に日本複製権センター
（電話：03-3401-2382）の許諾を受けてください。
＊本書のコピー、スキャン、デジタル化等の無断複製は著作権法上の例外
を除き禁じられています。本書を代行業者等の第三者に依頼してスキャン
やデジタル化することは、たとえ個人や家庭内の利用でも著作権法違反で
す。

★自然科学書協会会員★工学書協会会員★土木・建築書協会会員